Burtscher | Suntinger

Funktionelle Myodiagnostik und Meridiantherapie

Eugen Burtscher
Anton Suntinger

Funktionelle Myodiagnostik und Meridiantherapie

Synthese von Akupunkturlehre und FMD

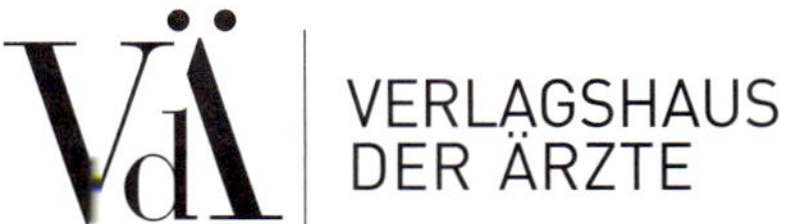

Abbildungsnachweis

Bachmann, Gerhard: Die Akupunktur – eine Ordnungstherapie. Haug Verlag, Heidelberg 1959 (Mit freundlicher Genehmigung von Autor und Verlag): 65 oben. Burtscher, Eugen: 52, 54, 56, 57, 59, 60, 63, 64, 66 oben, 182, 219, 234 oben. Fotostudio Jost X Bayer, Klagenfurt: 158 unten, 173, 174 (alle). Fürst, Edgar: 26, 29, 49, 171, 191, 210 oben, 226. Gleditsch, Jochen M.: Mundakupunktur. WBV Biologisch-Medizinischer Verlag, Schorndorf 1977 (Mit freundlicher Genehmigung von Autor und Verlag): 177, 198. Hahsler, Lisa: 90, 120. Heine, Hartmut: Lehrbuch der biologischen Medizin, 2. Auflage. Hippokrates Verlag, Stuttgart 1997 (Mit freundlicher Genehmigung von Autor und Verlag): 47, 48, 125. IMAK (FMD-Skripten): 24. Österreichische Gesellschaft für Neuraltherapie und Regulationsforschung (Mit freundlicher Genehmigung): 50. Schumacher, Katharina: 34, 40, 42, 65 unten (adaptiert von Eugen Burtscher), 66 unten, 67, 68, 69, 70, 71, 104, 105, 106, 124, 127, 131, 132, 133 oben, 133 unten (adaptiert von Lisa Hahsler), 158 oben, 161, 210, unten, 213, 228, 229. Schumacher, Katharina/Ofenstein, Inge (bearbeitet Eugen Burtscher): 43, 44, 46. Suntinger, Anton: 234 unten.

Impressum

© Verlagshaus der Ärzte GmbH, Nibelungengasse 13, A-1010 Wien
www.aerzteverlagshaus.at

1. Auflage 2021

ISBN 978-3-99052-240-0

Umschlag & Satz: Grafikbüro Lisa Hahsler, 2232 Deutsch-Wagram
Umschlagfoto: Eugen Burtscher
Projektbetreuung: Hagen Schaub
Druck & Bindung: 2imPress s.r.o., 83104 Bratislava
Printed in Slovakia

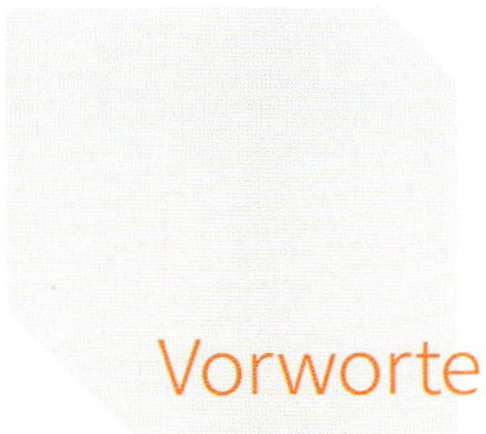

Vorworte

Das Buch Funktionelle Myodiagnostik und Meridiantherapie (FMD-MT) beschreibt die diagnostischen und therapeutischen Möglichkeiten, welche sich aus der Synthese von Akupunkturlehre und FMD ergeben. Es bietet einen umfassenden Einblick in die Welt der Antiken Punkte und liefert eine hervorragende Möglichkeit, die Zusammenhänge des Akupunktursystems neu zu erfassen.

Die Vorworte von Bischko und Gleditsch aus der Erstauflage werden originalgetreu wiedergegeben, obwohl sich der Name der Methode zwischenzeitlich von Applied Kinesiology (AK) auf Funktionelle Myodiagnostik (FMD) geändert hat.

Vorwort von Prof. Dr. Johannes Bischko

Es ist mir eine große Freude, dass viele meiner jungen Kollegen und Schüler Bücher zum Thema Akupunktur schreiben. Da die Methode sehr vielfältig ist und von verschiedenen Gesichtspunkten aus beleuchtet werden kann, erscheint mir das vorliegende Werk recht wesentlich. Grundsätzlich ist zu sagen, dass die Verbindung mit Applied Kinesiology (AK) eine vielversprechende ist. Sie kann sowohl in der Diagnostik als auch in der späteren Therapie sinnführend verwendet werden. Außerdem ist die Pulsdiagnostik sehr schwer bis gar nicht erlernbar und wird auch in unseren Kursen praktisch nur kurz gestreift. Die AK-Diagnostik hingegen erscheint mir eine wesentliche Bereicherung diesbezüglich zu sein.

Die Überprüfung sowohl der Diagnostik als auch der Therapie ist in allen Fällen sehr schwer. Handelt es sich doch bei der Akupunktur um eine allgemeine Behandlung eigentlich des gesamten Körpers, wobei bestimmte Störungsformen besonders betroffen werden. Man sollte bei der Auswahl der Akupunkturpunkte auf die Lehre und das Erlernte absolut zurückgreifen – und die Antiken Punkte entsprechen genau diesen Vorstellungen, weshalb ich deren Beachtung für überaus wichtig halte.

Eine stereotype Abhandlung sollte es in der Akupunktur nie geben; die sogenannte Kochbuch-Akupunktur bei verschiedenen Leiden ist mit größter Vorsicht zu genießen.

Üblicherweise werden Akupunkturpunkte, besonders solche mit allgemeinen Inhalten, grundsätzlich beiderseits gestochen. Bei streng einseitigen Prozessen (z.B. Schulter-Arm-Syndrom) genügt meist die einseitige Behandlung.

Die AK zeigt, dass auch bei systemischen Beschwerden weit überwiegend einseitig zu stechende Punkte gefunden werden. Dies führt zu einer Reduzierung der Nadelzahl und weist auf die diagnostische Stärke der Methode hin.

Dem Werk wünsche ich eine gute Verbreitung, den Lesern entsprechenden Gewinn in geistiger und materieller Hinsicht und die Kombination beider Methoden erscheint mir sehr sinnvoll und angebracht.

Vorwort von Dr. Jochen Gleditsch

Die Applied Kinesiology macht allenthalben von sich reden: Immer mehr Therapeuten weltweit wenden sich dieser Testmöglichkeit zu. Dabei begegnen sie unweigerlich auch der Akupunktur, die in den Erkenntnissen der AK ein wichtiges Fundament darstellt. Die Autoren dieses neuen Buches führen uns vor Augen, dass die traditionellen Akupunkturerkenntnisse durch die AK nicht nur bestätigt, sondern auch erweitert und verständlicher werden.

Solchen neuen Erfahrungen kann man entgegenhalten, dass die Traditionelle Chinesische Medizin eine mehrtausendjährige Geschichte in sich trägt und über hunderte von Ärztegenerationen ihre Überprüfung und Bestätigung fand.

Die Akupunktur bedarf in unserer Zeit einer Öffnung auch für völlig neue Impulse und Erkenntnisse. So sind die erst seit ca. 50 Jahren bekannt gewordenen Mikrosysteme – wie die Ohr-, die Schädel-, die Hand- und die Mundakupunktur – heute bereits unverzichtbare Bereiche in der Praxis.

Doch sollten wir uns angesichts der vielen neuen Erfahrungen und innovativen Erweiterungen der Akupunktur auch der Verantwortung bewusst sein, die wir bei der Erarbeitung und Verbreitung dieser Erkenntnisse auf uns nehmen. Denn die Zeit der Verifizierung in der Praxis ist – verglichen mit dem Erfahrungsgut der TCM – nur gering.

Darum freue ich mich, in dem Autorenteam dieses Buches einer Gruppe von Ärzten begegnet zu sein, die in Teamarbeit alle bisherigen und neu gefundenen Erfahrungen der AK ständig kontrollieren und kritisch untereinander austauschen und auswerten. Auch der Leser und Anwender der so vorzüglich dargestellten Methoden darf sich noch als Pionier fühlen, der sich einerseits dem exakten Erlernen der Methode stellen muss, andererseits aber auch kritisch und offenen Sinnes mit solchen neuen diagnostischen Möglichkeiten auseinandersetzen sollte.

So wünsche ich, dass viele Therapeuten einen gewinnbringenden Nutzen ziehen mögen.

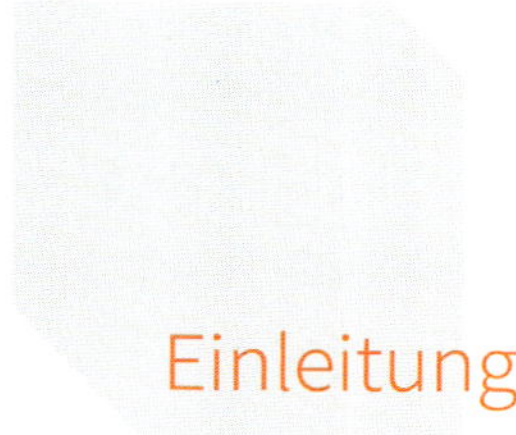

Einleitung

Dieses Buch ist unter dem Titel „AK-Meridiantherapie (AKMT)“ 2001 in der Erstauflage im AKSE Verlag erschienen.

Es war das Ergebnis einer wunderbaren Kooperation von drei Ärzten und einer Ärztin – darunter drei Akupunkteuren aus drei verschiedenen Akupunkturschulen:

- Monika Eppler-Tschiedel von der DÄGfA – Deutsche Ärztegesellschaft für Akupunktur (Gleditsch),
- Anton Suntinger von der Gesellschaft Ärzte für Akupunktur – ehemals Österreichische Wissenschaftliche Ärztegesellschaft für Akupunktur (G. König/I. Wancura),
- Eugen Burtscher von der ÖGA – Österreichische Gesellschaft für Akupunktur (Bischko) sowie
- Wolfgang Gerz als erster deutschsprachiger Lehrbuchautor des Werks *Lehrbuch der Applied Kinesiology in der naturheilkundlichen Praxis*.

Speziell Wolfgang Gerz als unserem „AK“-Lehrer, aber auch als Verleger und Autor verdanken wir sehr viele entscheidende Impulse. Er hinterfragte immer die neuen Erkenntnisse, überprüfte sie in der Praxis und motivierte uns vor allem dazu, dieses neue Wissen als diagnostischen und therapeutischen Schatz in Buchform niederzuschreiben, wofür wir ihm sehr herzlich danken.

Den inhaltlichen Beginn zu diesem Buch setzte Anton Suntinger 1996 mit der Präsentation der Gesetzmäßigkeiten der „Antiken Punkte“ und ihrer diagnostischen Möglichkeit der stufenweisen Sedierung und Tonisierung. Nachdem Suntinger drei Gesetzmäßigkeiten genau beschreiben konnte, wurde die vierte Gesetzmäßigkeit von Eugen Burtscher ergänzt. Er konnte schließlich ein sehr klares Bild einer „unterstützenden Wirkung“ beschreiben. Konsequenterweise musste eine entsprechende begriffliche Adaptierung der Namensgebung auf „Unterstützungszyklus“ erfolgen, was von den Autoren einiges an Mut und Sicherheit erforderte. Schließlich war auch Jochen Gleditsch als bedeutender Altmeister der Akupunktur von der treffenden Bezeichnung sehr angetan, was sich in einem Vorwort zum AKMT-Buch widerspiegelt.

Auch Johannes Bischko, der vielleicht bekannteste Akupunkturlehrmeister aus Österreich, bedankte sich für die klare Systematisierung des Antiken-Punkte-Systems mit einem entsprechenden Vorwort.

Neuauflage

Seit einigen Jahren ist die erste Auflage dieses Buches vergriffen und es entstand aus mehreren Gründen der Wunsch nach einer komplett überarbeiteten Neuauflage:

- 2015 erfolgte von der IMAK eine Namensänderung der beschriebenen Untersuchungsmethode auf „Funktionelle Myodiagnostik (FMD)“. Diese Namensänderung wurde 2017 offiziell auch von der Österreichischen Ärztekammer übernommen.
  Entsprechend erscheint diese überarbeitete Auflage mit dem Titel *Funktionelle Myodiagnostik und Meridiantherapie* (FMD-MT) sowie dem Untertitel *Synthese der Akupunkturlehre und Funktionellen Myodiagnostik*.

Nachfolgend werden nun die aktuellen Begriffe (FMD bzw. FMD-MT) durchgehend verwendet.

- 2016 erschien das *Handbuch der Muskeltests* von Ivan Ramšak im Verlagshaus der Ärzte, welches seither als ideale Lernhilfe für den FMD-Muskeltest Verwendung findet. Der Muskeltest ist nun auf Basis der sportbiologischen Erkenntnisse adaptiert beschrieben und für die Reaktionslage des Muskeltests werden nun die aktualisierten Begriffe „hyperreaktiv, hyporeaktiv und normoreaktiv“ eingesetzt.
  Entsprechend können die in der ersten Auflage noch beschriebenen Muskeltests der zwölf Meridiane in der vorliegenden Neuauflage gestrichen werden und die Autoren weisen nun gerne auf das *Handbuch der Muskeltests* von Ramšak hin, das auch die Grafiken für die neurolymphatischen (NL) und neurovaskulären (NV) Reflexe enthält.
- 2018 erschien das *Handbuch der FMD*, herausgegeben von Michaela Walter, ebenfalls im Verlagshaus der Ärzte, in dem 14 Autorinnen und Autoren die wesentlichen Fachbereiche der FMD beschreiben. Da die Phytotherapie mit

einem umfangreichen Kapitel dort beschrieben ist, beschränken wir uns in der FMD-MT-Neuauflage nun auf den spezifischen Einsatz der Heilpflanzen bei Störungen des Dreifachen Erwärmers und verweisen darüber hinaus auf das Handbuch der FMD.

- Die FMD-MT hat sich gerade in den letzten Jahren besonders weiterentwickelt. Die neuen Erkenntnisse und deren Einsatzgebiete werden in dem neuen Kapitel die „Kombinierte Meridiantherapie" beschrieben.

Natürlich bietet eine Neuauflage auch die Gelegenheit, zu hinterfragen, ob die Aussagen der ersten Auflage nach 20-jähriger Therapieerfahrung weiterhin zutreffen bzw. ergänzt oder gestrichen werden sollen.

Zusammen mit den Rückmeldungen aus vielen FMD-MT-Seminaren sowie der langjährigen diesbezüglichen Erfahrung in der Praxis können die Autoren Folgendes festhalten:

Die Aussagen der Erstausgabe können gänzlich bestätigt werden!

Adaptierungen und Ergänzungen

- Die vielen wertvollen Praxisbeispiele aus der Erstauflage haben wir bewusst beibehalten. Der überwiegende Teil davon wurde in der Praxis von Gerz in München von Monika Eppler-Tschiedel für die einzelnen Themenbereiche zusammengestellt. Auch nach über 20 Jahren haben diese Praxisbeispiele kaum an Aktualität verloren, obwohl einzelne Therapeutika vielleicht nicht mehr verfügbar sind oder auch die Formulierung sich leicht geändert hat. Damit soll auch eine gewisse Evidenz dokumentiert und erhalten bleiben.
- In der ersten Auflage des Buchs wurden zur Diagnostik viszeraler Organe sowohl die zugeordneten Muskeln als auch die entsprechenden Alarmpunkte empfohlen. 20 Jahre später zeigt die Erfahrung, dass die Alarmpunktareale den spezifischeren Zugang für die meisten viszeralen Organe darstellen. Speziell die Zuordnung vom Subscapularis zum Herzen oder Peroneus/Tibialis anterior zur Blase weist eine sehr geringe diagnostische Aussagekraft zu ihren viszeralen Organen auf. Eine bessere Lösung bietet die Testung mit einem sicheren Indikatormuskel und einer möglichst organspezifischen Provokation (Challenge) über der Alarmpunktzone. Es ist jener Therapieansatz anzustreben, welcher sowohl den Challenge zur Alarmpunktzone aufhebt als auch die bestehenden Muskeldysfunktionen normalisiert.

- Das Verständnis der Interaktion der verschiedenen Meridianpartner ist seit der ersten Auflage angewachsen. Inzwischen können in dieser Auflage sieben physiologische Sedierungs- und Tonisierungsmöglichkeiten für einen normoreaktiven Muskel beschrieben werden.
- In den letzten Jahren konnten die Autoren die Wirkung der Akupunktur mit Antiken Punkten durch eine „Kombinierte Meridiantherapie“ deutlich verbessern. Darunter verstehen wir die Kombination der Antiken-Punkte-Akupunktur mit der gleichzeitigen Stimulation der B/E-Punkte. Speziell bei psychisch-emotionalen Krankheitsbildern sowie bei traumainduzierten oder mit einem Trauma verknüpften Krankheitsbildern kann nun ein deutlich verbesserter Zugang gefunden werden.

Auch 20 Jahre nach der Erstauflage dieses Buchs beschreibt der damalige Schlusssatz von Anton Suntinger unsere Leidenschaft für die FMD-MT auch heute noch am besten:

„Die Faszination und das Staunen über diese Gesetzmäßigkeiten lassen mich nicht mehr los. Für mich sind sie eine universelle Ordnung, ein System, in das sich auch die westliche Erfahrungsmedizin und die Phytotherapie lückenlos einordnen lassen.

Durch das immer tiefer werdende Verständnis dieser Ordnung gelingt es zusehends besser, die PatientInnen in ihrer Ganzheit zu begreifen und eine zielführende individuelle Therapie einzuleiten.“

Dr. Anton Suntinger
Dr. Eugen Burtscher

Nomenklatur und Abkürzungen

Bei Muskelnamen wird der Term „Musculus" nicht extra angeführt. Einige Muskeln, die aus mehreren Wörtern bestehen, sind abgekürzt (z.B. PMC, TFL ...).

Für die Akzeptanz der FMD als seriöse klinische Untersuchungsmethode ist es unerlässlich, dass eine große Zahl an Fallbeispielen sauber dokumentiert wird, damit die einzelnen Schritte der FMD-Untersuchung nachvollziehbar bleiben und gegebenenfalls statistisch ausgewertet werden können.

Die verwendeten Abkürzungen bedeuten im Einzelnen:

A = Anamnese
AE = Appendektomie
FMD-MT = FMD-Meridiantherapie
All = Allergiegefäß*
Anm. = Anmerkung
AR/IR = Außenrotation/Innenrotation
ASS = Acetylsalicylsäure
Bl = Blasenmeridian
Bl = Beinlänge (körperliche Untersuchung)
B-deg = Bindegewebsdegenerationsgefäß*
bds = beidseits
BP II = Basenpulver II
BWS = Brustwirbelsäule
chron. = chronisch
CMD = craniomandibuläre Dysfunktion
COPA = craniomandibuläre orthopädische Positionierungsapparatur
CTÜ = cervikothorakaler Übergang
Cun = Maßstab bei Akupunkturpunkten, entspricht Daumenbreite des Patienten/der Patientin
Di = Dickdarmmeridian
DTL/DCH = Doppeltherapielokalisation/Doppel-Challenge
Dü = Dünndarmmeridian
Dü 3v = variable Zone um Dü 3 (n. Gleditsch)
3E = Dreifacher Erwärmer
EAV = Elektroakupunktur nach Voll

en bloc = Testung nach erreichter Normoreaktion – nur auf zusätzliche Verträglichkeit
ENV = emotionale neurovaskuläre Punkte
F-deg = fettiges Degenerationsgefäß*
Gb = Gallenblasenmeridian
G-deg = Gelenkdegenerationsgefäß*
GHR = generalisierte Hyperreaktion
h = hyperreaktive(r) Muskel(n)
HC = hyperreaktiver Challenge (CH von normo- oder hyporeaktiv in hyperreaktiv)
H-deg = Hautdegenerationsgefäß*
He = Herzmeridian
HWS = Halswirbelsäule
ICV = Iliozökalklappe; engl Iliocecal Valve
ISG = Iliosakralgelenk = SIG = Sakroiliakalgelenk
KG = Konzeptionsgefäß
KG 21v = variabler Punkt zwischen KG 21 und KG 22 (n. Gleditsch)
KS = Kreislauf/Sexualität
Le = Lebermeridian
LG = Lenkergefäß
li = links
Lu = Lungenmeridian
LWS = Lendenwirbelsäule
Ly = Lymphgefäß*
Ma = Magenmeridian
MM = Manuelle Medizin
MP = Milz-/Pankreasmeridian
MRI = Kernspintomographie
n = normoreaktive(r) Muskel(n)
NC = normoreaktiver Challenge (CH in die Normoreaktion)
N-deg = Nervendegenerationsgefäß*
Ni = Nierenmeridian
NL = neurolymphatische Reflexe
NMT = Nahrungsmitteltest
NMU = Nahrungsmittelunverträglichkeiten
NNH = Nasennebenhöhlen
NSAR = nicht steroidale Antirheumatika
NT = Neuraltherapie
NV = neurovaskuläre Reflexzonen
o.B. = ohne Befund
Ø: = keine Reaktion
O-deg = Organdegenerationsgefäß*
OM = Orthomolekulare Medizin
PDM = Point de Merveille (Punkt der Mitte)
PMC = Pectoralis major clavicularis
PMS = Pectoralis major sternalis
re = rechts
rez. = rezidivierend
s = starke(r) Muskel(n), kann normo- oder hyperreaktiv sein
SC = Superchallenge (CH von der Hyperreaktion direkt in die Hyporeaktion)
Sp = Sedierungspunkt
SIG = Sakroiliakalgelenk = ISG = Iliosakralgelenk

STP	= Switching-Testpunkte: v.a. Nabel, Ni 27 re + li sowie selten andere Punkte
TCM	= Traditionelle Chinesische Medizin
TE	= Tonsillektomie
TFL	= Tensor fasciae latae
TL	= Therapielokalisation
TLÜ	= thorakolumbaler Übergang
TMG/TMJ	= Temporomandibulargelenk (engl. Temporo-Mandibular-Joint)
Tons 1–3	= Testpunkte Tonsillen 1–3
TP	= Triggerpunkt
U	= Untersuchung
URS	= Uhren, Ringe, Schmuck, beinhaltet auch Vorgehensweise bei V.a. entsprechende Belastung
V.a.	= Verdacht auf
VL	= Vorlaufphänomen (am ISG)
VTL	= verdeckte Therapielokalisation
w	= hyporeaktive(r) Muskel(n), von „weak“
W	= Schwächung aus der Normoreaktion (Weak Challenge)
XTL	= verstärkte Therapielokalisation mit beiden Händen
ZA	= Zwischenanamnese
Z.n.	= Zustand nach
→	= daraus folgt
*	= Referenzpunkte bzw. Gefäße nach Voll

Fallbeispiele – Terminologie

Nachfolgend wird anhand von zwei Fallbeispielen (Fall 12 und Fall 36) die Kurzterminologie erklärt:

Fall 12

H.A., w, 51 J, A: ... U: GHR, SC: TL Ni 10 re, Bl 66 li und He 8 li → Akupunktur dieser Punkte.

Dies heißt ausgeschrieben: H.A., weiblich, 51 Jahre, Anamnese: ...

Untersuchung: generalisierte Hyperreaktion. Superchallenge – also direkte Hyporeaktion von hyperreaktiven Muskeln – durch Therapielokalisation zu den Elementpunkten Niere 10 rechts, Blase 66 links und Herz 8 links – daraus folgt: Akupunktur dieser Punkte.

Fall 36

G.I., w, 38 J, A: ... U: h Rectus bds; w Deltoideus und Psoas bds, NC: Wärme auf Nierenlager bds, Toxiloges → Therapie mit ABC-Pflaster und Toxiloges.

Dies heißt ausgeschrieben: G.I., weiblich, 38 Jahre, Anamnese: …

Untersuchung: hyperreaktiver Rectus beidseits, hyporeaktiv sind Deltoideus und Iliopsoas beidseits. Alle werden normoreaktiv durch Wärme auf beide Nierenlager und das homöopathische Mittel Toxiloges – daraus folgt: Therapie mit dem stark wärmendem ABC-Pflaster und Toxiloges.

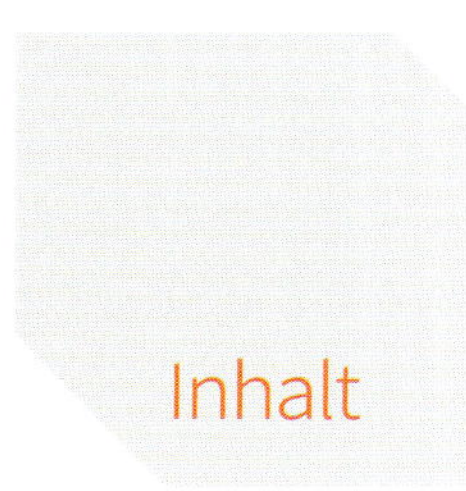

Inhalt

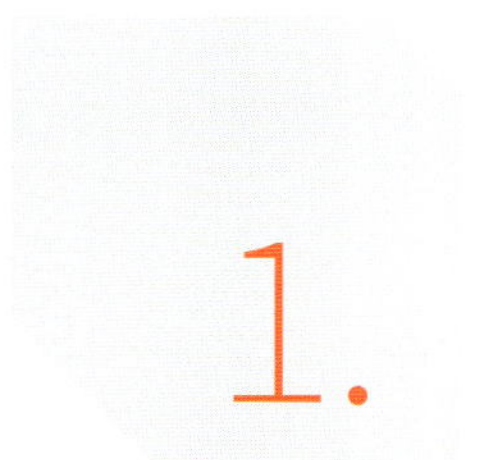

1. Funktionelle Myodiagnostik (FMD) – Grundlagen

A. Geschichte der FMD

a. Der Beginn

Als George Goodheart D.C. zu Beginn der sechziger Jahre viele seiner Patientinnen und Patienten mit einer Muskeltestmethode untersuchte, die an die von Kendall und Kendall in den 1940er Jahren beschriebene Methode angelehnt war, machte er regelmäßig Beobachtungen, die er sich nicht erklären konnte.

Manchmal testeten Muskeln stark und manchmal testeten Muskeln schwach ohne Zeichen der Atrophie oder anderer erklärbarer Ursachen.

Bei einem Patienten mit einem Schulterproblem stand das Schulterblatt weit vom Körper ab (Scapula alata) und das Heben und Stabilisieren des Armes war nicht möglich.

Im Muskeltest testete der M. Serratus anterior schwach. Bei der palpatorischen Untersuchung der Schulter fanden sich am Ursprungsbereich des Muskels kleine schmerzhafte Knötchen. Die ihm damals bekannte muskuläre Behandlungsmöglichkeit war eine „harte" Massage dieser Knötchen, worauf sich diese auflösten.

Anschließend konnte der Patient den Arm wieder problemlos und stabil heben. Der Serratus anterior testete danach stark und das Schulterblatt stand nicht mehr vom Körper ab.

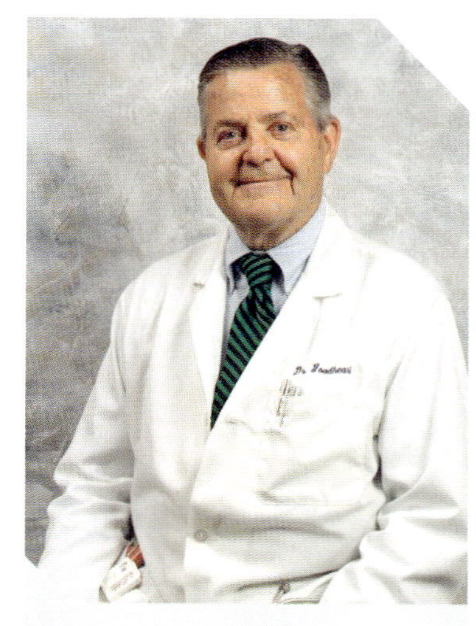

„In AK, we should be the first to take up the New but the last to forget the Old."

George Goodheart
(1918–2008)

Damit hatte Goodheart eine Behandlungsmöglichkeit gefunden (in der Literatur als „Ursprung und Ansatztechnik" beschrieben), mit der ein schwach testender (hyporeaktiver) Muskel gestärkt werden bzw. eine Muskelfehlfunktion normalisiert werden konnte.

b. Erste Zusammenhänge

Schon früh beobachtete Goodheart, dass bei Muskeldysfunktionen auch häufig spezifische Organstörungen vorliegen konnten. Bei Auffinden eines hyporeaktiven Pectoralis major clavicularis (PMC) beobachtete er z.B. häufig Magenstörungen und beim hyporeaktiven Tensor fasciae latae (TFL) häufig Dickdarmprobleme.

Im Laufe der Jahre entdeckte er, dass die meisten Muskeln einen spezifischen Organ-Meridian-Bezug haben (siehe Tabelle Seite 31). Bei einer beidseitigen Schwäche einzelner Muskeln beobachtete er signifikante strukturelle oder biochemische Zusammenhänge.

Dieses zunehmend komplexe System der diagnostischen Muskeluntersuchung nannte Goodheart „Applied Kinesiology" (AK).

c. Reflexzonen

In den folgenden Jahren wurden weitere wichtige Beziehungen und Zuordnungen erarbeitet:

Die vom Osteopathen Francis Chapman gefundenen neurolymphatischen Reflexe (NL) sowie die vom Chiropraktiker Terence Benett beschriebenen neurovaskulären Reflexzonen (NV) wurden mit ihrer therapeutischen Beeinflussung innerer Organe und Drüsen den einzelnen Muskeln zugeordnet und entsprechend therapeutisch eingesetzt.

Die wichtigsten Reflexzonen (NL und NV) sind im Buch *Funktionelle Myodiagnostik – Handbuch der Muskeltests* von Ivan Ramšak ausführlich beschrieben.

d. Craniosacrales System und Wirbelsäule

Manchmal veränderte alleine die Atemphase des Patienten/der Patientin Muskelbefunde. Aus der Osteopathie (Sutherland) war bekannt, dass sich Schädelknochen während der Atemphasen leicht mitbewegen. Mit Hilfe verschiedener Challenges (siehe unten) an Schädel und Wirbelsäule/Becken entwickelte Goodheart in den 1970er Jahren ein diagnostisches und therapeutisches Konzept zur Korrektur von Störungen im Craniosacralen System sowie an der Wirbelsäule.

e. Akupunktur – Meridiansystem

Goodheart beschrieb in seinem Buch *You´ll be better* erste Muskel-Meridian-Zuordnungen sowie den Einfluss von Akupunkturpunkten auf den Muskeltest.

1988 gab David S. Walther (Schüler von Goodheart) im Buch *Synopsis* für jeden Meridian eine oder mehrere Muskelzuordnungen an. Er beschrieb zudem zwei sedierende und zwei tonisierende Antike Punkte.

Weiterführende Beschreibungen bleiben aus heutiger Sicht recht widersprüchlich. Dies erklärt sich dadurch, dass die Hyperreaktion als eigenständige Muskelreaktion damals noch nicht beschrieben war. Zudem bezieht sich die Beschreibung auf eine manuelle Stimulation von Akupunkturpunkten, da die amerikanischen Chiropraktiker/Chiropraktikerinnen kaum Nadeln zur Akupunktur verwenden.

Die Integration des Akupunktursystems in die neue Untersuchungsmethode führte zu einer deutlichen Erweiterung der diagnostischen und therapeutischen Möglichkeiten. Das Akupunktur-Meridian-System wurde als einer der fünf ursächlichen Faktoren des Intervertebralforamens beschrieben (siehe *Walter (Hg.): Handbuch der Funktionellen Myodiagnostik* Kapitel 5).

f. Entwicklung und Organisation

In wenigen Jahren war eine Untersuchungsmethode entstanden, die einen großen Schatz an diagnostischen und therapeutischen Möglichkeiten bietet.

Goodhearts Empfehlung war eine ganzheitliche Betrachtung der gesundheitlichen Probleme, da jede Erkrankung eine mehr oder weniger große chemische, strukturelle und psychische Komponente hat und dementsprechend von drei Richtungen therapeutische Ansätze sinnvoll sind („Triad of Health“).

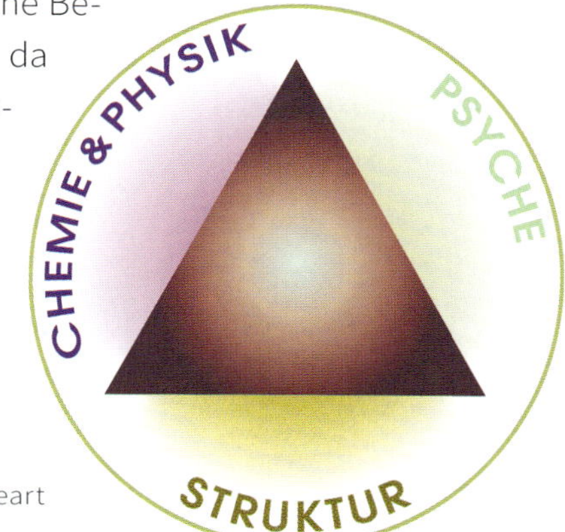

Triad of Health nach Goodheart

1974 gründete Goodheart das ICAK (International College of Applied Kinesiology), innerhalb dessen Therapeuten wie Leaf, Schmitt, Walther u.a. die Methode ergänzten und verfeinerten.

Die ersten deutschsprachigen Ärzte mit ICAK-Diplom waren Wolfgang Gerz und Hans Garten, die speziell auf medizinischer Ebene die Methode im deutschsprachigen Raum weiterentwickelt haben.

Ende der 1980er Jahre wurden speziell bei internistischen Patientinnen und Patienten immer wieder ein oder mehrere hyperreaktive Muskeln beobachtet, die im Lehrbuch von Gerz als „hypertone" Muskeln beschrieben wurden.

Diese Muskeltestreaktion wurde vor allem bei Patientinnen und Patienten mit chronischen Erkrankungen, wie immunsystem- oder stressadaptationssystemassoziierte Störungen, beobachtet. Sie betraf vor allem die chemisch-toxische und mental-geistige Seite des Triad of Health.

Bei strukturellen Problemstellungen hingegen hatte diese Muskelreaktion weniger Bedeutung.

Im Rahmen der systematischen Aufarbeitung der Muskelreaktionen wurden die drei möglichen Muskelreaktionen später als hyperreaktiv, normoreaktiv und hyporeaktiv beschrieben. Diese Differenzierung des dysreaktiven Muskels in eine Hyper- und Hyporeaktion passte zum System der Akupunkturlehre, welches zwischen Fülle- und Leerezustand eines Meridian-/Organsystems unterscheidet.

1994 gründeten Harald Stossier und Robert Schmidhofer zur Etablierung der neuen Untersuchungsmethode in Österreich die IMAK (International Medical Association for Applied Kinesiology). Kurze Zeit später veröffentlichte Wolfgang Gerz 1996 in München das erste deutschsprachige Lehrbuch: *Lehrbuch der Applied Kinesiology (AK) in der naturheilkundlichen Praxis* (2. überarbeitete Auflage 2001).

Die weiteren Veröffentlichungen zu jener Zeit mit *AK-Muskeltests auf einen Blick* von Ramšak und Gerz (2001) sowie *AK-Meridiantherapie* von Eugen Burtscher, Monika Eppler-Tschiedel, Wolfgang Gerz und Anton Suntinger (2001) ermöglichten zunehmend einen breiteren Einsatz der AK als ganzheitliche Untersuchungsmethode in den verschiedenen Fachrichtungen.

2004 verlieh die Österreichische Ärztekammer der Methode „Applied Kinesiology" das Spezialdiplom für Komplementärmedizin (2011 auch die Österreichische Zahnärztekammer).

Mit dem geregelten Ausbildungscurriculum der IMAK sollte eine klare Abgrenzung zu den zahlreichen Laienversionen der Kinesiologie erfolgen. Der Muskeltest war innerhalb der Komplementärmedizin zu einem wertvollen medizinischen Untersuchungsinstrument geworden, welches eine individualisierte Medizin ermöglichte.

Zwischen 2000 und 2010 wurde neben den vielen Kursreihen für Ärztinnen und Ärzte, Zahnärztinnen und Zahnärzte sowie Physiotherapeutinnen und Physiotherapeuten die Anwendung für andere Fachgebiete der Medizin erweitert.

2007 veröffentlichte Ramšak das *Handbuch der Muskeltests* als eine wertvolle Unterrichtsunterlage mit dem Ziel, das Handwerkszeug des Muskeltests genauestens darzustellen.

Trotz der Etablierung auf medizinischer Ebene konnte die Abgrenzung zu den unterschiedlichen Kinesiologieformen nicht entsprechend erreicht werden.

2015 erfolgten in Österreich eine Umbenennung der Methode auf „Funktionelle Myodiagnostik" (FMD) sowie eine Adaptierung des Muskeltests, basierend auf aktuellen sportbiologischen Grundlagen.

In der Neuauflage des Buches *Funktionelle Myodiagnostik – Handbuch der Muskeltests* (2016) hatte Ramšak die Namensänderung und die Modifizierung des Muskeltests übernommen.

2018 führt die Österreichische Ärztekammer die Namensänderung der Diplombezeichnung durch und im selben Jahr veröffentlichte Michaela Walter als Herausgeberin das *Handbuch der Funktionellen Myodiagnostik* mit unterschiedlichen Beiträgen aus den verschiedenen Anwendungsgebieten der FMD zur Ausbildung für Ärztinnen/Ärzte, Zahnärztinnen/Zahnärzte und Physiotherapeutinnen/Physiotherapeuten.

B. Definition der Funktionellen Myodiagnostik

Die FMD ist eine vorwiegend diagnostische Untersuchungsmethode. Die Testung einzelner Muskeln und ihrer Funktionsänderungen durch unterschiedliche Reize oder therapeutische Maßnahmen ermöglicht individuelle Aussagen über funktionelle Zusammenhänge bzw. Störungen.

Tatsächlich ermöglicht die FMD für Patientinnen und Patienten eine individualisierte Diagnostik für viele Fachbereiche der Medizin sowie eine entsprechend personalisierte, abgestimmte Therapie.

a. Der FMD-Muskeltest

Der FMD-Muskeltest ist grundsätzlich eine Untersuchung der Stressadaptationsfähigkeit des neuromuskulären Funktionskreises und der übrigen Adaptationssysteme des Körpers auf verschiedene Reize. Der Test erfolgt in einer definierten Muskelposition, die eine möglichst isolierte Muskelkontraktion gegenüber ihren Synergisten ermöglicht.

Der Patient/die Patientin wird aufgefordert, den Muskel maximal zu kontrahieren. Gleichzeitig bietet der Untersucher/die Untersucherin mit seiner/ihrer Testhand gerade so viel Widerstand, dass der Muskel isometrisch kontrahiert bleibt.

Nach Erreichen der isometrischen Maximalkraft beginnt die eigentliche Adaptationsuntersuchung. Durch eine weitere Zunahme des Drucks testet der Untersucher/die Untersucherin die Rekrutierungs- und Stabilisierungsfähigkeit der exzentrischen Reservekraft des jeweiligen Muskels.

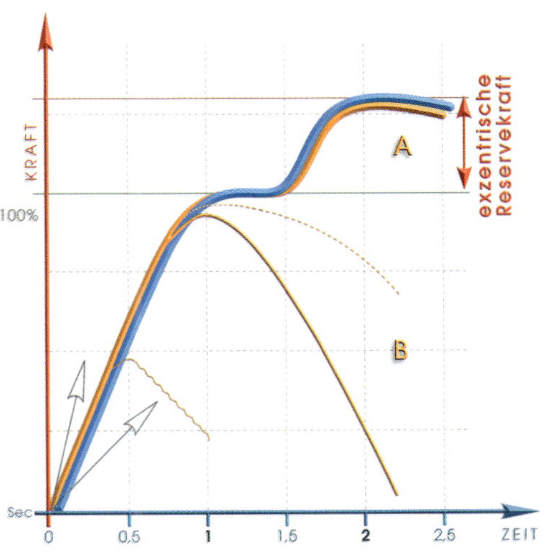

Grafische Darstellung des Muskeltests

b. Muskelphysiologische Testbeschreibung

Exakte Testposition des Muskels (Ursprung und Ansatz angenähert)

- Optimale Untersucherposition (gute Standqualität und Körperposition).
- Der Patient/die Patientin beginnt mit der Muskelkontraktion.
- Der Untersucher/die Untersucherin stellt sich auf den Spannungsaufbau und das Kraftniveau des Patienten/der Patientin ein.
- Mit Erreichen der willkürlichen isometrischen Maximalkraft stellt sich, je nach Untersucher/Untersucherin, eine mehr oder weniger ausgeprägte Plateauphase ein.
- Von dieser Plateauphase ausgehend erhöht der Untersucher/die Untersucherin den Testdruck elastisch, nicht ruckartig, um ca. 30 % (zu erwartende Reservekraft).

- Der Patient/die Patientin versucht die geforderte exzentrische Reservekraft zu rekrutieren und zu stabilisieren.
- Der Untersucher/die Untersucherin überprüft die Stabilisierung der Zusatzkraft (neuromuskuläre Adaptationsfähigkeit).

Eine ausführlichere Beschreibung des Muskeltests ist dem *Handbuch der Funktionellen Myodiagnostik* (Kapitel 3) sowie dem *Handbuch der Muskeltests* zu entnehmen.

Auf den beschriebenen Zusatzreiz bzw. Zusatzstress kann der Muskel auf drei verschiedene Arten reagieren:

- normoreaktiv
  Der physiologisch normale Muskel reagiert mit einer guten Rekrutierung und Stabilisierung der exzentrischen Reservekraft. Gleichzeitig reagiert dieser Muskel (physiologischerweise) auf einen sedierenden Reiz (Stimulation des Sedierungspunkts des zugeordneten Meridians) mit einer temporären Schwächung bzw. Hyporeaktion. Dieser Muskel wird als „normoreaktiv“ bezeichnet (in der früheren Literatur als normoton beschrieben).
- hyporeaktiv
  Dieser Muskel gibt dem Zusatzdruck nach; er kann also auf die Zusatzanforderung nicht adaptieren (in der früheren Literatur als schwach bzw. weak beschrieben).
- hyperreaktiv
  Dieser Muskel ist in seiner Reaktionsfähigkeit übersteuert. Die exzentrische Reservekraft kann gut rekrutiert bzw. stabilisiert werden, jedoch auf physiologisch sedierende Reize (z.B. Stimulation des Sedierungspunkts des zugeordneten Meridians) reagiert dieser Muskel nicht (in der früheren Literatur als hyperton beschrieben).

c. Muskelzuordnung zu Meridianen und Organen

Seit den frühen 1970er Jahren bestehen für die zwölf Hauptmeridiane eine oder mehrere Muskelzuordnungen. Während anfänglich die Muskel- und Organbeziehungen weitgehend über Reflexzonen und Organextrakte erfolgten, ergab sich mit Hilfe des Akupunktursystems nun eine klare und nachvollziehbare Zuordnung.

Diese Beziehungen können heute leicht durch die Verwendung des jeweiligen Sedierungspunkts überprüft werden (siehe Tabelle der Muskel-Meridian-Zuordnungen).

So wird z.B. der normoreaktive Rectus femoris, der dem Dünndarmmeridian zugeordnet wird, durch die Verwendung des Sedierungspunkts Dü 8 auf derselben Körperseite temporär hyporeaktiv.

Meridian-Organ-Muskel-Beziehungen			
Meridian	Organ	Muskel	Motorisch
Lu	Lunge	Deltoideus, Serratus anterior, Coracobrachialis	C 4–6, C 5–7, C 5–7
Di	Dickdarm	Tensor fasciae latae, Hamstrings, Quadratus lumborum	L 4–S 1, L 4–S 3, Th 12–L 3
Ma	Magen	PMC, Biceps, Nackenflexoren, SCM	C 5–7, C 5–6, C 1–8, XI Hirnnerv
MP	Milz/Pankreas	Latissimus dorsi, Triceps brachii, mittlerer Trapezius	C 6–8, C 6–TH1, C 2–4
KS(Pe)	Reproduktionsorgane Nebenniere	Piriformis, Gluteusgruppe, Sartorius, Gracilis, Tibialis posterior	L 5–S 2, L 4–S 2, L 2–L 3, L 2–4, L 5–S 1
3E	Thyroidea, Thymus	Teres minor, Infraspinatus	C 5–6, C 4–6
Le	Leber	PMS, Rhomboidei	C 6–TH 1, C 4–5
Gb	Gallenblase	Popliteus	L 4–S 1
Ni	Niere Auge/Ohr	Iliopsoas, oberer Trapezius	L 1–4, XI, C 2–4
Bl	Blase	Tibialis anterior, Peroneusgruppe	L 4–S 1
He	Herz	Subscapularis	C 5–7
Dü	Dünndarm	Rectus femoris, Abdominalmuskulatur	L 2–4, Th 5–12
KG	Gehirn	Supraspinatus, Diaphragma	C 4–6, C 3–5
LG	Wirbelsäule	Teres major	C 5–7
	Lymphsystem	Pectoralis minor	C 6–Th 1

C. Therapielokalisation (TL) und Challenge (CH)

a. Therapielokalisation (TL)

Ändert sich die Stärke bzw. der Tonus eines Testmuskels, wenn der Patient/die Patientin eine spezifische Stelle am Körper berührt, so nennen wir dies eine positive Therapielokalisation (TL).

Eine positive TL weist nicht auf die Diagnose hin, sondern nur auf die Lokalisation, die weiter untersucht und gegebenenfalls therapiert werden soll.

Je nach Situation erfordert eine positive TL ein weiteres differenziertes Vorgehen (genauere Beschreibung siehe *Handbuch der Funktionellen Myodiagnostik*).

Häufig verwendete Punkte am Körper, die mit TL untersucht werden, sind:

Akupunkturpunkte, Herde, Narben, Zähne, Gelenke, Wirbel, Organe, gestörte Reflexe der Haut, Muskeln, Sehnen, Kapseln, ...

Die diagnostische Möglichkeit der „Einhand"-TL/CH wird durch die Nutzung von beiden Händen deutlich erweitert bzw. auch verstärkt.

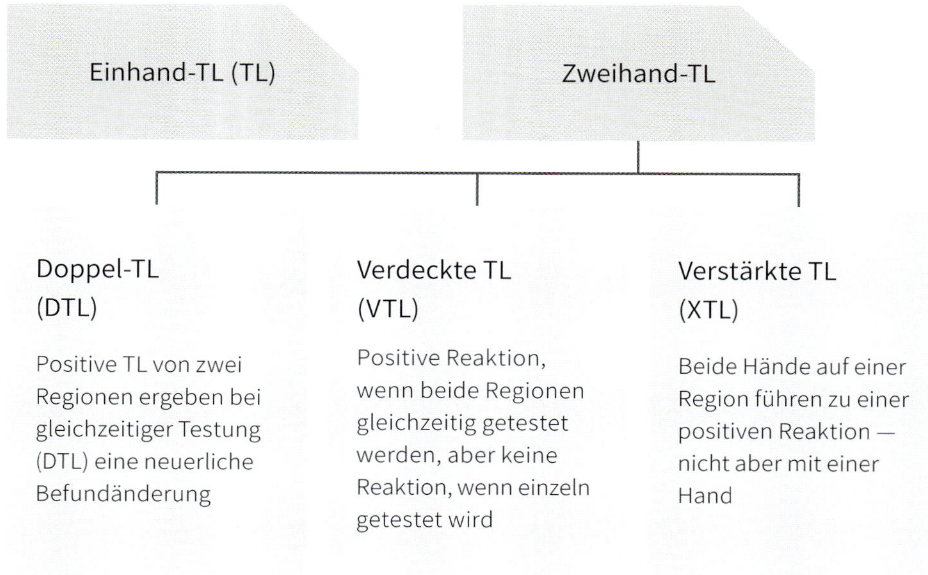

TL-Systematik

b. Challenge (CH)

In der FMD bedeutet Challenge die Testung eines Muskels oder mehrerer Muskeln während oder unmittelbar nach einer gezielten Provokation oder Testexposition. Der Challenge kann strukturell, chemisch, physikalisch oder mental sein.

Sollte bei anamnestisch dringendem Verdacht auf eine gestörte Region keine positive TL gefunden werden, sollte immer auch ein Challenge (CH) durchgeführt werden. Diese stärkere Reizanforderung bedeutet für den Organismus eine größere Provokation als eine „gewöhnliche" TL und kann verdeckte Störungen besser und sicherer an die Oberfläche bringen.

Zu den verschiedenen Challengeformen und den sich daraus ergebenden Konsequenzen finden sich im *Handbuch der Funktionellen Myodiagnostik* nähere Informationen.

c. TL und Akupunkturpunkte

Zur Untersuchung einzelner Akupunkturpunkte mit FMD wird zuerst im Bereich der fraglichen Akupunkturzone eine TL vom Patienten/von der Patientin selbst durchgeführt – je nach Anatomie und klinischer Fragestellung mit der Fingerkuppe oder der flachen Hand.

Beispiele:

- Di 1 (Elementpunkt Di) oder Ma 45 (Sedierungspunkt Magen) werden mit einer Fingerkuppe untersucht.
- KG 2 und KG 3 (Alarmpunkt Blase) werden mit der flachen Hand getestet.
- Das Thymusareal mit den Punkten KG 18–21 und der gleichzeitigen Zuordnung zum oberen 3E wird mit der flachen Hand untersucht.
- Ma 25 bds. (Alarmpunkte Di) oder das Dü 3-Areal nach Gleditsch werden mit je zwei bis drei Fingerkuppen untersucht.

Ist diese Übersichts-TL positiv, gibt es zum genauen Auffinden durch eine eventuelle Akupunktur (z.B. Mikrosystem am Ohr oder auch Dü 3v nach Gleditsch) mehrere Möglichkeiten:

- „Very-Point-Technik" der Akupunktur
- Klassische Akupunkturtechnik: zuerst mit dem palpierend suchenden Finger und dann – bei der Nadelung – bis zur Auslösung des Nadelgefühls (De-Qi).

- Punktförmige TL mit FMD: Hierbei wird mit nicht traumatisierenden spitzen Instrumenten (z.B. Knopfsonde, Kugelschreiberspitze u.Ä.) im positiven Areal so lange gesucht, bis die genaue Lokalisation gefunden ist.

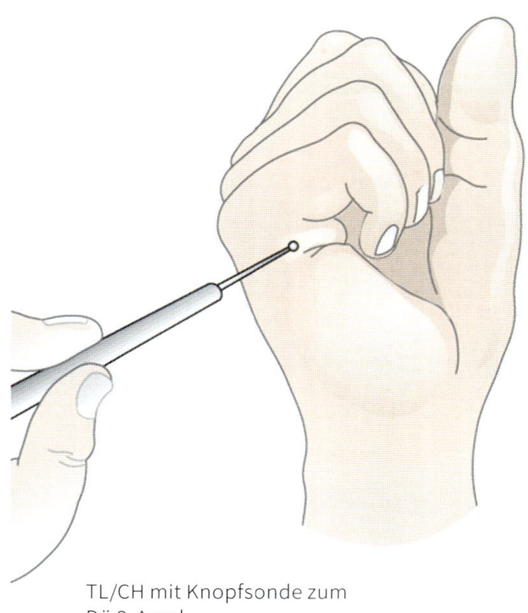
TL/CH mit Knopfsonde zum Dü 3-Areal

Wenn TL/CH durch den Patienten/die Patientin selbst nicht durchführbar ist, kann auch durch den Therapeuten/die Therapeutin die entsprechende TL/CH z.B. mit der Sonde erfolgen.

Bei schwer zugänglichen Akupunkturpunkten (z.B. am Fuß oder Rücken) kann auch ein CH an diesem Akupunkturpunkt erfolgen.

d. CH und Akupunkturpunkte

Akupunkturpunkte mit positiver TL zeigen auch einen positiven Challenge.

Dieser erfolgt am besten durch einen kurzen und festen Druck an der jeweiligen Lokalisation des Akupunkturpunkts. Ein möglicher CH mit wiederholtem „Klopfen" an diesen Stellen hat eine höhere Fehlerquote.

An den Akupunkturendpunkten von Finger und Zehen wird am besten mit dem Daumennagel am entsprechenden Nagelwinkel kurz und relativ fest gedrückt.

Der anschließende Muskeltest soll sofort bis maximal wenige Sekunden nach dem Challenge erfolgen.

Achtung: Ein Challenge (z.B. die mehrfache Klopfstimulation) über den Akupunkturpunkten kann temporär „falsch positive" FMD-Befunde auslösen. Der Grund liegt darin, dass die Stimulation des Punkts fließend übergehen kann in eine zumindest vorübergehende „leichte Therapie" à la Akupressur.

D. Geschichte der Akupunkturlehre in der FMD

a. Muskel – Meridian – Organbezug

1966 stellte Goodheart die erste Meridianregulierung vor. Die Erstellung des Bezugs zwischen Muskeln, Meridianen und Organen war ein Meilenstein in der FMD-Geschichte.

Oft zeigten der anatomische Verlauf des Meridians und die Lokalisation des Muskels keinen Zusammenhang (z.B. Rectus femoris und Dünndarm). Für einzelne Meridiane fand sich nur eine Muskelentsprechung (Popliteus für Gb oder Subscapularis für He), während für andere Meridiane mehrere Muskelentsprechungen beobachtet werden konnten (z.B. Lu, Ma ...).

Eine interessante Bereicherung für das Verständnis in der Akupunkturlehre war die zusätzliche Erstellung des Muskel- und Organbezugs zu den sogenannten „funktionellen" Meridianen 3E und KS, die ja laut TCM keinem Organ zugeordnet sind.

Der Kreislauf-Sexualität-Meridian (KS) wird in der neueren Akupunkturliteratur oft als „Perikardmeridian" bezeichnet. Da die mit FMD gefundenen Zusammenhänge von Muskeln und Organen viel besser dem älteren „KS"-Begriff entsprechen, wird in diesem Buch der ältere Begriff „KS" verwendet.

- Für den KS fanden sich Muskelzuordnungen mit Organbezug zu Gonaden und Reproduktionsorganen (Piriformis, Gluteus maximus und Gluteus medius/minimus) sowie zu den Nebennieren (Sartorius, Gracilis, Soleus, Tibialis posterior, Gastrocnemius).
- Für den 3E fand sich die Muskelzuordnung des Teres minor und des Infraspinatus. Die Organzuordnung ist für den Teres minor die Schilddrüse, für den Infraspinatus ist dies die Thymusdrüse.

Die Zuordnungen der verschiedenen Muskeln zu Meridianen und Organen sind der Tabelle Seite 31 zu entnehmen.

b. Erste therapeutische Erfahrungen

Zur Therapie von Meridianstörungen wurden von den Chiropraktikerinnen und Chiropraktikern in den USA primär manuelle Stimulationstechniken an Akupunkturpunkten verwendet.

Leider wurde dieses „Klopfen“ von Akupunkturpunkten von Laienversionen der Kinesiologie überstrapaziert und als „Meridianbalancierung“ weltweit propagiert, um damit die verschiedensten Krankheiten zu heilen – angefangen von Allergien bis zu Lernstörungen.

In der klassischen Akupunkturlehre gilt diese Art der „Meridianbalancierung“ als „Oberflächenkosmetik“ bzw. vielleicht als Regulierung des oberflächlichen „Qi-Flusses“.

Eine tiefgreifende Beeinflussung der Meridiane, wie dies von der Akupunktur her bekannt ist, kann dadurch nicht erzielt werden (s. auch Garten 1995).

Hingegen hat sich in den letzten Jahren gezeigt, dass eine Kombination der manuellen Stimulation von bestimmten Anfangs- und Endpunkten am Kopf (B/E-Punkte) zusammen mit der Akupunktur von bestimmen Antiken Punkten hervorragende therapeutische Möglichkeiten liefert (siehe Kapitel 9).

c. Der FMD-Muskeltest als Meridianuntersuchungsinstrument

Der entscheidende Vorteil der FMD für die Akupunktur ist ein annäherndes Erfassen des „Fülle“- oder „Leere“-Zustands eines Meridians mit Hilfe des Muskeltests (Goodheart, Walther, Leaf, Gerz).

Ein Meridian in „Leere“ korreliert mit einem oder mehreren hyporeaktiven assoziierten Muskeln im FMD-Test.

Ein normaler Meridianzustand zeigt sich dadurch, dass die bezogenen Muskeln im FMD-Test normoreaktiv testen.

Ein assoziierter Muskel eines Meridians in Fülle wird hyperreakiv testen (d.h. dieser Muskel kann durch den zugeordneten Sedierungspunkt nicht mehr temporär geschwächt werden).

Die FMD ist ein präzises
Untersuchungsverfahren
des Meridian- und Organsystems.

2. Akupunktur – Grundlagen

„Große Sachen sind eigentlich zutiefst einfach,
und ich halte die Akupunktur für eine große Sache."

Johannes Bischko (1922–2004)

A. Geschichte der Akupunktur

Die Akupunktur ist ein wichtiger Teil der „Traditionellen Chinesischen Medizin" (TCM) mit einer jahrtausendealten Geschichte. Die acht Säulen der TCM sind

- Akupunktur und Moxibustion,
- Phytotherapie,
- Ernährung,
- Meditation,
- Geomantie,
- Astrologie,
- Atemübungen und
- manuelle Techniken (Tuina u.a.).

In der ersten Hälfte des 20. Jahrhunderts fand die Akupunktur über Frankreich (George Soulié de Morant, Roger de la Fuye) ihren Weg nach Europa. De la Fuye, Lehrer von Paul Nogier, Gerhard Bachmann, Johannes Bischko und anderen späteren Meistern der Akupunktur, prägte folgenden Lehrsatz: „Die Akupunktur verwendet Nadeleinstiche an genau festgelegten Hautpunkten bei funktionellen, reversiblen Erkrankungen zu diagnostischen und therapeutischen Zwecken."

Während in Deutschland Bachmann 1951 die erste Akupunkturschule gründete, hielt in Österreich Bischko 1954 seinen ersten Akupunkturkurs an der I. Universitätsklinik für Chirurgie in Wien.

Auf medizinischer Ebene stieg die Akzeptanz rasch, als Bischko mit seinem Team 1972 in Wien die erste Tonsillektomie in Akupunkturanalgesie durchführte.

Einen weiteren Meilenstein in der Geschichte der Akupunktur setzte der Anästhesist Endre Leitner mit der ersten Herztransplantation in Innsbruck 1983 unter Raimund Magreiter. Die Analgesie als Teilbereich der Narkose wurde dabei vorrangig über die Stimulation von Akupunkturpunkten erreicht.

Neben diesen Erfolgen in der Akupunkturanalgesie konnte sich die Akupunkturtherapie zunehmend mit langfristigen therapeutischen Effekten etablieren.

Schließlich wurde die Akupunktur 1986 als wissenschaftliche Heilmethode vom Obersten Sanitätsrat in Österreich anerkannt. Die Österreichische Ärztekammer verlieh 1991 der Akupunktur das erste komplementärmedizinische Diplom.

Obwohl weitere komplementärmedizinische Methoden ein Ärztekammerdiplom erreichten, so ist doch die Akupunktur die häufigste Zusatzausbildung innerhalb der Ärzteschaft in Österreich geblieben.

B. Grundlagen der TCM

Über die altchinesischen Ordnungssysteme von „Yin/Yang" und den „Fünf Wandlungsphasen" wird der Zustand des menschlichen Körpers erfasst und eine entsprechende Therapie ermöglicht.

Diese Ordnungssysteme beruhen auf der Vorstellung von Gleichgewichtsverhältnissen in der Innen- und Außenwelt.

Das chinesische Denken fordert nicht das Fokussieren auf eine enge, kausalanalytische Ursache, sondern auf eine großzügige Berücksichtigung alles Erfassbaren – eine induktive Synthese.

a. Yin und Yang

Die klassische chinesische Philosophie (Taoismus) bezeichnet das Phänomen der Polarität als Yin/Yang. Diese Theorie besteht bereits seit Jahrtausenden und besagt, dass jedes Objekt und jedes Phänomen im Universum aus zwei entgegengesetzten Polen besteht.

Diese Polaritäten sind keine Gegensätze, sondern stehen in engem Austausch und sind somit zwei Aspekte eines Ganzen.

Je mehr die beiden Pole differenziert werden, desto deutlicher tritt ihr Antagonismus hervor und damit auch die Spannung, die zum Ausgleich drängt.

Beispiele für Yang- und Yin-Aspekte	
Yang	**Yin**
Mann	Frau
Bewegung	Ruhe
Funktion	Substanz
Himmel	Erde
Tag	Nacht
Außen	Innen
Heiß	Kalt
Hohlorgan	Vollorgan
Fülle	Leere

b. Qi

Qi gilt als die Quelle aller Bewegungen und Transformationen im Körper. Qi ist jene Lebenskraft, die Wachstum, Entwicklung und Stoffwechsel des Körpers ermöglicht. Qi hat eine energetische Wirkung mit bestimmter Zielrichtung. In der Akupunkturliteratur sind über 30 verschiedene Qi-Arten beschrieben.

Beispiele:

- **Ursprungs-Qi (vorgeburtliches Qi):** Dieses von den Eltern mitbekommene Qi wird in den Nieren gespeichert, umgewandelt und je nach Lebensweise mehr oder weniger langsam verbraucht. Es kann nicht zugeführt werden.
- **Nahrungs-Qi:** Diese Qi-Form stammt aus der Nahrung und ist Quelle für nachgeburtliches Qi und Blut.
- **Atmungs-Qi:** Diese Qi-Form entsteht aus der Atemluft und sammelt sich im Brustkorb, wo das „äußere Qi " mit dem „inneren Qi " zusammentrifft.
- **Intersexuelles Qi:** Es wird als jenes Potential oder jener Spannungszustand bezeichnet, das/der beim Zusammentreffen zweier Personen verschiedenen Geschlechts entsteht (siehe auch Yin/Yang-Polaritäten).

c. Qi-Fluss und Meridiansystem

Nach der TCM wird der Organismus durch ein Netzwerk von Kanälen und Leitbahnen verbunden, die im Westen als „Meridiane" bezeichnet werden. Über diese erfolgt die Steuerung und Regulation, wobei an besonderen Stellen Akupunkturpunkte liegen, die einen diagnostischen und therapeutischen Zugang darstellen.

Es besteht ein dauernder Qi-Fluss entlang der Meridiane, wobei alle zwei Stunden das Qi-Maximum von einem Meridian zum nächsten wechselt und so in 24 Stunden den gesamten Körper mit einer „Qi-Welle“ versorgt.

Symptome, die zu einer bestimmten Tageszeit auftreten, können auf eine Störung jenes Meridian-Organ-Komplexes hinweisen, welcher zur jeweiligen Zeit im Maximum oder aber auch im Minimum des Qi-Flusses steht.

Jene Meridiane, die in der Meridianuhr in Opposition zueinander stehen, werden als Mittag-Mitternachts-Partner bezeichnet. Während der Maximalzeit des einen Partners (z.B. Le von ein bis drei Uhr nachts) hat der andere Partner (Dü) seine Minimalzeit.

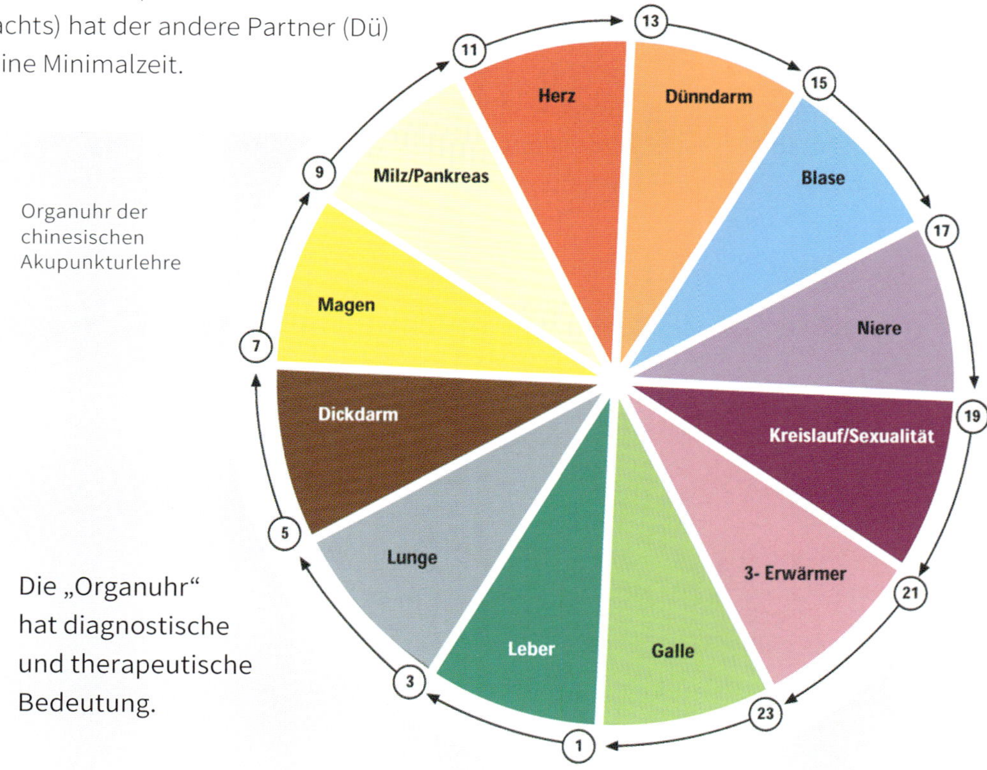

Organuhr der chinesischen Akupunkturlehre

Die „Organuhr“ hat diagnostische und therapeutische Bedeutung.

Anmerkung:
Zum besseren Verständnis wird in den Abbildungen in diesem Buch durchgehend jedem Meridian eine Farbe zugeordnet, die annäherungsweise der Zuordnung der TCM entspricht.

d. Entwicklung und Verteilung des Qi

Aus der „Energietransformation“ werden viele Regeln der Beeinflussung oder Beeinträchtigung von Meridianen durch Störfaktoren gut ersichtlich: Körperseite, Yin/Yang, oben/unten usw.

Die frühe Aufteilung in die drei Etagen des 3E zeigt, dass die Therapie des 3E eine große Bedeutung für den Körper hat. Zwischen den Innen-Außen- und Oben-Unten-Meridianpartnern besteht eine ähnlich enge Beziehung.

Anschaulich ist dies bei Bachmann beschrieben (siehe Literaturliste).

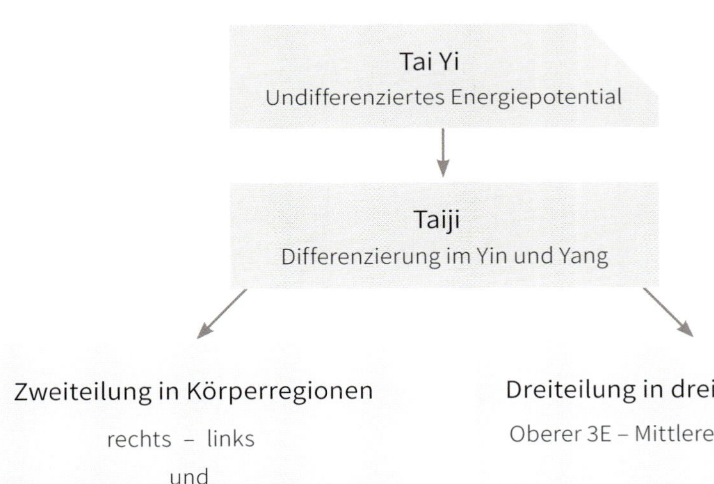

Die Entwicklung und Verteilung des Qi

C. Meridiansystem

a. Zwölf Hauptmeridiane

Es gibt zwölf Hauptmeridiane, wobei der westliche Name (z.B. Dickdarmmeridian) jeweils durch seinen inneren Verlauf zum spezifischen viszeralen Organ begründet ist. Nur zwei Meridiane haben keinen sicheren Bezug zu einem Organ, sodass sie primär als funktionelle Meridiane betrachtet werden.

Zum genaueren Verlauf der einzelnen Punktelokalisationen auf den Meridianen wird auf die umfangreiche Akupunkturliteratur verwiesen (s. Literaturverzeichnis).

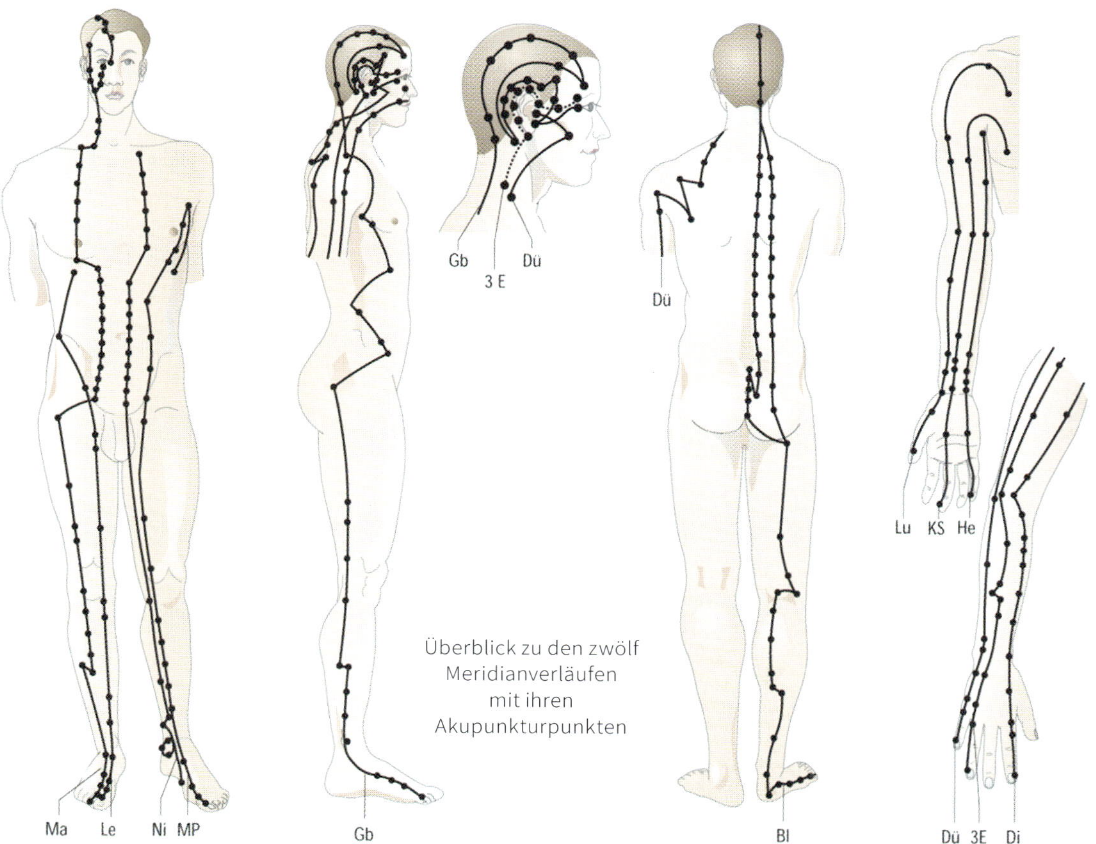

Überblick zu den zwölf Meridianverläufen mit ihren Akupunkturpunkten

Sechs Meridiane haben mehr Yin-Qualitäten (Verlauf an der Innenseite der Extremitäten, Verbindung zu einem parenchymatösen Organ usw.) und werden dementsprechend als Yin-Meridiane bezeichnet.

Es sind dies:

- Lungenmeridian (Lu),
- Kreislauf-Sexualität-Meridian (KS),
- Herzmeridian (He),
- Milz-Pankreas-Meridian (MP),
- Lebermeridian (Le),
- Nierenmeridian (Ni).

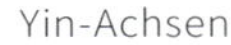

Yin-Achsen

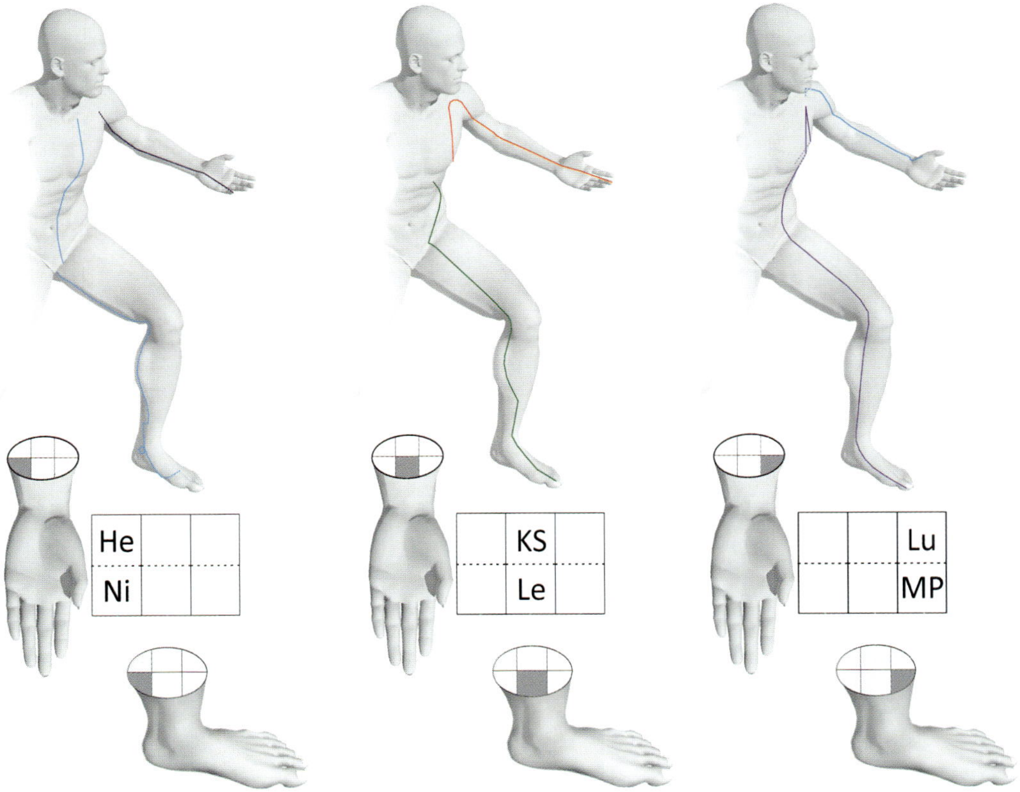

Weitere sechs Meridiane haben mehr Yang-Qualitäten (Verlauf an der Außenseite der Extremitäten, Verbindung zu einem Hohlorgan usw.) und werden entsprechend als Yang-Meridiane bezeichnet.

Es sind dies:

- Dickdarmmeridian (Di),
- Dreifacher-Erwärmer-Meridian (3E),
- Dünndarmmeridian (Dü),

- Magenmeridian (Ma),
- Gallenblasenmeridian (Gb),
- Blasenmeridian (Bl).

Yang-Achsen

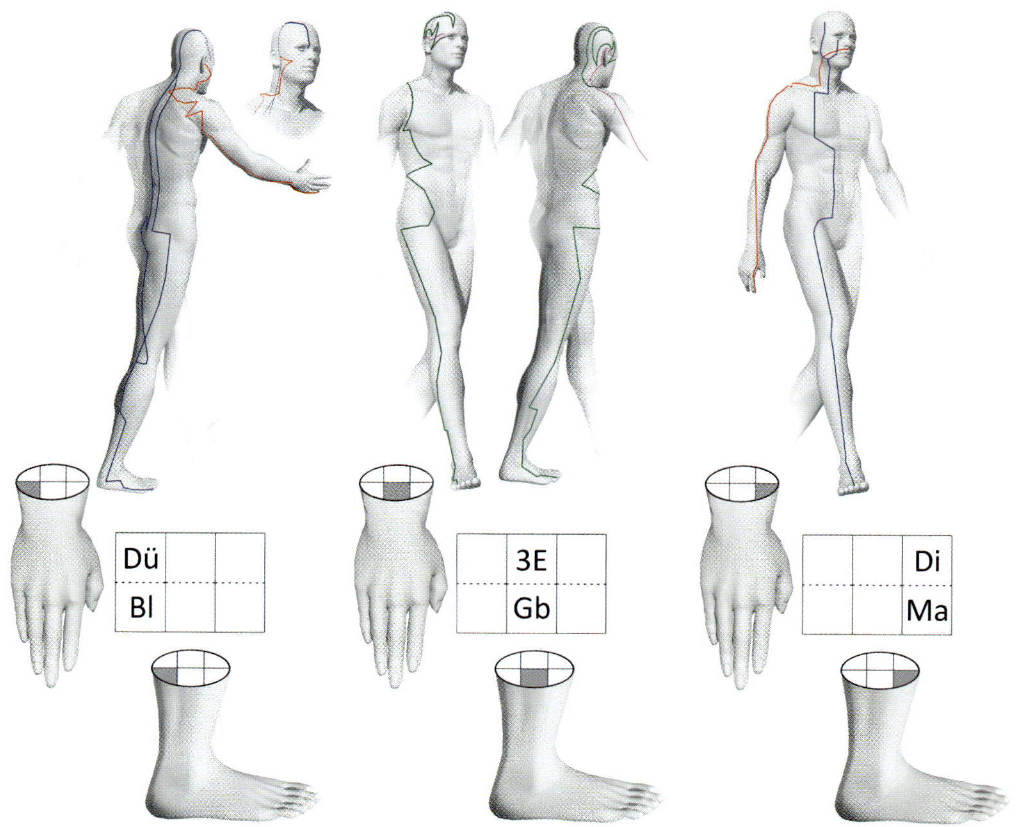

b. Meridianpartner

- Innen-Außen

  Jeweils ein Yin- und ein Yang-Meridian stehen in enger funktioneller Beziehung zueinander, sodass sie als „Innen-Außen-Partner" oder auch als gekoppelte Partner bezeichnet werden. Die zwischen den Innen-Außen-Partnern bestehenden Interaktionen werden in der „Innen-Außen-Regel" zusammengefasst.

  Die anatomische Positionierung der Meridiane zu ihren Partnern wird am besten an den Extremitäten mit Querschnitten der Unterarme bzw. Unterschenkel ersichtlich.

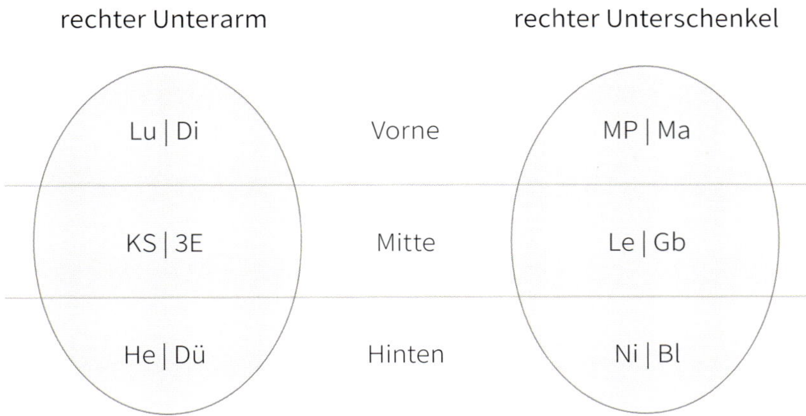

Oben-Unten

Eine weitere enge Beziehung besteht zwischen zwei Meridianen, die an anatomisch korrespondierenden Stellen der oberen und unteren Extremität verlaufen.

Im Chinesischen haben diese Meridiane sogar den gleichen Namen, was auf die enge Beziehung hinweist.

Yin-Meridiane			Yang-Meridiane
Lu	Tai Yin der Hand	Vorne	Di	Yang Ming der Hand
MP	Tai Yin des Fußes		Ma	Yang Ming des Fußes
KS	Jue Yin der Hand	Mitte	3E	Shao Yang der Hand
Le	Jue Yin des Fußes		Gb	Shao Yang des Fußes
He	Shao Yin der Hand	Hinten	Dü	Tai Yang der Hand
Ni	Shao Yin des Fußes		Bl	Tai Yang des Fußes

Sie werden als „Oben-Unten-Partner“ oder auch als korrespondierende Partner bezeichnet, ihre Interaktionen als „Oben-Unten-Regel“.

D. Längsdrittel und Meridianpartner

Werden die beschriebenen Meridianpartner auf die Körperanatomie übertragen, ergeben sich drei Längsdrittel – ein vorderes, mittleres und hinteres Längsdrittel – mit jeweils vier Meridianen, die in enger funktioneller Verbindung stehen. Es sind dies jeweils die zusammengehörenden Oben-Unten-Partner mit den dazugehörigen Innen-Außen-Partnern.

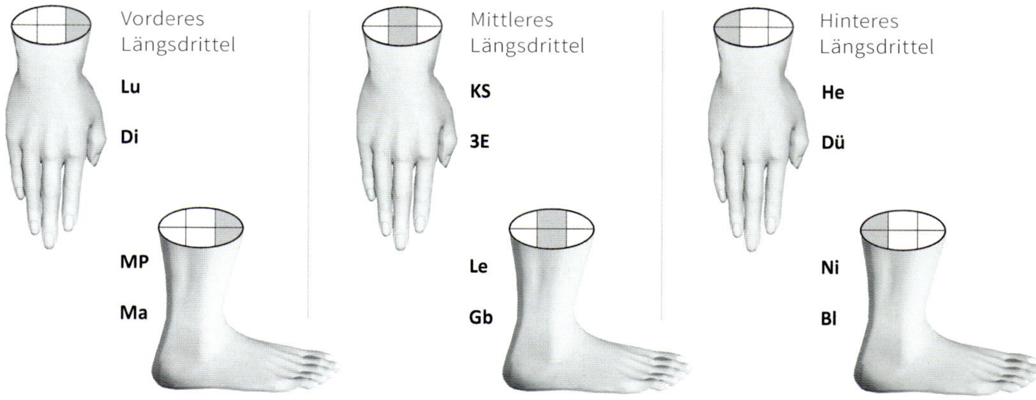

Die enge funktionelle Verknüpfung dieser vier Meridianpartner ergibt diagnostische und therapeutische Konsequenzen in Bezug auf mögliche Störfaktoren zu den Meridianen und zu den Körperregionen (s. auch Kapitel 7.D.).

- Ein Störfeld (z.B. Narbe oder Zahnherd) beeinflusst zunächst den im Verlauf liegenden oder zugeordneten Meridian.
- Gleichzeitig oder etwas später wird der Innen-Außen-Partner und/oder Oben-Unten-Partner beeinflusst, sodass ein ganzes Meridianquartett betroffen ist.
- Bei chronischen Störungen geht die Beeinflussung allmählich auf andere Längsdrittel über und betrifft schließlich eine ganze Körperseite (Seitensymptomatik).
- Erst nach längerem Einfluss vieler Adaptationsvorgänge erfasst die Dysregulation auch die kontralaterale Körperseite.

E. Sondermeridiane

Neben den zwölf Hauptmeridianen kennt die TCM noch acht Sondermeridiane, die wie Schleusen das Zuviel oder Zuwenig an Qi zwischen den Hauptmeridianen regulieren.

Zwei der Sondermeridiane liegen in den Medianen vorne (Konzeptionsgefäß = KG) und hinten (Lenkergefäß = LG) am Rumpf. Während der Qi-Fluss bei den anderen sechs Sondermeridianen nur durch spezifische Einschaltpunkte, die sogenannten Kardinalpunkte, geöffnet wird, sind KG und LG dauernd mit Qi versorgt. Aber auch sie können durch die zugeordneten Kardinalpunkte (Dü 3, Lu 7) speziell beeinflusst werden.

Die Sondermeridiane werden im Kapitel 5. eingehend behandelt.

F. Akupunkturpunkte

Die klassischen Akupunkturpunkte liegen entlang der zwölf Meridiane. Sie können neben der lokalen Wirkung teilweise eine überregionale (z.B. auf den gesamten Meridian) oder sogar systemische Bedeutung erlangen.

In den 1970er Jahren konnte Gottfried Kellner in den Hautbereichen der Akupunkturpunkte eine Häufung von sensiblen Endorganen und freien Nervenendigungen nachweisen.

Ende der 1980er Jahre erbrachte Hartmut Heine den histologischen Nachweis, dass über 80 % der klassischen Akupunkturpunkte an scharf markierten Perforationen der oberflächlichen Körperfaszien liegen, wo ein in lockeres Mesenchym gehülltes Gefäßnervenbündel in die Tiefe zieht und dort Anschluss an somatische und viszerale Nervenäste findet.

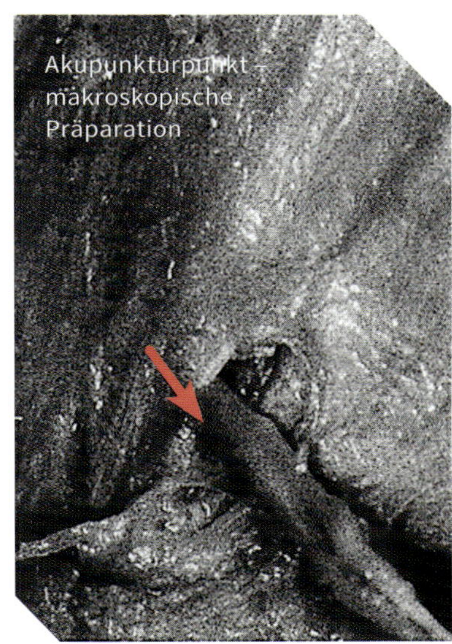
Akupunkturpunkt – makroskopische Präparation

Nach Bergsmann ist der Akupunkturpunkt ein „Fenster zum Grundsystem“.

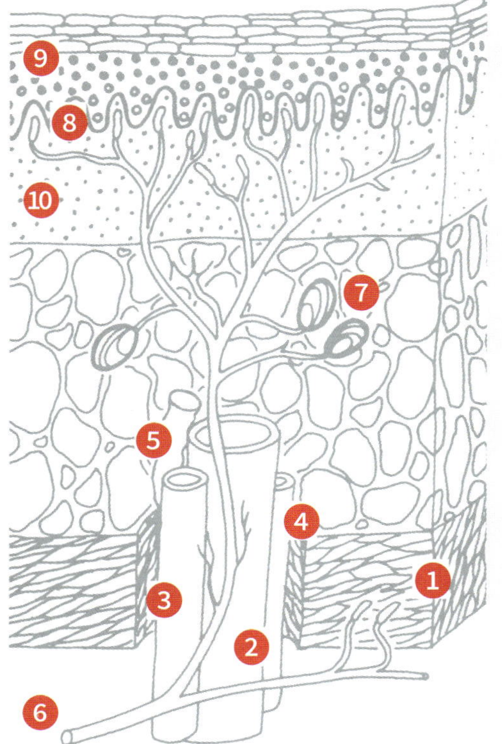

Im Punktbereich wird die oberflächliche Körperfaszie (1) von einem Gefäßnervenbündel (2–6) durchstoßen,
2 = große Vene,
3 = kleine Vene,
4 = kleine Arterie,
5 = Lymphgefäß,
6 = Nerv,
7 = Vater-Pacinische Lamellenkörperchen,
8 = Meissnersche Tastkörperchen,
9 = Epidermis,
10 = subepitheliales Bindegewebe

Der Zustand der Grundsubstanz zwischen Zelle und Kapillare fungiert als primäres Informationssystem und bestimmt das Reaktionsverhalten des gesamten Organismus.

Über Nadelung von Akupunkturpunkten kann das Grundsystem als Regelstrecke des Zellmetabolismus so beeinflusst werden, dass es zu Veränderungen von Rückkoppelungsvorgängen für den ganzen Körper kommt. Für weiterführende Informationen zum Thema „Grundsystem“ verweisen wir auf die Literatur von Heine und Bergsmann.

Klinisch sind Akupunkturpunkte Prädilektionsstellen reflektorischer Krankheitszeichen auf der Körperoberfläche. Erst durch eine Störung im betroffenen Meridian-Organ-Komplex wird der Punkt „aktiv“ und damit diagnostisch und/oder therapeutisch bedeutsam.

Zeichen der Aktivität sind

- Druckschmerzhaftigkeit,
- Änderung der Gewebskonsistenz,
- Änderung der Durchblutung,
- Änderung des elektrischen Widerstands und der Leitfähigkeit.

a. Alarmpunkte

Diese diagnostisch wichtigen Punkte befinden sich auf der Vorderseite des Rumpfs in der anatomischen Lage der Organe mit ihrer segmentalen Projektion. Sie reagieren bei Erkrankung des Organs mit Druckempfindlichkeit und/oder Verquellung und weisen auf ein aktuelles Geschehen hin.

Im Rahmen der FMD zeigen diese Alarmpunktzonen gegebenenfalls eine positive TL/CH.

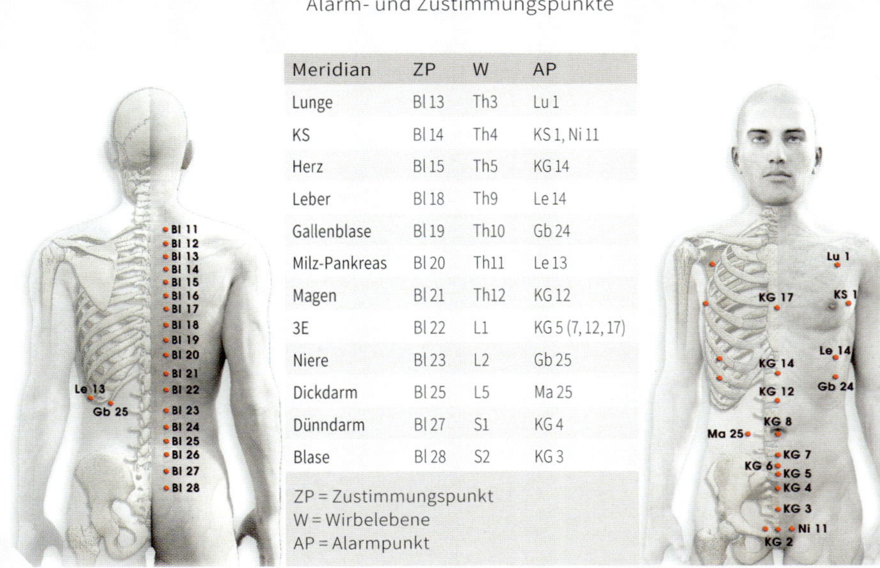

Alarm- und Zustimmungspunkte

Meridian	ZP	W	AP
Lunge	Bl 13	Th3	Lu 1
KS	Bl 14	Th4	KS 1, Ni 11
Herz	Bl 15	Th5	KG 14
Leber	Bl 18	Th9	Le 14
Gallenblase	Bl 19	Th10	Gb 24
Milz-Pankreas	Bl 20	Th11	Le 13
Magen	Bl 21	Th12	KG 12
3E	Bl 22	L1	KG 5 (7, 12, 17)
Niere	Bl 23	L2	Gb 25
Dickdarm	Bl 25	L5	Ma 25
Dünndarm	Bl 27	S1	KG 4
Blase	Bl 28	S2	KG 3

ZP = Zustimmungspunkt
W = Wirbelebene
AP = Alarmpunkt

b. Zustimmungspunkte

Die Zustimmungspunkte liegen auf dem inneren Ast des Blasenmeridians am Rücken und entsprechen der segmentalen Beziehung innerer Organe (viszerosomatischer Reflex). Bei positiver Palpation (Verquellung) weisen diese Punkte auf eine strukturelle Störung im Segment und/oder viszerale Störung des Organs hin. Entsprechend wird in der Regulationsforschung die segmentale Verschaltung als „segmentaler regulatorischer Komplex“ bezeichnet.

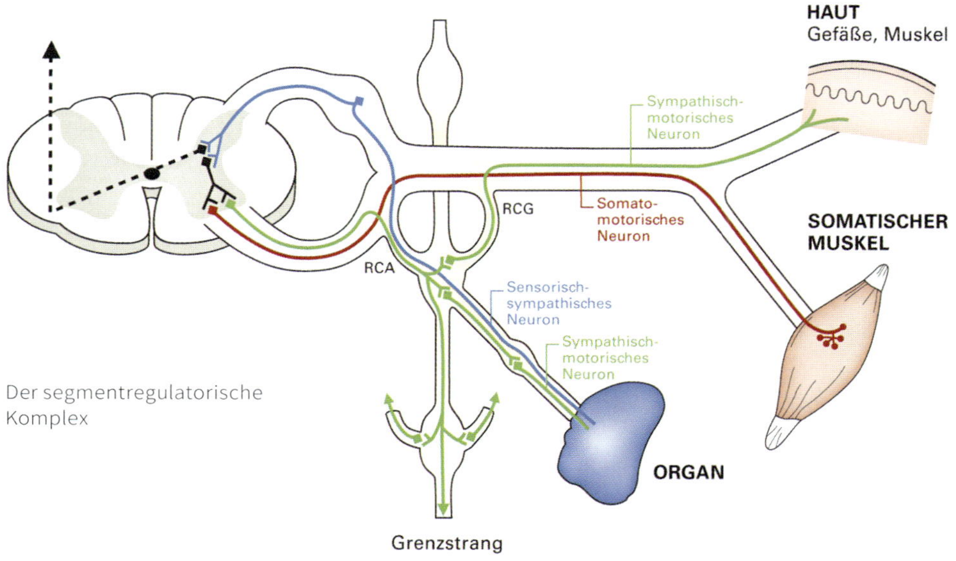

Der segmentregulatorische Komplex

Nach Erkrankungen eines viszeralen Organs (z.B. Pneumonie, Herzerkrankung, Ulcus, Pankreatitis usw.) bleiben palpatorische Befunde an den Zustimmungszonen über Jahre erhalten (Bergsmann). Die Therapie derselben kann eine Chronifizierung verhindern. Bei Lungenerkrankungen kann z.B. die Therapie der entsprechenden Zustimmungszonen im Bereich der oberen BWS (mit Akupunktur, Neuraltherapie usw.) eine wichtige Begleitmaßnahme und zugleich Prävention bedeuten.

c. Passagepunkte

Diese auch als Durchgangspunkte bezeichneten Akupunkturpunkte haben eine besondere Bedeutung für das Gleichgewicht von Innen-Außen-Meridianpaaren.

Darüber hinaus gibt es sechs Gruppenpassagepunkte mit Einfluss auf zugleich mehrere Meridiane (siehe auch Meisterpunkte).

d. Quellpunkte

Sie haben eine ausgleichende Beziehung zum zugehörigen Organsystem und werden sowohl bei Fülle- als auch bei Leerezuständen verwendet. Eine zusätzliche Bedeutung liegt in der Querverbindung zum Passagepunkt des Innen-Außen-Partners.

e. Kardinalpunkte

Durch Kardinalpunkte können die Zusatzschleusen der Sondermeridiane geöffnet werden, wenn sie als erste und/oder als letzte Nadel in der Akupunktur genadelt werden (siehe Kapitel 5.K.).

f. Zusätzliche Akupunkturpunkte

„Punkte außerhalb der Meridiane" und „Extrapunkte" sind empirisch gefundene Akupunkturpunkte mit zum Teil besonderer Bedeutung (z.B. PdM zwischen den Augenbrauen). Sie sind je nach Literatur verschieden nummeriert oder bezeichnet.

g. Meisterpunkte

Diese Punkte haben eine besondere Wirkung auf mehrere Meridiane oder Organsysteme, zu ihnen zählen

- acht einflussreiche Punkte – wirken speziell auf Organsysteme,
- Kardinalpunkte – siehe oben,
- Gruppenpassagepunkte – sie beeinflussen jeweils gleichzeitig drei Yin- oder drei Yang-Meridiane derselben Extremität,
- Reunionspunkte – können einen oder mehrere Meridiane zusammenschließen (siehe Bischko oder andere Fachliteratur).

h. Antike Punkte

Die bekanntesten davon sind wohl die Tonisierungs- und Sedierungspunkte. Schon Goodheart hatte beschrieben, wie er einzelne Muskelschwächen mit Tonisierungspunkten stärken konnte.

In der FMD wird heute zur Unterscheidung des normo- oder hyperreaktiven Muskels der entsprechende Sedierungspunkt regelmäßig eingesetzt.

Leider werden diese und besonders die restlichen Antiken Punkte in den aktuellen Akupunkturausbildungen kaum mehr gelehrt – vermutlich, weil der therapeutische Zugang nicht einfach ist und die Funktion dieser Punkte widersprüchlich beschrieben wird.

Bei der Überprüfung dieser Punkte mittels FMD sind die Autoren auf deren überragende Bedeutung gestoßen – sowohl in der Diagnostik als auch in der Therapie.

Die Funktion aller Antiken Punkte leitet sich von den Wechselbeziehungen der Fünf Wandlungsphasen ab.

G. Das System der Fünf Elemente bzw. Fünf Wandlungsphasen

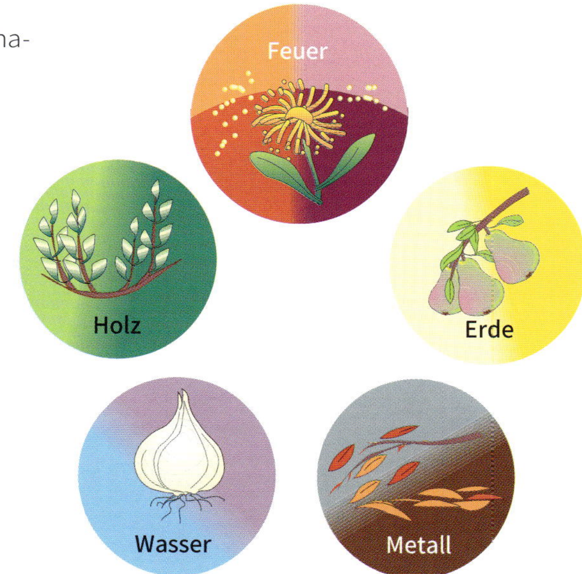

Der Begriff der „Fünf Wandlungsphasen" entspricht dem der „Fünf Elemente", der sowohl in der gesamten englischen Literatur als auch im Großteil der deutschsprachigen Literatur verwendet wird.

Während der Begriff „Fünf Elemente" durchaus den Eindruck von etwas Statischem und Unveränderbarem vermittelt, kommt in dem Ausdruck „Fünf Wandlungsphasen" der Aspekt der fließenden Übergänge verstärkt zum Ausdruck. Wir verwenden in diesem Buch beide Ausdrücke synonym.

Die Fünf Wandlungsphasen beschreiben Zusammenhänge und Gesetzmäßigkeiten einer fünfgliedrigen Weltordnung im Makrokosmos (Jahreszeiten, Wachstumszyklen) und Mikrokosmos (Zuordnung zu Organen, Emotionen, Krankheitssymptomen usw.).

Durch dieses aus dem 4. Jh. v. Chr. stammende System wurden verschiedene Gleichgewichtsverhältnisse und Beeinflussungen von Organen, Meridianen und Akupunkturpunkten erklär- und in der Folge therapierbar.

Die Wirkungsweise aller Antiken Punkte leitet sich vom System der Fünf Wandlungsphasen ab.

Die Wachstumsphasen der Pflanzen im Wandel der Jahreszeiten kommen dem Verständnis der Wandlungsphasen am nächsten.

- Wandlungsphase Holz: Mit steigenden Temperaturen im Frühling beobachtet man einen massiven Saft- und Wachstumsschub nach oben (Bewegung nach oben).
- Wandlungsphase Feuer: Die Blütenpracht des Frühsommers widerspiegelt diese Phase. Der Blütenstaub wird in alle Richtungen abgegeben (Bewegung nach außen).
- Wandlungsphase Erde: Die allmähliche Reifung der Frucht im Spätsommer widerspiegelt diese Phase. Durch die Last der Früchte werden die Zweige nach unten gebogen (Bewegung nach unten).
- Wandlungsphase Metall: Im Herbst verlagert sich der Saftfluss allmählich nach innen. Die reifen Früchte lösen sich und die meisten Pflanzen verlieren ihre Blätter (Bewegung nach innen).
- Wandlungsphase Wasser: Im Winter befinden sich die meisten Pflanzen in einer Ruhephase mit dem Rückzug der Lebensenergie in die Wurzel und dem Potential des Neubeginns (keine Bewegung).

Das Konzept der Wandlungsphasen ermöglicht es, wichtige Hinweise auf die Konstitution des Patienten/der Patientin zu erhalten sowie akute und chronische Beschwerden einzuordnen.

(Einzelne Zuordnungen, die oft mehr Verwirrung als Klärung stiften, werden bewusst weggelassen. So kann z.B. die Depression in jeder Phase auftreten, allerdings in unterschiedlicher Ausprägung und Qualität.)

Einer Wandlungsphase sind je zwei Meridiane zugeordnet. Feuer hat zwei zusätzliche Meridiane (3E und KS) mit der schon erwähnten Besonderheit, dass sie keinem substantiellen Organ im westlichen Sinne entsprechen. Sie werden später ausführlicher besprochen.

Hinweis:

Nachfolgend wird im Text meist der vollständige Terminus – z.B. „Wandlungsphase Feuer“ oder „Wandlungsphase Wasser“ usw. – ersetzt durch „Feuer“, „Wasser“ usw.

Wichtiger praktischer Hinweis:

Ein erster wichtiger Hinweis für die Zuordnung von Beschwerden zu einer Wandlungsphase ergibt sich aus der Bewegungsrichtung der Symptome.

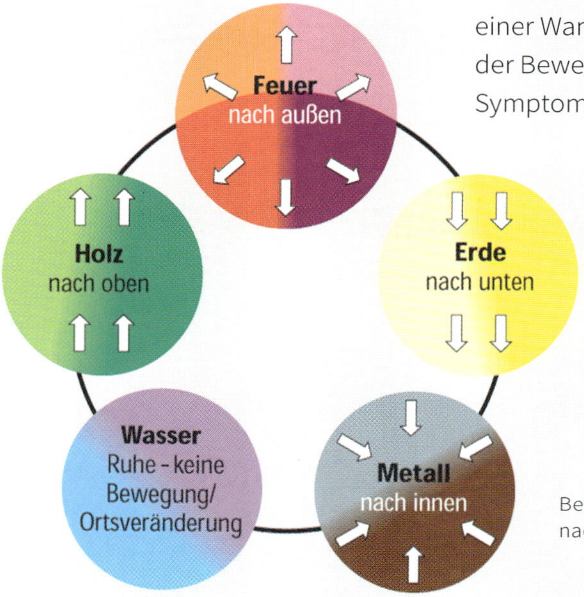

Feuer nach außen

Holz nach oben

Erde nach unten

Wasser Ruhe - keine Bewegung/ Ortsveränderung

Metall nach innen

Bewegungsrichtung der Symptome nach den Fünf Wandlungsphasen

a. Wandlungsphase – Holz (Leber – Gallenblase)

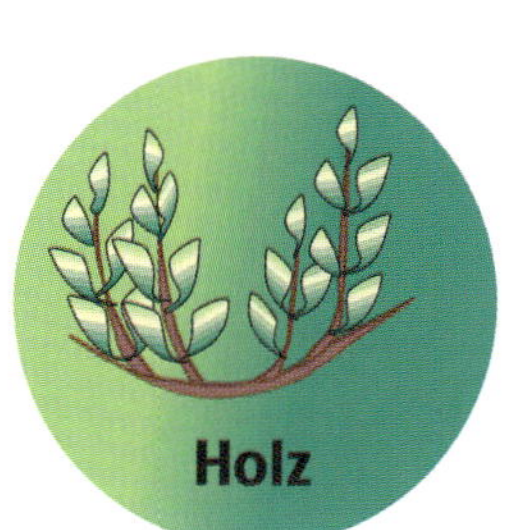

Phase der Bewegung und Dynamik

Frühling:

- Erwachen, Wachstum, Entfaltung, „sich regen"
- Vitalität, Kraft, Dynamik, Motorik, Affekt
- Vision, Ausblick

Weitere Entsprechungen:

- Morgen – Osten – Wind
- Zorn – grün – sauer
- Auge – Sehnen – Muskeln (Bewegungsaspekt)

Emotion:

- Ausgeglichene Holzphase:
  - Lust an Bewegung, Antrieb, Unternehmungslust
  - Entscheiden, entdecken, Entschlussfähigkeit
  - Adaptation, Elastizität
- Unausgeglichene Holzphase:
  - Unruhe, Verkrampfung, Verdrehung
  - Ärgern, gereizt, Wut, Aggression, Destruktion
  - Ironie, Zynismus, Verbitterung
  - Resignation, Apathie, Interesselosigkeit

Organe:

- Leber:
  - Planen (Architekt)
  - „Eine Laus über die Leber gelaufen", Wut im Bauch
  - Schluckt, traut sich nicht, Autoaggression
  - Speichert und verteilt Blut
- Gallenblase:
  - Entscheidungen treffen und ausführen (Baumeister)
  - Zorn nach außen getragen, kann sich artikulieren
  - Galle geht über, „grün und blau ärgern"

Krankheitssymptome:

- Verkrampfungen, plötzlicher Beginn/Ende
- Wechseln der Beschwerden
- Reagiert empfindlich auf Wind und Wetter
- Einseitige Symptome
- Drehung und seitliche Bewegung der Wirbelsäule
- Hüft- und Kniebeschwerden
- Augenaffektionen
- Schwindel (plötzliche Anfälle)
- Hyperaktivität
- Hypermenorrhoe
- Müdigkeit (Frühjahrsmüdigkeit)
- Muskel-und Sehnenbeschwerden
- Bewegung nach oben (Kopfschmerz, …)

b. Wandlungsphase – Feuer (Herz, Dünndarm, KS, 3E)

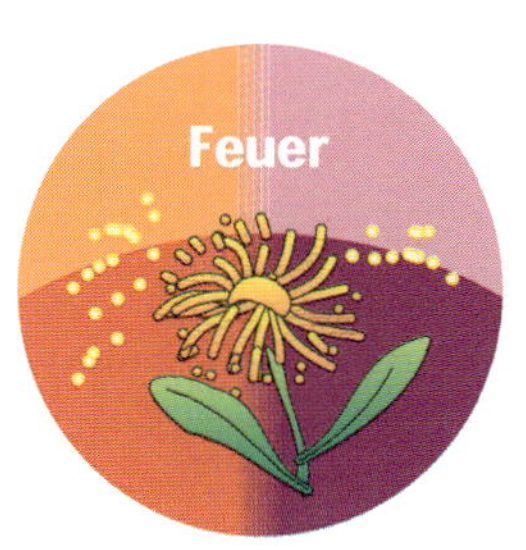

Phase des Bewusstseins, Geist und Seele

Frühsommer:

- Blüte, Höhepunkt, Ausstrahlung, im „Sein" sein
- Fröhlichkeit, Heiterkeit, Begeisterung
- Sprache, Kommunikation, Verbundenheit

Entsprechungen:

- Mittag – Süden – Hitze, Wärme – Subcutis
- Freude – Gefäßnervenbündel – Zunge – bitter
- Entzündungszeichen wie Calor und Rubor

Organe:

- Herz
  Regiert, bewahrt das „Shen" des Menschen
  Regiert Blut, Blutbahnen, Fluss des Bluts

  Ausgeglichen:
  - Ausgewogenheit der Gefühle
  - Klare Sprache, Integrität

  Unausgeglichen:
  - Hektik, Aufregung, Manie, Hysterie
  - Lampenfieber, nervös, schlaflos
  - Stottern, Redeflut, Geschwätzigkeit
  - „Reden mit gespaltener Zunge"
- Dünndarm:
  - Trennung von reinen und trüben Flüssigkeiten
  - Assimilation (Nahrung und Ideen)
  - bei Störung: Übernehmen von Unverdautem (Nahrung, Glaubenssätze, Überzeugungen)
- KS:
  - Beschützer des Herzens, Pericardium
  - Mittler zwischen Herz und Niere (innerste Schicht und Kern der Persönlichkeit, seelische Ebene der Sexualität)

Ausgeglichen:
- Warmherzigkeit, „lässt sein Herz sprechen“

Unausgeglichen:
- kaltherzig, engherzig, Distanz, Kontaktarmut (Herz aus Stein – Panzerherz)

- 3E:
  - Außenminister des Feuers, äußerer Beschützer
  - Abstimmung der drei Körperhöhlen – z.B. Atmungsfrequenz, Stoffwechsel, Reproduktion

Krankheitssymptome:

- Rastlos, Übermaß an Emotionen, Energieverbrauch (He)
- Vegetative Symptome: Schwitzen, heißer Kopf, kalte Glieder (3E/KS)
- Frigidität, Unfruchtbarkeit (KS/3E)
- Schlafstörungen, Nervosität, manisch-depressiv (He)
- Epilepsie, Sprachstörungen, Bewusstseinsstörungen (He)
- Durchblutungsstörungen, Kreislaufstörungen (He/KS)
- Angina pectoris, Herzrhythmusstörungen (He/KS)
- Immunsystem (3E/KS), Verdauungsstörungen (Dü)
- Symptome mit der Bewegung nach außen

c. Wandlungsphase – Erde (Magen, Milz/Pankreas)

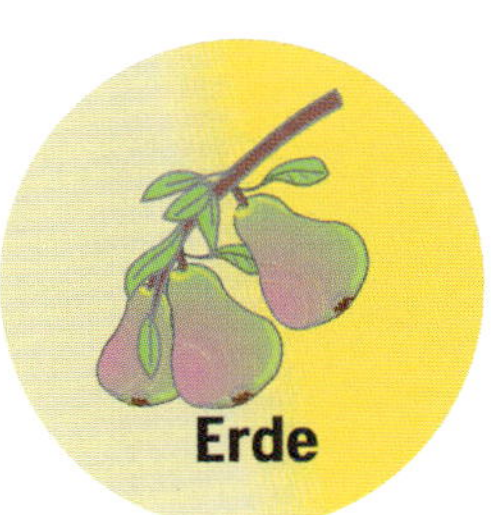

Phase der Einverleibung und Integration

Spätsommer:

- Begegnung, Auflesen, Verdauen, Assimilieren
- Mentale Fähigkeit: Denken, Erkennen, Werten
- Inhalt, Sicherheit, Mütterlichkeit, Mitgefühl, Einsicht

Weitere Entsprechungen:

- Nachmittag – Feuchtigkeit, Schleim – Mitte
- Sorge – Mund/Lippen – gelb
- Bindegewebe/Muskel/Fettgewebe – süß

Emotion:

- Ausgeglichene Erd-Phase:
  - Kann Sinneseindrücke verdauen, Erkenntnis
  - Klares und logisches Denken, Ideen
  - Mit beiden Beinen auf dem Boden stehen
- Unausgeglichene Erd-Phase:
  - Übersteigerter Denkprozess, Zweifeln, Grübeln
  - Fixe Ideen, „einen Spleen haben"
  - Unsicherheit, überfürsorglich, Aufopferung

Organe:

- Magen:
  - Muss alles verdauen
  - Schickt die reinen Anteile zur Milz, die unreinen zum Dünndarm
  - Hineinfressen, Schlucken (zum Teil Autoaggression)
- Milz/Pankreas:
  - Bewegt das Reine (Essenz) zur Lunge
  - Hält Blut in Bahnen
  - Hält alles an seinem Platz

Krankheitssymptome:

- Aufgedunsen, aufgeschwemmt, Ödeme, Schleim
- Adipositas, Diabetes mellitus, schwerfällige Bewegung
- Schwache Glieder, weiche Knie
- Immunsystem, RES (Milz, Tonsillen, Thymus, Appendix, Peyer'sche Plaques …)
- Verdauungsschwäche, Verdauungsstörung, Blähungen
- Bindegewebsstörungen
- Allergien
- Störung exokriner Drüsen (z.B. Mammae)
- Parästhesien
- Suchtpotential
- Ptosen, Varicositas, Hämorrhoiden
- Symptome mit der Bewegung nach unten

d. Wandlungsphase – Metall (Lunge, Dickdarm)

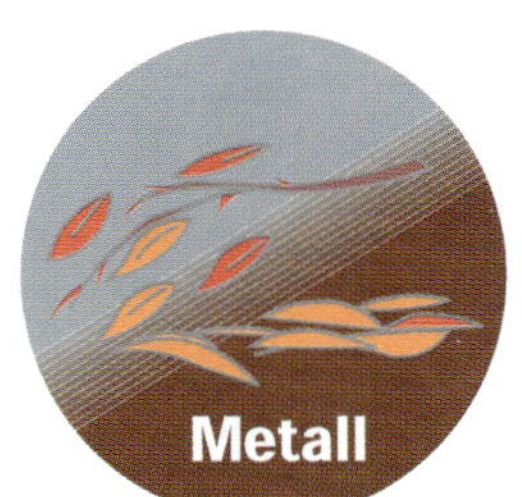

Phase der rhythmischen Ordnung

Herbst:

- Reifung, Kondensation, Konzentration
- Eingebung, Kreativität, Intuition, Transzendenz
- Bewegung nach innen, Ernte, Lösung

Weitere Entsprechungen:

- Abend – Westen – Trockenheit – Haut
- Trauer – weiß – scharf – Nase

Emotion:

Wandlungsphase der Rhythmik:
„dem Rhythmus des Lebens anpassen“

- Ausgeglichene Metallphase:
  - Emotionen, die bei Trennung erlebt werden (normales Erleben von Trauer und Loslösung)
  - Reinigung, Reifung
  - Nase: Riechen, Wittern, Grenzerfahrung; „jemanden riechen können“

  „Nur durch Loslassen und Zulassen der Leere entsteht Platz für Neues.“
  Tao de King

- Unausgeglichene Metallphase:
  - „Sich gegen den Lebensfluss stellen“
  - Vertrocknung, Versteifung
  - Hängt an der Vergangenheit, Kummer, Melancholie, tiefe Trauer, Depression
  - Loslassproblematik (gestörte Exspiration, Obstipation)

Organe:

- Lunge:
  - Einatmung (Hereinlassen, Annehmen, Empfangen)
  - Ausatmung (Hergeben, Loslassen)

  Lunge als einziges Organ mit sowohl bewusster als auch unbewusster Steuerung (Zugang zu anderen Bewusstseinsebenen)

- Dickdarm:
  - Symbiose mit Mikroorganismen (Zusammenleben mit Austausch)
  - Abtrennung, Ausscheidung, Lösung
- Haut:
  - Vorderste Verteidigung gegen Fremdes (Sitz der Wehrenergie)
  - Verbindung mit Umgebung (Permeabilität – Austausch)

Krankheitssymptome:

- Erkrankungen des Respirationstrakts und des Darmtrakts
- Veränderung der Beschwerden bei Trockenheit, am Abend, im Herbst
- Trockener Mund und Lippen, trockene, dicke Haut
- Allergien, „allergisch reagieren auf Person, Klima, Nahrung …“
- Sinus ethmoidalis, Tonsilla tubaria, Nasenbereich, Halsbereich
- Symptome mit Bewegung nach innen

e. Wandlungsphase – Wasser (Niere – Blase)

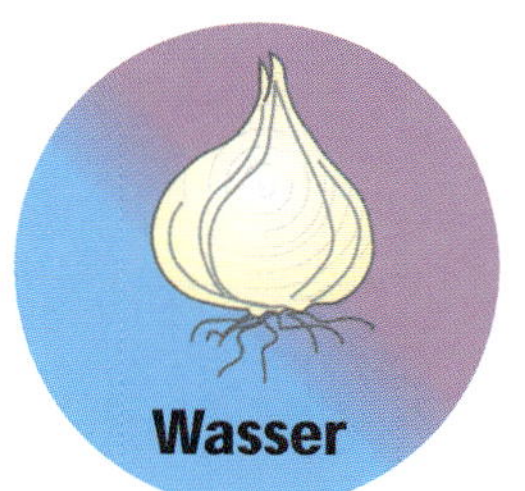

Phase der Struktur, Materialisierung, Konstitution

Winter:

- Verlangsamung, Erstarrung, Ruhe, Stagnation, Tod
- Quelle, Initiation, Potential, Urvertrauen, Instinkt, Trieb
- Das Wesen des Wassers zeigt sich im Samenkorn.

Weitere Entsprechungen:

- Nacht – Norden – Kälte
- Angst – schwarz – Knochen, Mark
- ZNS – salzig – Ohr

Emotion:

- Ausgeglichene Wasserphase:
  - Lebenswille, Stabilität, Sicherheit, Beständigkeit, Vertrauen, Selbstvertrauen (Rückgrat)
  - Phase der Selbstversenkung und Meditation (Gelassenheit gegenüber Konfrontation)
  - Elastizität, Anpassungsfähigkeit, Belastbarkeit

- Unausgeglichene Wasserphase:
  - Unsicher, gehemmt, verspannt
  - Angst, Furcht, schreckhaft, Panik
  - Wenig Selbstvertrauen, introvertiert

Organe:

- Niere:
  - Lebenskraft, Erbenergie, Speicher aller Anlagen
  - Fähigkeit, sich den Anforderungen des Lebens zu stellen
  - Organ der Partnerschaft (seelischer Anteil)
  - Kontrolliert die Einatmung
  - Inneres Milieu (Wasser – Salzhaushalt)
  - Hormondrüsen von Hypophyse bis Nebennieren

- Blase:
  - Kontrolliert die Sexualorgane
  - Organ der Partnerschaft (sexueller Anteil)
  - Beeinflusst alle Organe (siehe Zustimmungspunkte)

Krankheitssymptome:

- Wirbelsäule (besonders LWS und Sacrum)
- Starrheit und Einfrieren der Bewegung
- Blasen- und Nierenbeschwerden
- Kälte verschlechtert oder induziert Beschwerden
- Lähmungen, Schwindel
- Schlafstörungen, Vegetativum
- Belastbarkeit eingeschränkt
- Ohrenaffektionen, Stirnhöhlen
- Hypoaktivität, Atrophie
- Verlängerte Rekonvaleszenz

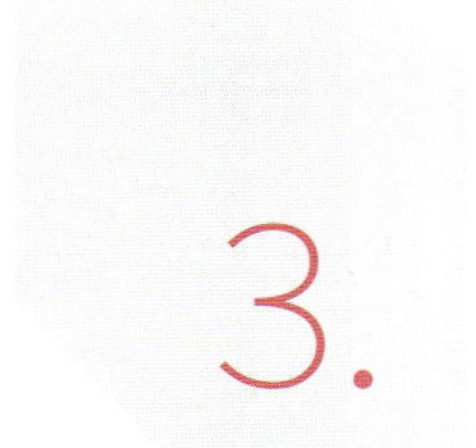

Die Welt der Antiken Punkte und ihre Beziehung zu den Fünf Wandlungsphasen

Die Funktion der Antiken Punkte leitet sich aus den Beeinflussungszyklen der Fünf Wandlungsphasen ab. Diese Punkte, die in vielen Akupunkturschulen kaum mehr eine nennenswerte Rolle spielen, beeinflussen physiologischerweise den Muskeltest. Genau gesagt wird die Rekrutierung und Stabilisierung der exzentrischen Reservekraft im FMD-Muskeltest direkt durch die Antiken Punkte beeinflusst.

- Diagnostische Möglichkeiten
  - Untersuchung von Struktur-, Meridian- und Organsystemen
  - Differenzierung von Störherden und Intoleranzen
  - Differenzierung der Wirksamkeit therapeutischer Substanzen
- Therapeutische Möglichkeiten
  - Auffinden hochwirksamer Akupunkturpunkte
  - Reduktion der Nadelanzahl
  - wenige Akupunkturbehandlungen
  - Optimierung der Akupunkturwirkung

A. Wechselbeziehungen

Die chinesische Tradition kennt im Wesentlichen vier Gesetzmäßigkeiten der Beziehung der Wandlungsphasen untereinander, die aber unterschiedlich beschrieben und bezeichnet werden.

Die ersten drei Gesetzmäßigkeiten bzw. Zyklen konnten wir mit ihrer Beschreibung und ihrer Wirkung gänzlich bestätigen.

- Mutter-Sohn-Zyklus (Tonisierung)
- Sohn-Mutter-Zyklus (Sedierung)
- Großmutter-Enkel-Zyklus (Kontrolle)

Die vierte Beziehung (Enkel-Großmutter) wird in der Literatur bisher als Verachtungs- oder Verletzungszyklus bezeichnet oder sogar nur als pathophysiologische Beeinflussung gesehen, was aber unserer Meinung nach völlig irreführend ist und der wirklichen Funktion diametral widerspricht.

Unsere Erfahrungen an sehr vielen Patientinnen und Patienten zeigen: Es handelt sich physiologisch um die intensivste Stärkungs- bzw. Unterstützungsfunktion. Dementsprechend wird in diesem Buch dafür der Begriff „Unterstützungszyklus" verwendet.

a. Mutter-Sohn-Zyklus = Tonisierungszyklus

Die der jeweiligen Wandlungsphase vorausgehende Phase ist die „Mutter" für die nachfolgende Wandlungsphase.

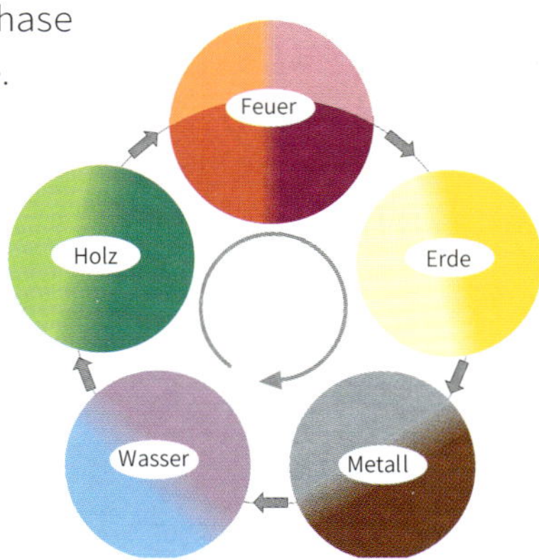

Die Stimulation einer Wandlungsphase fördert die nachfolgende, ähnlich wie eine Mutter ihr Kind fördert. Dies wird als Tonisierung bezeichnet – und genau dies ist eine der Verwendungen der Antiken Punkte, die sowohl in der üblicherweise gelehrten Akupunktur als auch in der FMD (zur einfachen Stärkung eines hyporeaktiven bzw. schwachen Muskels) eingesetzt wird.

Je nach Literatur wird der Mutter-Sohn-Zyklus auch als Hervorbringungszyklus bezeichnet.

b. Sohn-Mutter-Zyklus = Sedierungszyklus

Die Stimulation einer Wandlungsphase schwächt die vorhergehende, ähnlich wie ein anstrengendes Kind der Mutter die Kraft entziehen kann.

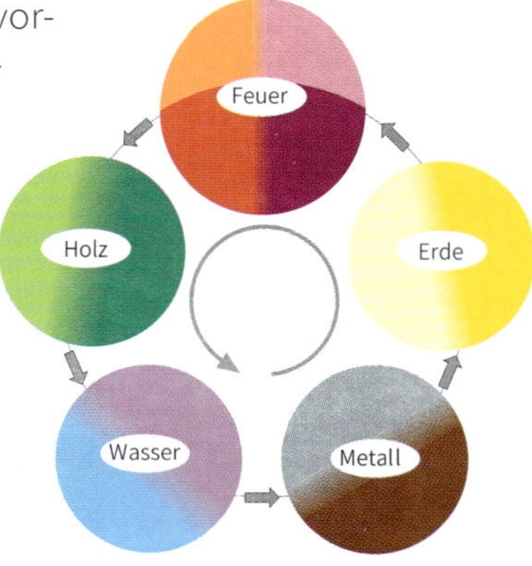

Dies wird als Sedierung bezeichnet – auch diese Wirkung wird in der Akupunktur entsprechend eingesetzt. In der FMD wird diese Wirkung vor allem zur Differenzierung des starken Muskels (normoreaktiv oder hyperreaktiv) eingesetzt. Je nach Literatur wird der Sohn-Mutter-Zyklus auch als Entziehungszyklus bezeichnet.

c. Großmutter-Enkel-Zyklus = Kontrollzyklus

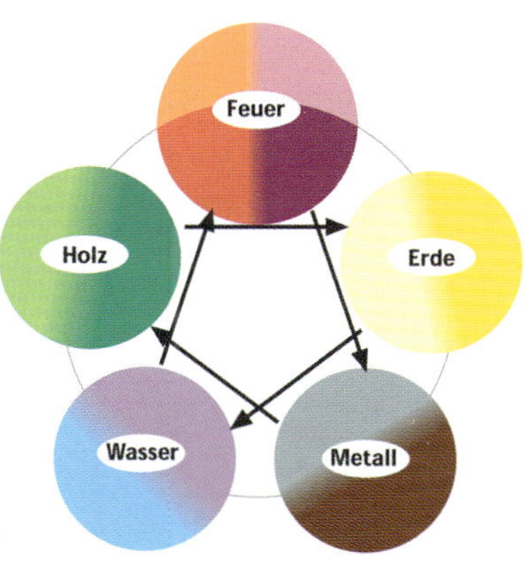

Der Großmutter-Enkel-Zyklus – sonst meist Kontroll- oder Bändigungszyklus genannt – besagt, dass die Stimulation einer Wandlungsphase die übernächste kontrolliert.

Allerdings ist der Begriff „Kontrolle" meist etwas negativ und einschränkend besetzt. Kontrolle heißt hier, auf die Enkelkinder aufzupassen, damit sie keine Dummheiten machen und sich nicht in Gefahr begeben.

Unsere Erfahrungen zeigen hingegen, dass hierüber eine optimal regulierende Wirkung auf eine Wandlungsphase möglich ist – und durchaus im positiven Sinn.

Anmerkung: Im alten China betreuten die Großeltern die Enkelkinder, während die Eltern arbeiten mussten. Die Großeltern waren also mit der Erziehung und „Kontrolle" der lebhaften Enkel beschäftigt.

d. Enkel-Großmutter-Zyklus = Unterstützungszyklus

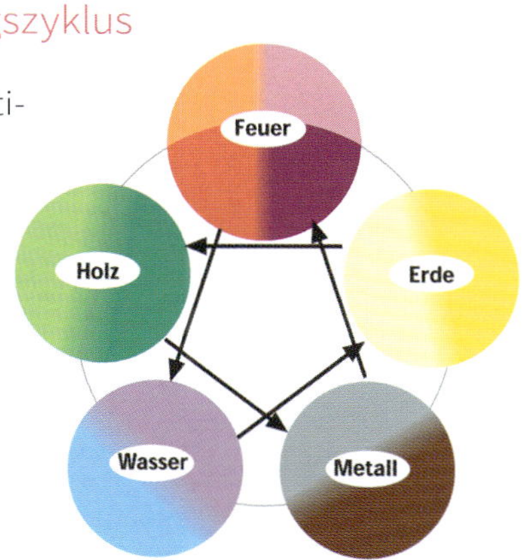

Der Enkel-Großmutter Zyklus besagt, dass die Stimulation einer Wandlungsphase das zwei Schritte Davorstehende unterstützt.

Die unterstützende Wirkung kann am besten mit der gesteigerten Lebensfreude und der Unterstützung des Lebenswillens der Großeltern beim Zusammensein mit ihren Enkelkindern beschrieben werden.

B. Antike Punkte – Lokalisation und Funktion

Als Antike Punkte werden je fünf Punkte auf jedem der zwölf Meridiane bezeichnet, die einer Wandlungsphase zugeordnet sind. Die grundlegenden Gesetzmäßigkeiten zwischen den Fünf Wandlungsphasen zeigt die chinesische Originalabbildung.

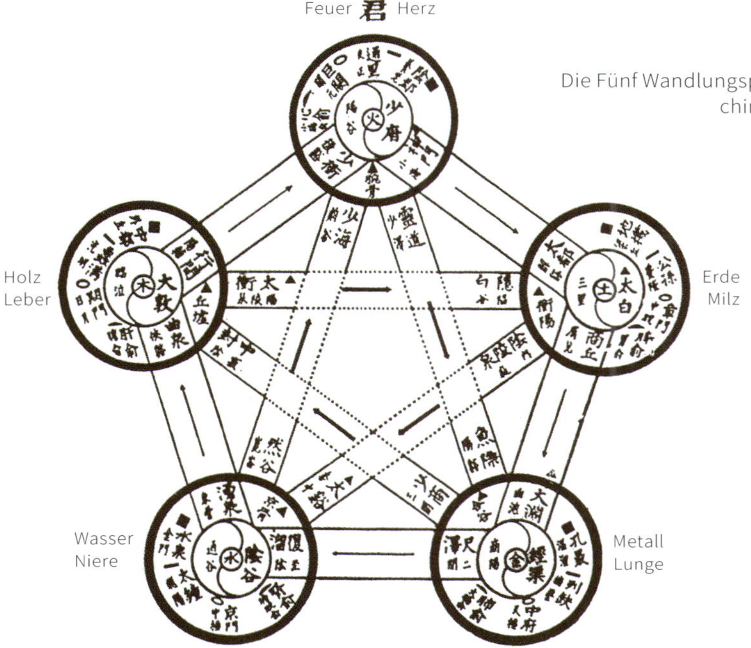

Die Fünf Wandlungsphasen in einer alten chinesischen Abbildung

3.

Jeder Meridian besitzt einen Wasserpunkt, Holzpunkt, Feuerpunkt, Erdpunkt und einen Metallpunkt. All diese Punkte liegen zwischen den Fingerspitzen und Ellbogen bzw. Zehenspitzen und Kniegelenken. Der distalste Punkt auf den Yin-Meridianen ist jeweils der Holzpunkt, der distalste Punkt auf den Yang-Meridianen ist jeweils der Metallpunkt.

Im nachfolgenden Bild sind alle Antiken Punkte in der entsprechenden Position ihrer Wandlungsphase in den Elementkreisen eingetragen. D.h., jeder Feuerpunkt ist oben, jeder Erdpunkt rechts, jeder Holzpunkt links, jeder Metallpunkt rechts unten und jeder Wasserpunkt links unten eingetragen.

Die Yang-Meridiane sind immer im äußeren Bereich und die Yin-Meridiane immer im inneren Bereich der Kreise eingezeichnet.

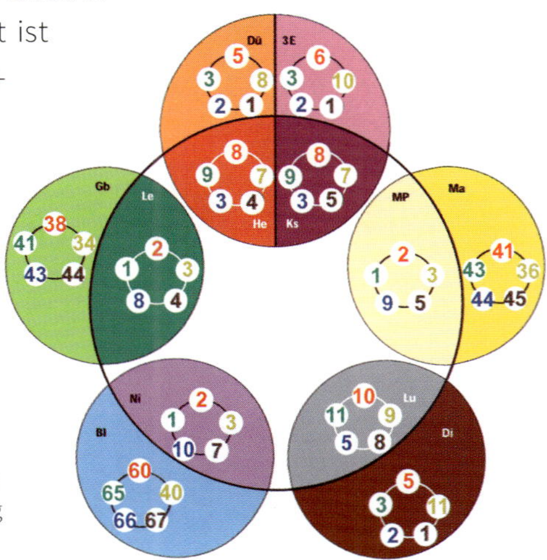

Antike Punkte in der Farbe ihrer Elemententsprechung

a. Elementpunkte

Wenn sich die Position des Punktes (Feuer-, Erde-, Metall-, Wasser- und Holzpunkt) mit der dem Meridian zugeordneten Wandlungsphase deckt, wird dieser Punkt als „elementeigener Punkt“ oder kurz als Elementpunkt bezeichnet.

Die Elementpunkte befinden sich in den kleinen Kreisen (innerhalb des Elements) an derselben Position wie das Element selbst im Großkreis der Fünf Wandlungsphasen. Bei den Feuer-Meridianen (oben) bedeutet dies, dass der Elementpunkt auch in der Position oben angeführt ist. Bei den „Erde-Meridianen“ (rechts) ist der Elementpunkt entsprechend rechts eingetragen und eingekreist usw.

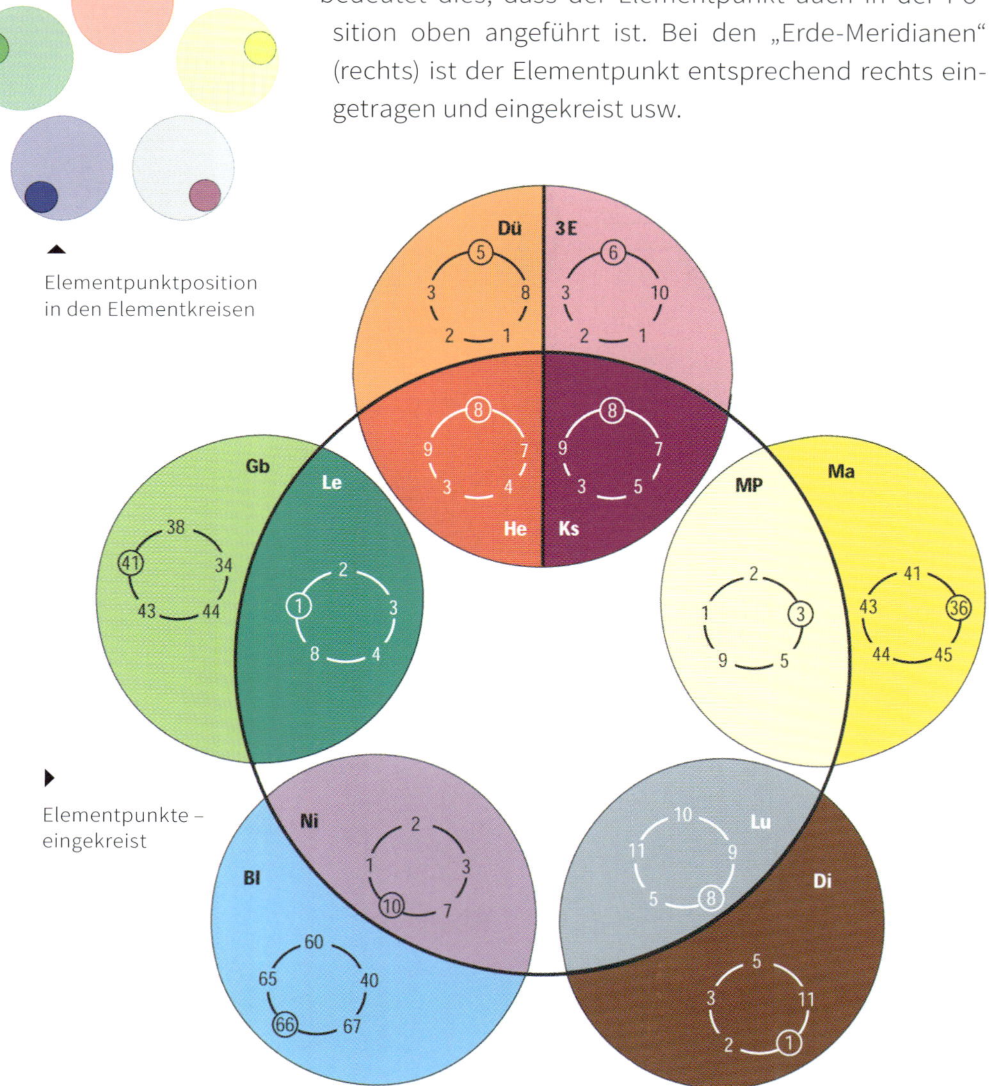

Elementpunktposition in den Elementkreisen

Elementpunkte – eingekreist

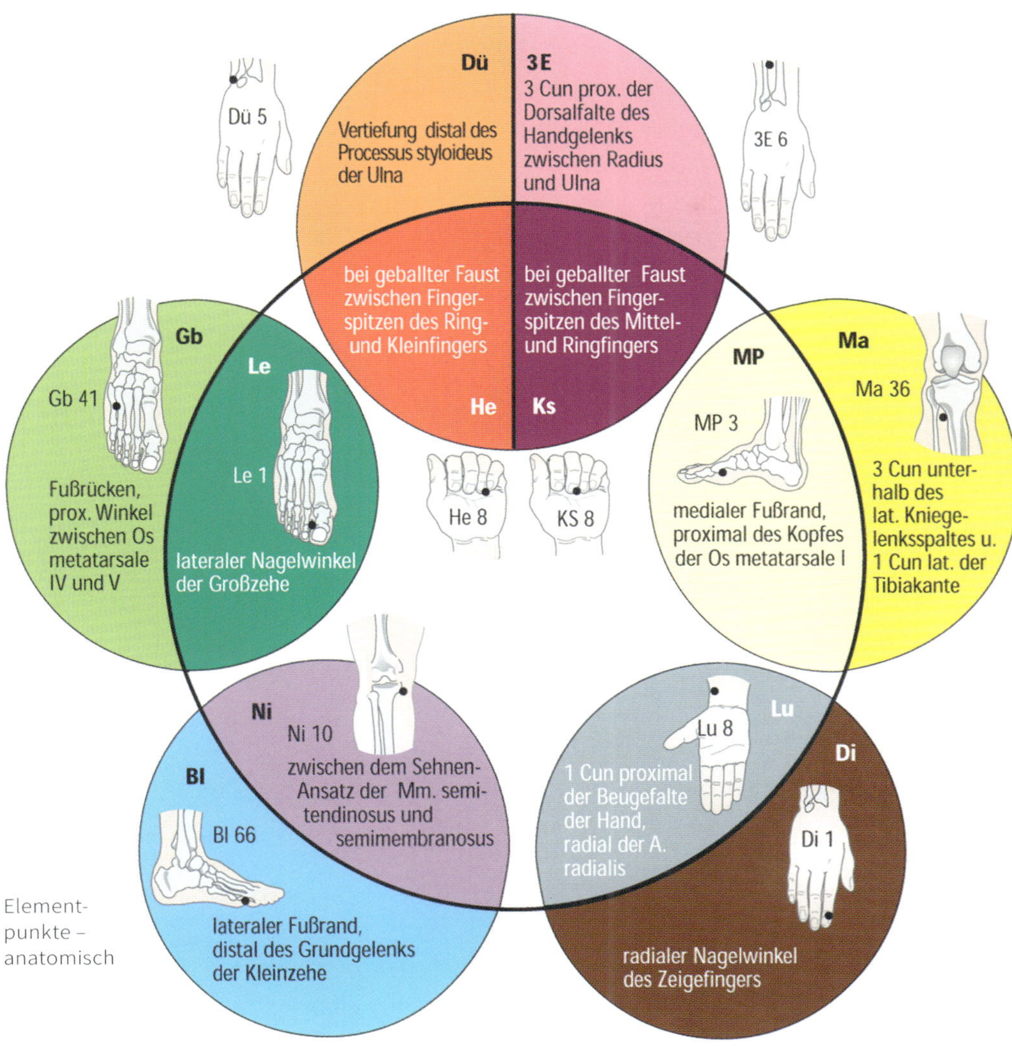

Element-punkte – anatomisch

Die Bezeichnung „vor" oder „nach" dem Elementpunkt bezieht sich immer auf den Uhrzeigersinn.

Mit Kenntnis der Elementpunkte können die Funktionen der weiteren Antiken Punkte entsprechend den beschriebenen Gesetzmäßigkeiten hergeleitet werden.

b. Tonisierungspunkte

Der Antike Punkt in der Position **vor dem Elementpunkt** entspricht der Mutter-Sohn-Regel und wird entsprechend als Tonisierungspunkt bezeichnet.

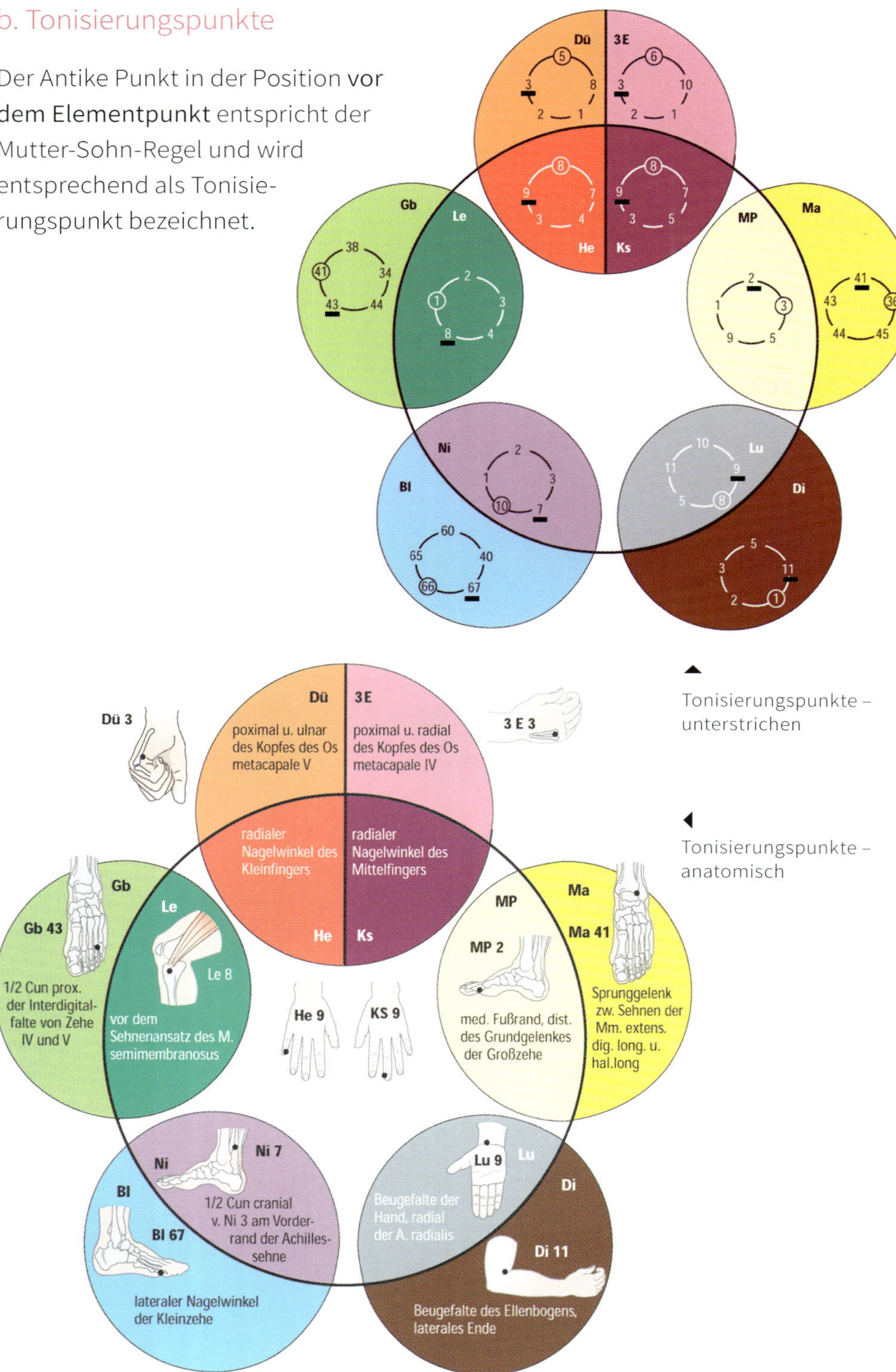

▲ Tonisierungspunkte – unterstrichen

◀ Tonisierungspunkte – anatomisch

c. Sedierungspunkte

Der Antike Punkt in der Position **nach dem Elementpunkt** entspricht der Sohn-Mutter-Regel und wird entsprechend als Sedierungspunkt bezeichnet.

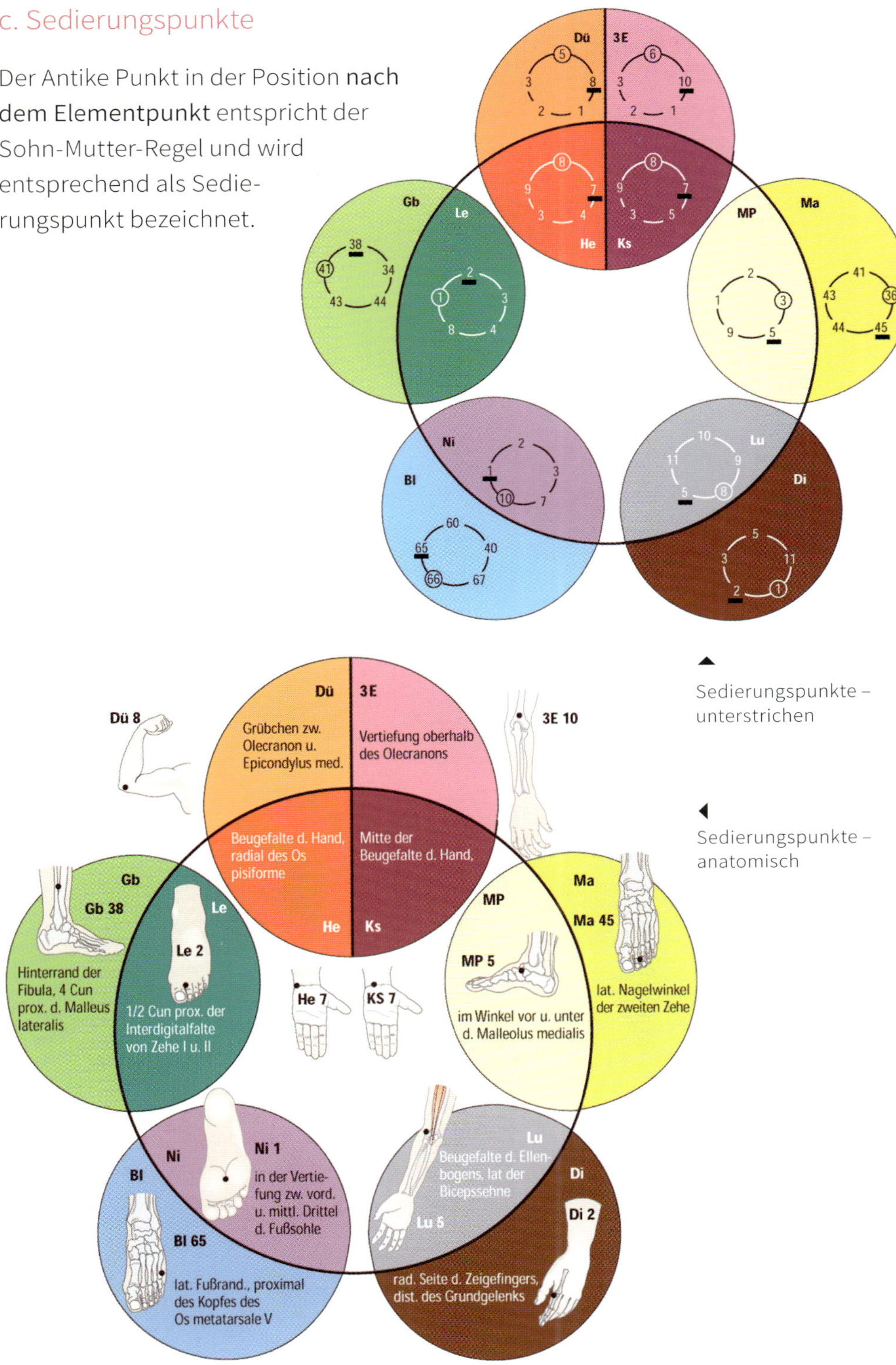

▲ Sedierungspunkte – unterstrichen

◀ Sedierungspunkte – anatomisch

3.

d. Kontrollpunkte

Der Antike Punkt in der **zweiten Position vor dem Elementpunkt** entspricht der Großmutter-Enkel-Regel und wird entsprechend als Kontrollpunkt bezeichnet.

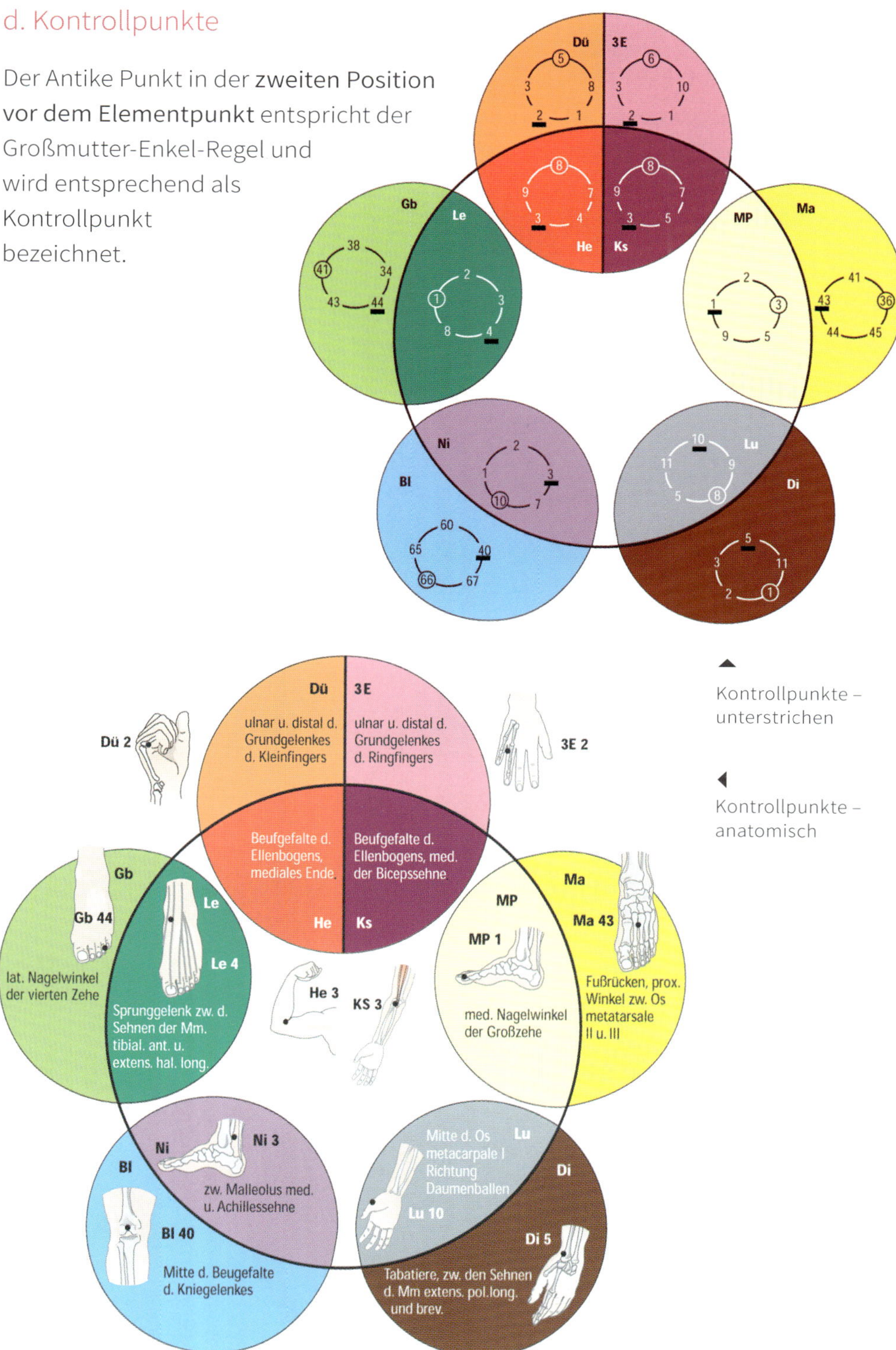

▲ Kontrollpunkte – unterstrichen

◀ Kontrollpunkte – anatomisch

e. Unterstützungspunkte

Der Antike Punkt in der **zweiten Position nach dem Elementpunkt** entspricht der Enkel-Großmutter-Regel und wird entsprechend als Unterstützungspunkt bezeichnet.

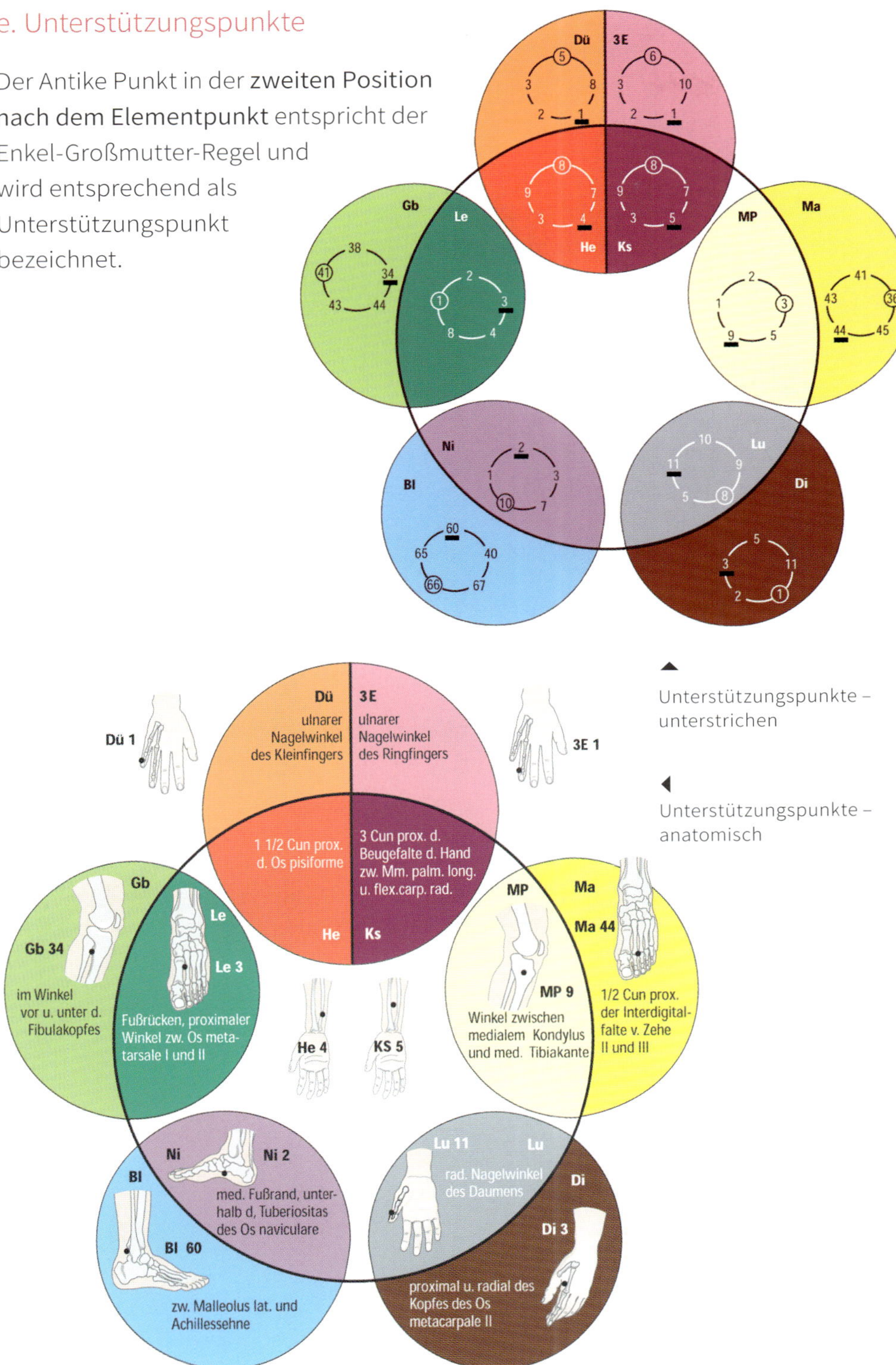

▲ Unterstützungspunkte – unterstrichen

◄ Unterstützungspunkte – anatomisch

C. FMD und Physiologie der Antiken Punkte

Die Beeinflussungen der Antiken Punkte betreffen physiologischerweise jeweils nur die gleiche Körperseite und nur die Yin- oder Yang-Aspekte (Ausnahme siehe Kapitel 4.).

Während im Rahmen der Diagnostik immer nach den physiologischen Regeln der Antiken Punkte vorgegangen wird, ändert sich dies komplett in der Therapie (siehe Kapitel 5.).

a. Physiologie der Elementpunkte

Von den fünf Antiken Punkten eines Meridians repräsentiert der Elementpunkt am direktesten die zugeordnete Wandlungsphase. Während dieser Punkt im eigenen Meridian kaum einen Einfluss zeigt, wirkt er jedoch sehr stark auf die anderen Elemente wie folgt:

- tonisierend auf das „Sohn-Element“,
- sedierend auf das „Mutter-Element“,
- kontrollierend auf das „Enkel-Element“,
- unterstützend auf das „Großeltern-Element“.

Elementpunkte von Yang-Meridianen beeinflussen jeweils nur Yang-Meridiane. Der Elementpunkt des Magens (Ma 36) führt z.B. nach der Mutter-Sohn-Regel zu einer Tonisierung des Dickdarms, nicht aber der Lunge. Entsprechend beeinflussen Elementpunkte von Yin-Meridianen jeweils nur Yin-Meridiane.

Da ein Elementpunkt alle anderen Wandlungsphasen beeinflusst, führt dies schließlich indirekt auch zu einer regulierenden Einflussnahme auf den eigenen Meridian.

Aufgrund der Breite der physiologischen Wirkung der Elementpunkte werden diese auch häufig als wichtige „therapeutische“ Akupunkturpunkte zur Regulierung der Pathophysiologie gefunden.

Elementpunkte sind die zentralen Schlüsselpunkte der Antiken Punkte.

b. Physiologie der Kontroll- und Unterstützungspunkte

- Wirkungsweise innerhalb der Meridiane

  Der **Kontrollpunkt** hat innerhalb des Meridians einen stärker sedierenden Einfluss als der Sedierungspunkt.

  Der **Unterstützungspunkt** hat innerhalb des Meridians einen stärker tonisierenden Einfluss als der Tonisierungspunkt.

- Meridianübergreifende Wirkungsweise

  Nach der klassischen Akupunkturlehre stehen jeweils sechs Innen-Außen-Paare und sechs Oben-Unten-Paare in enger funktioneller Beziehung (siehe Kapitel 2.C.b. + c.).

  In der gängigen Akupunkturlehre wird z.B. der Passagepunkt bei einem Ungleichgewicht zwischen Innen-Außen-Partnern verwendet.

  Neben diesen bekannten Zusammenhängen konnten wir mit der FMD sehr bedeutsame Funktionen der Kontroll- und Unterstützungspunkte für Innen-Außen- und Oben-Unten-Partner feststellen.

Grundsätzlich besteht zwischen den Oben-Unten-Partner-Meridianen eine synergistische Beziehung, während zwischen den Innen-Außen-Partner-Meridianen eine antagonistische Beziehung besteht.

Kontrollpunkte sedieren neben dem eigenen Meridian auch den Oben-Unten-Partner (synergistische Beziehung), tonisieren aber den Innen-Außen-Partner (reziproke Beziehung).

Unterstützungspunkte tonisieren neben dem eigenen Meridian auch den Oben-Unten-Partner (synergistische Beziehung), sedieren aber den Innen-Außen-Partner (reziproke Beziehung).

Beispiel Kontrollpunkte:

- Der normoreaktive Muskel des Magenmeridians (PMC) wird durch den eigenen Kontrollpunkt (Ma 43) sediert – diese Sedierung ist stärker als über seinen Sedierungspunkt (Ma 45).
- Gleichzeitig führt Ma 43 auch im Oben-Unten-Partner (Di) zu einer Sedierung, sodass der dem Dickdarm zugeordnete Muskel (TFL) geschwächt wird. Diese Sedierung ist ebenfalls stärker als durch seinen eigenen Sedierungspunkt Di 2.

Gleichzeitig führt Ma 43 beim Innen-Außen-Partner (MP) zu einer Tonisierung des der Milz/dem Pankreas zugeordneten Muskels (Latissimus), die wiederum stärker ist als jene über den eigenen Tonisierungspunkt MP 2.

Kontrollpunkte – Beeinflussungen			
Vorne	Di 5	sediert Di + Ma	und tonisiert Lu
	Lu 10	sediert Lu + MP	und tonisiert Di
	Ma 43	sediert Ma + Di	und tonisiert MP
	MP 1	sediert MP + Lu	und tonisiert Ma
Mitte	3E 2	sediert 3E + GB	und tonisiert KS
	KS 3	sediert KS + Le	und tonisiert 3E
	Gb 44	sediert GB + 3E	und tonisiert Le
	Le 4	sediert Le + KS	und tonisiert Gb
Hinten	Dü 2	sediert Dü + Bl	und tonisiert He
	He 3	sediert He + Ni	und tonisiert Dü
	Bl 40	sediert Bl + Dü	und tonisiert Ni
	Ni 3	sediert Ni + He	und tonisiert Bl

Beispiel Unterstützungspunkte:

- Der hyporeaktive Muskel des Lebermeridians (PMS) wird durch den eigenen Unterstützungspunkt (Le 3) tonisiert. Dieser Effekt ist stärker als die Tonisierung über den eigenen Tonisierungspunkt Le 8.
- Gleichzeitig führt Le 3 auch im Oben-Unten-Partner (KS) zu einer Tonisierung, sodass der KS-Muskel (Piriformis) mittonisiert wird. Diese Tonisierung ist ebenfalls stärker als über den eigenen Tonisierungspunkt KS 9.
- Gleichzeitig führt Le 3 (Unterstützungspunkt der Leber) beim Innen-Außen-Partner (Gb) zu einer Sedierung des Gb-Muskels (Popliteus), die wiederum stärker ist als über den eigenen Sedierungspunkt Gb 38.

Unterstützungspunkte – Beeinflussungen			
Vorne	Di 3	tonisiert Di + Ma	und sediert Lu
	Lu 11	tonisiert Lu + MP	und sediert Di
	Ma 44	tonisiert Ma + Di	und sediert MP
	MP 9	tonisiert MP + Lu	und sediert Ma
Mitte	3E1	tonisiert 3E + GB	und sediert KS
	KS 5	tonisiert KS + Le	und sediert 3E
	Gb 34	tonisiert Gb + 3E	und sediert Le
	Le 3	tonisiert Le + KS	und sediert Gb
Hinten	Dü 1	tonisiert Dü + Bl	und sediert He
	He 4	tonisiert He + Ni	und sediert Dü
	Bl 60	tonisiert Bl + Dü	und sediert Ni
	Ni 2	tonisiert Ni + He	und sediert Bl

c. Physiologie der Tonisierungs- und Sedierungspunkte

- Wirkungsweise innerhalb der Meridiane

  Der **Tonisierungspunkt** hat eine tonisierende bzw. fördernde Funktion innerhalb seines Meridians.

  Der **Sedierungspunkt** hat eine sedierende bzw. schwächende Funktion innerhalb seines Meridians.

- Meridianübergreifende Wirkungsweise

  Sedierungs- und Tonisierungspunkte beeinflussen auch die „Ehemann-Ehefrau“-Meridianpartner: Meridiane, deren Pulstaststellen an anatomisch korrespondierenden Positionen links und rechts liegen, haben eine besondere Beziehung, die als „Gesetz von Ehemann und Ehefrau“ beschrieben sind.

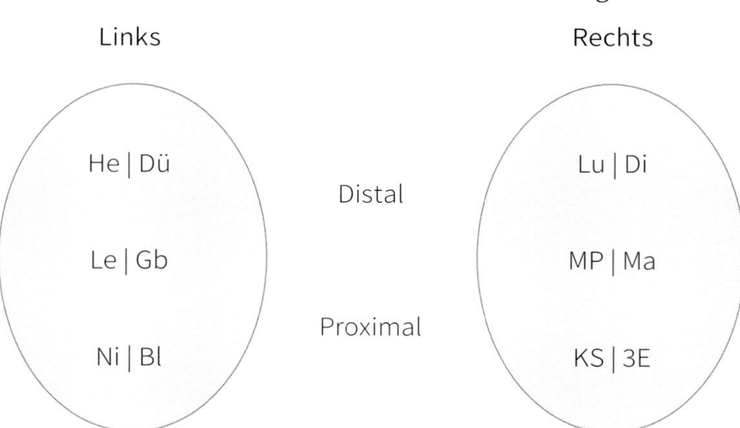

Das Gesetz besagt, dass diese zwei Meridiane – wie Ehepartner – eng verbunden sind. Die Tonisierung über den Tonisierungspunkt des einen Partners hat eine Sedierung des anderen Partners zur Folge. Umgekehrt führt die Sedierung über den Sedierungspunkt des einen Partners zu einer Tonisierung des anderen Partners. Die Beeinflussung bleibt, wie schon oben beschrieben, nur auf eine Körperseite bezogen.

Beispiel:

- Der mit Dü assoziierte Muskel Rectus femoris wird durch den Tonisierungspunkt des Ehemann-Ehefrau-Partners (Di 11) sediert.
- Ein hyporeaktiver Rectus femoris, welcher durch seinen eigenen Tonisierungspunkt zu stärken ist, wird auch über den Sedierungspunkt des Ehemann-Ehefrau-Partners (Di 2) mit einer Stärkung reagieren.

Da diese Antiken Punkte (Sedierungs- und Tonisierungspunkte) im FMD-Test weder den Innen-Außen-Partner noch den Oben-Unten-Partner beeinflussen, jedoch den Ehemann-Ehefrau-Partner, liegt folgender Schluss nahe: Die Ehemann-Ehefrau-Beziehung ist sensibler als die Innen-Außen- oder Oben-Unten-Partnerschaften.

Jack R. Worsley schreibt dazu, dass eine dauernde Störung der Beziehung zwischen Ehemann- und Ehefrau-Meridianen schwerwiegende gesundheitliche Störungen nach sich ziehen kann. Therapieziel sollte u.a. auch die Wiederherstellung einer physiologischen Beziehung zwischen Ehemann-Ehefrau-Partnern sein.

3.

D. Physiologische Sedierungs- und Tonisierungsmöglichkeiten

Werden alle beschriebenen Regeln der Antiken Punkte mit all ihren Partnermeridianen berücksichtigt, ergeben sich jeweils sieben Möglichkeiten der Sedierung und sieben Möglichkeiten der Tonisierung.

Einerseits ist der nachfolgende Überblick eher für Akupunkturinsider gedacht, andererseits kann die Kenntnis davon auch einzelne „angebliche Testfehler" erklären. Wer hat nicht schon mal bei der Sedierung des Rectus femoris (Dü 8) aus Versehen die laterale Seite der Ellenbeuge „erwischt" und plötzlich dort (Di 11) eine Sedierung bemerkt, die dort nicht sein dürfte. Erst die Kenntnis, dass der Tonisierungspunkt des Di (Ehemann-Ehefrau-Partners) physiologischerweise den normoreaktiven Rectus femoris ebenfalls sediert, klärt die ansonsten unklare Testsituation.

Sedierungsüberblick

Sedierungs-möglichkeiten Meridiane/Muskeln	Sp	Kp	OUP-Kp	IAP-Up	EEP-Tp	Se-Ep	Ge-Ep
Dü/Rectus femoris	Dü 8	Dü 2	Bl 40	He 3	Di 11	Ma 36	Bl 66
He/Subscapularis	H 7	H 3	Ni 3	Dü 1	Lu 5	MP 3	Ni 10
Ma/PMC	Ma 45	Ma 43	Di 5	MP 9	Gb 43	Di 1	Gb 41
MP/Latissimus	MP 5	MP 1	Lu 10	Ma 44	Le 8	Lu 8	Le 1
Di/TFL	Di 2	Di 5	Ma 43	Lu 11	Dü 3	Bl 66	Dü 5
Lu/Serratus anterior	Lu 5	Lu 10	MP 1	Di 3	He 9	Ni 10	He 8
Bl/Peroneus	Bl 65	Bl 40	Dü 2	Ni 2	3E 3	Gb 41	Ma 36
Ni/Iliopsoas	Ni 1	Ni 3	He 3	Bl 60	KS 9	Le 1	MP 3
Gb/Popliteus	Gb 38	Gb 44	3E 2	Le 3	Ma 41	Dü 5	Di 1
Le/PMS	Le 2	Le 4	KS 3	Gb 34	MP 2	He 8	Lu 8
3E/Teres minor	3E 10	3E 2	Gb 44	KS 5	Bl 67	Ma 36	bl 66
KS/Piriformis	KS 7	KS 3	Le 4	3E 1	Ni 7	MP 3	Ni 10

Sp: Sedierungspunkt, **Kp**: Kontrollpunkt, **OUP-Kp**: Oben-Unten-Partner-Kontrollpunkt, **IAP-Up**: Innen-Außen-Partner- Unterstützungspunkt, **EEP-Tp**: Ehemann-Ehefrau-Partner-Tonisierungspunkt, **Se-Ep**: Sohnelement-Elementpunkt, **Ge-Ep**: Großmutterelement-Elementpunkt

Tonisierungsüberblick							
Tonisierungs-möglichkeiten Meridiane/Muskeln	Tp	Up	OUP-Up	IAP-Kp	EEP-Sp	Me-Ep	Ee-Ep
Dü/Rectus femoris	Dü 3	Dü 1	Bl 60	He 3	Di 2	Gb 41	Di 1
He/Subscapularis	H 9	H 4	Ni 2	Dü 2	Lu 5	Le 1	Lu 8
Ma/PMC	Ma 41	Ma 44	Di 3	MP 1	Gb 38	Dü 5	Bl 66
MP/Latissimus	MP 2	MP 9	Lu 11	Ma 43	Le 2	He 8	Ni 10
Di/TFL	Di 11	Di 3	Ma 44	Lu 10	Dü 8	Ma 36	Gb 41
Lu/Serratus anterior	Lu 9	Lu 11	MP 9	Di 5	He 7	MP 3	Le 1
Bl/Peroneus	Bl 67	Bl 60	Dü 1	Ni 3	3E 10	Di 1	Dü 5
Ni/Iliopsoas	Ni 7	Ni 2	He 4	Bl 40	KS 7	Lu 8	He 8
Gb/Popliteus	Gb 43	Gb 34	3E 1	Le 4	Ma 45	Bl 66	Ma 36
Le/PMS	Le 8	Le 3	KS 5	Gb 44	MP 5	Ni 10	MP 3
3E/Teres minor	3E 3	3E 1	Gb 34	KS 3	Bl 65	Gb 41	Di 1
KS/Piriformis	KS 9	KS 5	Le 3	3E 2	Ni 1	Le 1	Lu 7

Tp: Tonisierungspunkt, **Up**: Unterstützungspunkt, **OUP-Kp**: Oben-Unten-Partner-Unterstützungspunkt, **IAP-Kp**: Innen-Außen-Partner- Kontrollpunkt, **EEP-Sp**: Ehemann-Ehefrau-Partner-Sedierungspunkt, **Me-Ep**: Mutterelement-Elementpunkt, **Ee-Ep**: Enkelelement-Elementpunkt

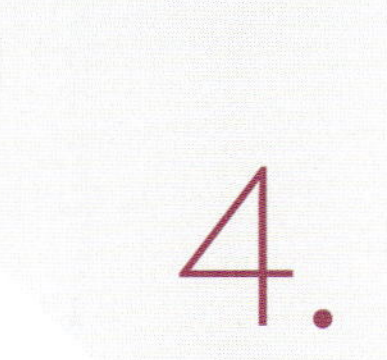

4. Differenzierung von Muskelbefunden

A. Erweiterte Sedierungs- und Tonisierungsregeln

a. Sedierungsstufen

Entsprechend den Gesetzen der Fünf Wandlungsphasen sind für jeden Meridian vier sedierende Punkte herleit- und einsetzbar:

- Sedierungspunkt des eigenen Meridians,
- Kontrollpunkt des eigenen Meridians,
- Elementpunkt des Sohn-Meridians,
- Elementpunkt des Großmutter-Meridians.

Diese vier Punkte weisen unterschiedlich stark sedierende Wirkungen auf, mit einer Zunahme der Sedierungsstärke in der oben angeführten Reihenfolge.

So wirkt z.B. Bl 66 als Elementpunkt des Großmutter-Meridians zum Dü physiologisch als stärkste Sedierungsmöglichkeit für den Dü bzw. für den Rectus femoris.

In der nachfolgenden Tabelle (Seite 80) sind in der Spalte ganz rechts jeweils die am stärksten sedierenden Punkte aufgeführt.

FMD-Testung:

Reagiert ein starker Muskel über seinen Sedierungspunkt mit einer Hyporeaktion (Schwächung), so werden die drei weiteren sedierenden Punkte diesen Muskel ebenfalls in zunehmendem Maße schwächen.

Mit dieser Kenntnis kann eine Differenzierung des hyperreaktiven Muskels erfolgen.

Sedierungspunkte				
	Sedierungs-punkt	Kontroll-punkt	Sohn-Elementpunkt	Großmutter-Elementpunkt
Dünndarm (Rectus femoris)	Dü 8	Dü 2	Ma 36	Bl 66
Herz (Subscapularis)	He 7	He 3	MP 3	Ni 10
Magen (PMC)	Ma 45	Ma 43	Di 1	Gb 41
Milz/Pankreas (Latissimus)	MP 5	MP 1	Lu 8	Le 1
Dickdarm (TFL)	Di 2	Di 5	Bl 66	Dü 5
Lunge (Serratus anterior)	Lu 5	Lu 10	Ni 10	He 8
Blase (Peroneus)	Bl 65	Bl 40	Gb 41	Ma 36
Niere (Iliopsoas)	Ni 1	Ni 3	Le 1	MP 3
Gallenblase (Popliteus)	Gb 38	Gb 44	Dü 5	Di 1
Leber (PMS)	Le 2	Le 4	H 8	Lu 8
3E (Teres minor)	3E3	3E1	Ma 36 kon. lat.*	Bl 66 kon. lat.*
Kreislauf/Sex (Piriformis)	KS 7	KS 3	MP 3 kon. lat.*	Ni 10 kon. lat.*

*Achtung: In Bezug auf die Meridiane KS und 3E gilt eine Sonderregel: Im Gegensatz zu allen anderen Meridianen erfolgt die physiologische Beeinflussung der Elementpunkte zu diesen Meridianen über die andere Körperseite.

b. Tonisierungsstufen

Entsprechend den Gesetzen der Fünf Wandlungsphasen sind für jeden Meridian vier tonisierende Punkte herleit- und einsetzbar:

- Tonisierungspunkt des eigenen Meridians,
- Unterstützungspunkt des eigenen Meridians,
- Elementpunkt des Mutter-Meridians,
- Elementpunkt des Enkel-Meridians.

Diese vier Punkte weisen unterschiedlich stark tonisierende Wirkungen auf – mit einer Zunahme der Tonisierungsstärke in der oben angeführten Reihenfolge. So wirkt z.B. Di 1 als Elementpunkt des Enkel-Meridians zum Dü physiologisch als stärkste Tonisierungsmöglichkeit für den Dü bzw. den Rectus femoris.

In der folgenden Tabelle sind in der Spalte ganz rechts jeweils die am stärksten tonisierenden Punkte aufgeführt.

Tonisierungspunkte

	Tonisierungs-punkt	Unterstützungs-punkt	Mutter-Elementpunkt	Enkel-Elementpunkt
Dünndarm (Rectus femoris)	Dü 3	Dü 1	Gb 41	Di 1
Herz (Subscapularis)	He 9	He 4	Le 1	Lu 8
Magen (PMC)	Ma 41	Ma 44	Dü 5	Bl 66
Milz/Pankreas (Latissimus)	MP 2	MP 9	He 8	Ni 10
Dickdarm (TFL)	Di 11	Di 3	Ma 36	Gb 41
Lunge (Serratus anterior)	Lu 9	Lu 11	MP 3	Le 1
Blase (Peroneus)	Bl 67	Bl 60	Di 1	Dü 5
Niere (Iliopsoas)	Ni 7	Ni 2	Lu 8	He 8
Gallenblase (Popliteus)	Gb 43	Gb 34	Bl 66	Ma 36
Leber (PMS)	Le 8	Le 3	Ni 10	MP 3
3E (Teres minor)	3E3	3E1	Gb 41 kon. lat.*	Di 1 kon. lat.*
Kreislauf/Sex (Piriformis)	KS 9	KS 5	Le 1 kon. lat.*	Lu 8 kon. lat.*

*Achtung: In Bezug auf die Meridiane KS und 3E gilt eine Sonderregel: Im Gegensatz zu allen anderen Meridianen erfolgt die physiologische Beeinflussung der Elementpunkte zu diesen Meridianen über die andere Körperseite.

FMD-Testung:

Ist ein hyporeaktiver Muskel durch seinen Tonisierungspunkt zu stärken, so kann dieser immer auch über drei weitere tonisierende Punkte in zunehmendem Maße gestärkt werden. Mit dieser Kenntnis kann eine Differenzierung des hyporeaktiven Muskels erfolgen.

B. Differenzierung der Hyperreaktion

Wie oben beschrieben sind neben dem Sedierungspunkt noch drei stärker sedierende Punkte einsetzbar, sodass der hyperreaktive Muskel weiter differenziert werden kann. Ausgangspunkt ist somit ein starker Muskel, welcher auf seinen Sedierungspunkt nicht reagiert.

- Grad I: Die Sedierung ist erst über den Kontrollpunkt des Meridians möglich.
- Grad II: Die Sedierung ist erst über den Elementpunkt des Sohn-Meridians erreichbar (sedierende Wandlungsphase).
- Grad III: Die Sedierung ist erst über den Elementpunkt des Großmutter-Meridians erreichbar (kontrollierende Wandlungsphase).
- Grad IV: Hier ist keine Sedierungsmaßnahme mehr möglich bzw. alle Sedierungsmöglichkeiten sind blockiert.

Schlussfolgerung:

Wird ein Indikatormuskel (normoreaktiv) durch einen potentiell störenden Faktor wie z.B. ein Nahrungsmittel, TL/CH zu einem Störfeld usw. maximal hyperreaktiv (Grad IV), so gilt dies als ein maximaler Stressfaktor, welcher das Meridiansystem maßgeblich blockiert.

Dieser Störfaktor ist vorrangig zu behandeln. Ist hingegen der Muskel noch innerhalb des Meridians sedierbar, so weist dies auf eine lokale und relative geringe Störung hin.

Fall 1

W.S., m, 10 J, A: hyperkinetisches Syndrom und NMU. Deutliche Besserung des gesamten Verhaltens durch Absetzen von Ritalin und Gabe von 5-HTP und B-Vitaminen. Jetzt Nahrungsmitteltest zur weiteren Stabilisierung durch Meidung unverträglicher Nahrungsmittel.

U: h Rectus und Latissimus bds, kein Switching, NC durch Zinkcitrat, anschließend NMT mit Zinkcitrat.

Neutral: Roggen, Hafer, Hirse, Dinkel, sämtliche mitgebrachten Obstsorten aus biologischem Anbau, Kartoffeln und Tomaten.

HC: Weizen, Hartweizen, Kuhmilch, Hühnerei, Wurst.

Differenzierung des HC durch die einzelnen unverträglichen NM.

Testmuskel: Latissimus dorsi – normoreaktiv mit Zinkcitrat:

Bei Weizen und Hühnerei wurde der Muskel durch Le 1, bei Hartweizen und Wurst durch MP 1 wieder sedierbar. Ersteres entsprach H-Grad III, letzteres H-Grad I.

Bei Kuhmilch konnte der Latissimus auch mit Le 12 nicht mehr sediert werden, was einer Hyperreaktion Grad IV entspricht.

Somit war es für den Patienten am wichtigsten, auf Kuhmilchprodukte und eventuell für kürzere Zeit auch auf Weizen und Hühnerei zu verzichten. Wurst und Hartweizen konnten diesbezüglich vernachlässigt werden.

Fall 2

W.M. w, 42 J, A: Seit einigen Jahren zunehmend Nackenbeschwerden, zuletzt kaum mehr arbeitsfähig, besonders starke Schmerzen bei statischer Belastung, Kälteempfindlichkeit im Nacken, kalte Hände, Z. n. Meniskus-OP bds., mehrere Zahnwurzelfüllungen.

U: w Nackenflexoren, Teres minor bds.

h Rectus, Piriformis, Infraspinatus, PMC, PMS bds, SC: Thyreoidea, NC: Algasan, auch SC: Knienarbe li, NC: Mepivacain, SC: Tons 2, NC: Lidocain.

Nach Neuraltherapie Knienarbe und Tonsillen, Aufhebung der erhobenen Befunde. Medikation: Algasan.

Nach kurzzeitiger Besserung (wenige Stunden) sind die Beschwerden nach zwei Wochen stärker als vorher. Lediglich die Kälteempfindlichkeit ist etwas besser.

Aktuelles Panorama-Rö: Wurzelfüllungen bei 12, 14, 16, 21, 22, 27, 42.

U: w Rectus bds, Nackenflexoren, PMC bds, NC: Lymphaden, HC: Zahn 12, 14, 21, 22, 27, Leerkiefer 18, 28, 38.

Jetzt weitere Differenzierung: H-Grad IV: 12, 14, 27, H-Grad II: 21, 22, Leerkiefer 18.

H-Grad I: Leerkiefer 28, 38, Aufhebung der H-Grade I und II durch Lidocain.

(Bei Zähnen mit H-Grad IV keine Testreaktion aller vorhandenen Neuraltherapeutika.)

Nach Injektion an Leerkieferbereiche sowie 21, 22 ist der Rectus normoreaktiv, aber die Nackenflexoren testen weiterhin schwach. Jetzt Probebehandlung mit Lidocain auch der Zähne 12, 14, 27, vorübergehende Stärkung der Nackenflexoren für wenige Minuten. Procedere: Lymphaden Tr. und Empfehlung zur Extraktion dieser drei Zähne. Wenige Tage nach Extraktion deutliche Besserung der gesamten Symptomatik sowie auch deutliche Stabilisierung der psychischen Situation.

Diskussion: Die Wechselhaftigkeit mit Verschlechterung nach der ersten Konsultation weist auf weitere wichtige Störherde, die noch nicht berücksichtigt worden waren. Bei der Untersuchung der Zähne zeigten 5 der 7 Zähne mit Wurzelfüllung eine positive TL im Apexbereich. Eine weitere Differenzierung war schon wegen der Compliance von Zahnarzt und Patientin erforderlich.

Bei drei Zähnen wurde Grad IV der Hyperreaktion erreicht, was bedeutet, dass hier die stärkste Beeinträchtigung der Regulation mit Blockierung des Meridiansystems vorlag. Obwohl hier kein Neuraltherapeutikum auf NC testete, wurde mit einem zumindest neutral testenden Lokalanästhetikum eine Probebehandlung durchgeführt. Hier zeigte sich dann, wie so oft, eine nur sehr kurzfristige Besserung der wichtigen schwach testenden Nackenflexoren.

Nach Entfernung der drei Zähne und einer homöopathischen Begleittherapie war ein Großteil der Beschwerden beseitigt. Die restlichen Zähne mit Wurzelfüllungen zeigten für einige Zeit keine TL mehr.

Während eines Infekts 2 Monate später fand sich vorübergehend eine positive TL zu Zahn 21 und 22.

Die jetzt temporär auftretenden Befunde weisen auf die starke Regulationsabhängigkeit der FMD. Die momentane Zusatzlast (Infektion) führt zu einer verminderten Kompensationsfähigkeit, sodass subklinische oder normalerweise kompensierte Befunde an die Oberfläche kommen. Jedenfalls sollte dieser Befund in der Kartei vermerkt und speziell bei neuerlicher Konsultation berücksichtigt werden.

C. Differenzierung der Hyporeaktion

Wie im Kapitel 3.D. beschrieben, sind neben dem Tonisierungspunkt noch drei stärker tonisierende Akupunkturpunkte einsetzbar, sodass ein hyporeaktiver Muskel weiter differenziert werden kann. Ausgangspunkt ist also ein hyporeaktiver Muskel.

- Grad I: Eine Stärkung ist über den Tonisierungspunkt des Meridians möglich.
- Grad II: Eine Stärkung ist erst über den Unterstützungspunkt des Meridians erreichbar.
- Grad III: Eine Stärkung ist erst über den Elementpunkt des Mutter-Meridians erreichbar (tonisierende Wandlungsphase).
- Grad IV: Eine Stärkung ist erst über den Elementpunkt des Enkel-Meridians erreichbar (unterstützende Wandlungsphase).
- Grad V: Hier ist keine Stärkung mehr möglich bzw. alle Tonisierungsmöglichkeiten sind blockiert.

Schlussfolgerung:

Verursacht ein potentiell störender Faktor wie ein Nahrungsmittel, TL, CH zu einem Störfeld usw. einen maximal hyporeaktiven Muskel (Grad V), so ist dieser Störfaktor vorrangig zu behandeln. Ist hingegen der Muskel innerhalb des Meridians noch zu stärken, so weist dies auf eine lokale und relative geringe Störung hin.

Fall 3

S.A., w, 30 J, A: seit 10 Jahren rez. Kopfschmerzen, Wetterfühligkeit, Akne, funktionelle Darmsymptomatik.

U: w Rectus + Latissimus bds, TFL li, n PMC bds, TFL re, TL über Sigmaareal, NC: Amphomoronal, Antibiophilus, Magnesiumcitrat, TL Tons 2 bds, NC: Xyloneural, Neuraltherapie, danach Rectus normoreaktiv.

NMT: W: Hefe, Roggen, Weizen, Hafer, Käse, weitere Differenzierung der Hyporeaktion: Weizen und Hefe: W-Grad V (d.h. der durch Hefe schwach testende Rectus wurde auch durch den maximal stärkenden Elementpunkt Di 1 nicht mehr stark), Roggen, Hafer und Käse: W-Grad I + II, Ø: Butter, Rahm.

Therapie: getestete Heilmittel sowie Karenz von Hefe und Weizen.

Bei Kontrolle nach 3 Wochen Darmsymptomatik und Kopfschmerz deutlich gebessert.

U: h Rectus bds, n TFL re, PMC bds, w TFL li, NC: Omniflora, auch SC: Tons 2 bds, NC: Lymhaden und Novanest, Neuraltherapie Tons, danach Rectus normoreaktiv.

NMT: W-Grad II für Weizen, Ø: Roggen, Hafer, Hefe, Käse; Therapie: Lymhaden, Omniflora sowie 1 x Akupunktur nach FMD-Test (Gb 41 li, Le 3 li – siehe Kapitel 5.).

Diskussion: Durch die Differenzierung der Schwächung mit Hilfe der Antiken Punkte konnten die zwei vorrangig unverträglichen Nahrungsmittel gefunden werden, sodass die Compliance der Patientin gewährleistet war. Bei der Kontrolluntersuchung fand sich nur noch Weizen als unverträglich mit W-Grad II. Eine totale Karenz war in diesem Fall nicht notwendig. Nach der abschließenden Akupunktur war die Patientin über einen Beobachtungszeitraum von 2 Jahren beschwerdefrei.

D. Differenzierung des normoreaktiven Challenge

Wird ein hyporeaktiver Muskel durch ein mögliches Therapeutikum gestärkt (Normoreaktion), so gilt dies in der FMD-Praxis als ein höchstwahrscheinlich wirksames Mittel.

Manchmal kann man beobachten, dass Substanzen den Muskel zwar stärken, aber man hat das Gefühl, als würde er bei der kleinsten Störung schon wieder hyporeaktiv werden.

Genau hier kann durch eine Differenzierung zwischen einer „optimalen Stärkung" oder „gerade noch Stärkung" der wirksamere Therapieansatz gefunden werden.

Ein bekanntes Gesetz in der klassischen Akupunktur ist die **Mittag-Mitternachts-Regel**. Sie besagt, dass eine Beziehung zwischen zwei Meridianen besteht, die sich in der Organuhr (s. Kap. 2.B.) gegenüberstehen – z.B. Herz zu Galle (Gesetz der Opposition). Diese Beeinflussung ist grundsätzlich schwächer als die des Sedierungs- oder Tonisierungspunkts für den eigenen Meridian. Unsere Überprüfung der Interaktion der Mittag-Mitternachts-Regel bestätigte dieses Gesetz.

Mit Hilfe dieser Regel ergab sich somit eine feine Differenzierungsmöglichkeit des normoreaktiven Muskels, sodass auf den Wirkungsgrad eines Therapeutikums geschlossen werden kann.

Ausgangspunkt ist ein primär hyporeaktiver Muskel oder ein durch TL/CH in die Hyporeaktion geführter Muskel, welcher durch ein Heilmittel normoreaktiv testet. Mit den nachfolgend beschriebenen Antiken Punkten kann nun überprüft werden, ob dieser Muskel mit einer „unterschwelligen" Sedierung idealerweise noch stabil bleibt oder sofort seine Stärkung verliert, wobei dies dann keine effiziente Arznei wäre.

Viele Zahnärzte/Zahnärztinnen überprüfen damit die ideale Bisseinstellung: Wenn der durch festen Biss schwach gewordene Muskel durch die entsprechende Bisseinstellung wieder normoreaktiv wird, so überprüfen sie mit diesen Punkten ihr Therapieergebnis.

- **Therapiewirkungsgrad I:** Der Muskel wird durch den Tonisierungspunkt des Mittag-Mitternachts-Meridians wieder hyporeaktiv.
- **Therapiewirkungsgrad II:** Der Muskel wird wieder hyporeaktiv durch den Elementpunkt des Meridians, der dem Mittag-Mitternachts-Meridian als Mutter vorausgeht und diesen dadurch stärkt. Es besteht jedoch keine Reaktion durch den vorher erwähnten Punkt.
- **Therapiewirkungsgrad III:** Der Muskel wird auch durch den letztgenannten Punkt nicht mehr geschwächt. Das bedeutet, dass eine optimale Normoreaktion erreicht wurde.

Praktische Bedeutung:

Üblicherweise wird in der FMD die Wirksamkeit eines Heilmittels danach eingeschätzt, wie viele der vorher gefundenen pathologischen Befunde damit korrigiert werden können (z.B. Aufhebung mehrerer Hyporeaktionen, Aufhebung mehrerer positiver TL/CH).

Diese zusätzliche Möglichkeit der Differenzierung kommt zum Einsatz,

- wenn aus der Hyporeaktion mehrere Arzneien eine Normoreaktion bewirken,
- wenn nur ein oder wenige Muskeln zur Verfügung stehen.

Optimale therapeutische Wirkung	
Dü (Rectus femoris)	Ni 10
He (Subscapularis)	Bl 66
Ma (PMC)	Le 1
MP (Latissimus)	G 41
Lu (Serratus anterior)	Di 1
Di (TFL)	Lu 8
Bl (Tibialis anterior)	MP 3
Ni (Iliopsoas)	Ma 36
Gb (Popliteus)	Le 1
Le (PMS)	Gb 41

In der Praxis wird nur mit dem zuletzt genannten Punkt überprüft, ob z.B. ein Therapeutikum den Wirkungsgrad IV als optimalen Wirkungsgrad erreicht. Über den Rectus femoris getestet, wäre dies der Punkt Ni 10.

Die Muskeln des 3E und KS werden zur Differenzierung der Wirkungsstärke wegen der Seitenproblematik nicht verwendet.

Fall 4

A.B., w, 54 J, A: Seit Jahren Furunkelbildung, seit einem Jahr rez. Glutealabszess, rez. Gesichts- und Lidschwellung bds.

U: w Rectus, PMC bds, s TFL, TL: Tons 3, Glutealabszess, NC Xyloneural, Echinacea comp. Mercurius cyan. SPL und Lymphaden.

Weitere Differenzierung der Normoreaktion über Rectus:

Mercur. cyanat. SPL bleibt trotz TL zu Ni 10 stark (= Therapiewirkungsgrad III)

Lymphaden wird mit TL zu Ni 10 wieder hyporeaktiv (= Wirkung weniger als Grad III).

Therapie: NT mit einer Mischung aus Lidocain + Echinacea comp. an Tonsillen und Glutealabszess, oral: Mercurius cyan. SPL.

Nach 3 Wochen deutlich weniger Gesichtsschwellung, Glutealabszess und Furunkelbildung weniger ausgeprägt.

U: h Rectus, TFL, PMC bds, SC: Tons 3, Glutealabszess, NC durch Xyloneural und Novanest sowie Lymphdiaral Tr.

Weitere Differenzierung der Normoreaktion über Rectus: Mit TL zu Ni 10 bleibt der Rectus mit Novanaest stabil, während er mit Xyloneural wieder hyporeaktiv wird, somit Therapie: Novanaest-Injektion der Tons und des Glutealabszesses; oral: Lymphdiaral Tr.

Nach insgesamt dreimaliger NT mit Begleittherapie anhaltende Besserung über einen Beobachtungszeitraum von 18 Monaten.

Diskussion: Die Furunkelbildung und der rez. Glutealabszess weisen auf einen Streuherd. Die Gesichtsschwellung lassen diesen Herd im Kopfbereich vermuten.

Durch TL und DTL konnte der vermutete Zusammenhang erstellt werden. Um einerseits zwei Lymphmittel und andererseits zwei Neuraltherapeutika, die jeweils NC testeten, weiter zu differenzieren, wurde mit Antiken Punkten und der Mittag-Mitternachts-Regel auf unterschiedliche Wirkungsgrade getestet. Jeweils nur ein Heilmittel erreichte den Therapiewirkungsgrad III (der NC testende Rectus femoris wird mit zusätzlicher TL zu Ni 10 nicht wieder hyporeaktiv). Damit konnte einerseits das wirksamere Neuraltherapeutikum, andererseits das wirksamere Lymphmittel identifiziert werden.

Besonders wenn mehrere Therapeutika gleich viele Befunde aufheben, ist diese Differenzierung des Wirkungsgrads in der Praxis sehr hilfreich.

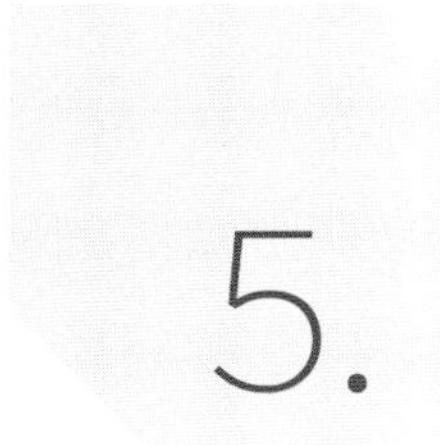

5. FMD-Meridiantherapie (FMD-MT)

A. Definition

Mit dem Ausdruck FMD-MT (= FMD-Meridiantherapie) beschreiben wir die breit ausgerichtete Diagnostik mit Erfassung des Muskel-Meridian-Organsystems, die eine verbesserte Auswahl der möglichen Therapiemaßnahmen erlaubt. Eine Meridiantherapie kann auf mehreren Ebenen erfolgen, entscheidend ist, dass vor der Anwendung einer regulativen Therapieform wie der Akupunktur die wichtigsten Regelkreise überhaupt anspringen können und eine gewisse Stabilisierung der „Physiologie der Mitte" erreicht wird (siehe Switching).

Eine entsprechende Störfeldsanierung (im erweiterten Sinne) kann gegebenenfalls die Voraussetzung für eine erfolgreiche Therapie sein.

Verschiedene Therapieansätze erscheinen so in einem neuen Licht.

ERKRANKUNG
Regulations-medizin, Störherd-sanierung
Ernährung, Darm-sanierung
Anregung Entgiftungs-organe
Ortho-molekulare Medizin
Manuelle Medizin Physio-therapie
Aku-punktur
Phyto-therapie
Homöo-pathie
Psychische Therapie-ansätze
Bewegung, Adäquate Reize
Allopathie
Stressoren-abbau

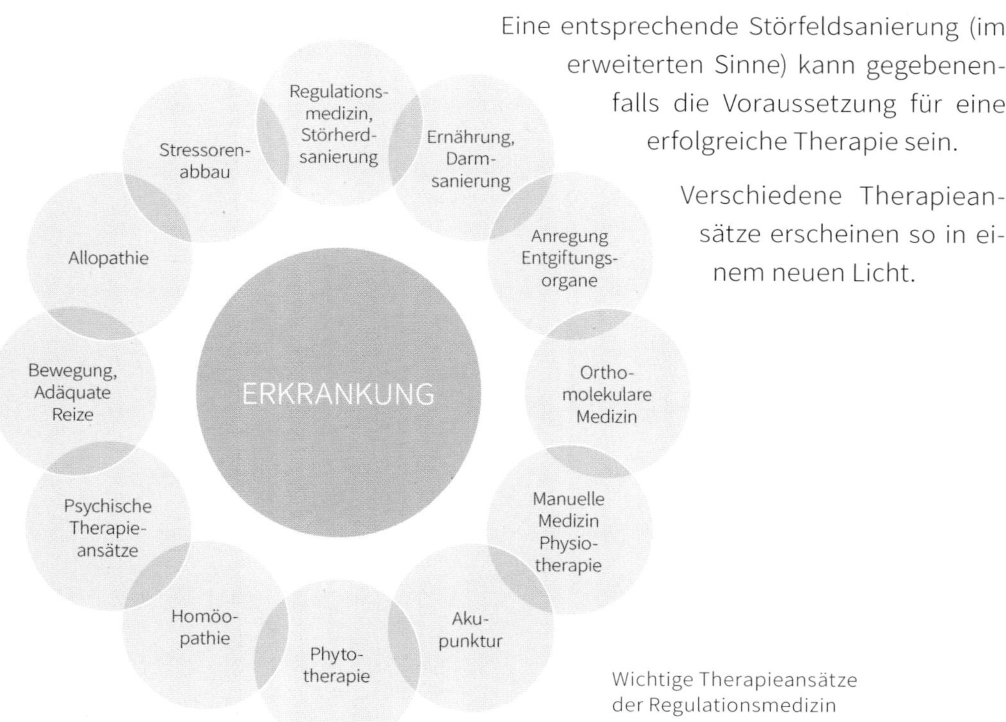

Wichtige Therapieansätze der Regulationsmedizin

B. Einleitung

Das Konzept von Yin und Yang wurde erstmals um 700 v. Chr. im *Buch der Wandlungen* erwähnt. Zusammen mit dem System der Fünf Wandlungsphasen bildete es etwa 300 Jahre später in der sogenannten Yin/Yang- oder Naturalismusschule die Basis der chinesischen Medizintheorie. Es galt, natürliche Phänomene zu deuten und die Handlungen der Menschen in Harmonie mit den Naturgesetzen zu bringen.

Der Einfluss dieses Konzepts unterlag während der Jahrhunderte einem undulierenden Verlauf, z.B. wurden je nach den in der Bevölkerung vorherrschenden Erkrankungen die Denkmodelle der Vier Schichten und der Drei Erwärmer bevorzugt. Dennoch wurde das System von Yin/Yang und den Fünf Wandlungsphasen zur gemeinsamen Grundlage für nachfolgende Denkschulen der Song-, Ming- und Qing-Dynastien.

In der Auseinandersetzung mit zahlreichen Akupunktur- und TCM-Lehrern/-Lehrerinnen sowie Kolleginnen und Kollegen aus dem asiatischen und europäischen Raum hat sich gezeigt, dass die östlichen Lehren das System der Grundregulation nach Alfred Pischinger nicht kennen und auf Themen wie z.B. Störfelder oder Schwermetallbelastung therapeutisch nicht oder kaum eingehen.

Fast im Gegensatz dazu zeigt die Evaluierung des Meridiansystems mit FMD eine massive Interaktion zu relevanten Störherden.

Entsprechend ist diesem Thema ein gesondertes Kapitel gewidmet.

Wer sich also auf eine neuartige Erfassung der Akupunkturlehre einlassen, wer sich auch mit der Herdproblematik auseinandersetzen möchte, dem bietet die dargestellte FMD-MT nachvollziehbare, überprüfbare und logische Diagnose- und Therapiemöglichkeiten. Sie ist vor allem in einem überschaubaren Zeitraum gut erlernbar.

C. Grundlagen

a. Anamnese und Einschätzung des Krankheitsbilds nach Yin/Yang

Zur komplementärmedizinisch orientierten Anamnese werden weitere Informationen über den Yin-/Yang-Charakter des Beschwerdebilds erhoben. Auch eine möglichst genaue Klassifizierung nach den Fünf Elementen ist für die nachfolgenden therapeutischen Ansätze sehr hilfreich. Dabei ist zwischen der aktuellen Qualität der Symptomatik und dem grundsätzlichen Charaktertyp in Bezug auf die Wandlungsphasen zu unterscheiden, was sich natürlich überlagern, verstärken oder abmildern kann.

Als Yang-Störung werden wir nachfolgend klinische Zustände mit einem Überwiegen von Yang-Symptomen bezeichnen; umgekehrt wird bei einem Überwiegen von Yin-Symptomen der Terminus Yin-Störung verwendet.

Im Einzelfall ist bei Yang-Störungen auch zu entscheiden, ob die Therapie durch Ableitung von Yang erfolgt und/oder durch Yin-fördernde Maßnahmen.

Bei Yin-Störungen liegt häufig ein kombinierter Mangel von Yin und Yang vor, wobei die Therapie meist über yangisierende Maßnahmen erfolgt.

Nehmen wir als Beispiel eine typische bakterielle Infektion mit Fieber. Alle klinischen Zeichen, die wir dabei beobachten, sind typische Yang-Qualitäten. Hier sind möglichst ableitende Therapien indiziert: angefangen vom feuchten Wadenwickel über Phytotherapie mit kühlenden Pflanzen (z.B. Eibisch, Salbei, Chinarinde usw.) bis hin zur ableitenden Akupunktur mit Fernpunkten.

Diese Maßnahmen haben eine stark kühlende Wirkung und erzielen dadurch oft einen raschen Fieberabfall. Aber auch Antibiotika (bes. Penicillin) haben neben der vorrangigen mikrobiologischen eine stark kühlende Wirkung.

Ein Beispiel für eine lokale Yang-Störung ist eine Contusion mit anschließendem Auftreten der klassischen Entzündungszeichen (Tumor, Rubor, Dolor, Calor, Functio laesa). Auch hier sind alle Therapien hilfreich, die die lokale Stauung (zu viel = Yang) entlasten.

Dies reicht von lokalen Kältepackungen über phytotherapeutische Maßnahmen (z.B. Rosskastanienextrakt – als zusammenziehend-abschwellend bekannt) bis zu NSARs.

Die Acetylsalicylsäure wirkt energetisch kühlend – genauso wie die Weidenrinde, aus der sie ursprünglich extrahiert wurde, kühlend und abschwellend wirkt.

Ein Beispiel für eine schwere Yin-Störung ist der/die heute so häufige Patient/Patientin mit Müdigkeit, chronischer Verdauungsstörung, Mykose, Kälteempfindlichkeit und kaum erhöhter Temperatur bei Infekten.

Gerade eine langsam verlaufende Pilzinfektion entzieht dem Körper die Wärme bzw. Energie. Häufig gibt der Patient/die Patientin anamnestisch an, dass etwas

Kühlendes eine Verschlechterung verursacht (z.B. Verstärkung der Symptome auf Penicillin oder kühlende Nahrungsmittel usw.) und dass Wärme guttut.

Hier wäre die alleinige Akupunktur wenig hilfreich und es sollte zuerst eine antimykotische Therapie mit entsprechender „wärmender" Ernährungsumstellung und Phytotherapie (z.B. Thymian, Rosmarin usw.) mit gegebenenfalls ergänzender orthomolekularer Substitution erfolgen.

Ein weiteres typisches Beispiel ist der erschöpfte Patient/die erschöpfte Patientin mit vegetativer Symptomatik (Kreislauflabilität mit niedrigem Blutdruck, nächtliche Hyperhidrosis, nicht mehr belastbar usw.).

Auch hier finden sich viele Symptome einer schweren Yin-Störung. Gleichzeitig weist die Symptomatik für den FMDler/die FMDlerin auf eine Nebennierenerschöpfung hin. Auch hier wäre die alleinige Akupunktur nicht ausreichend, vielmehr muss eine umfassende „Nebennierentherapie" erfolgen. Diese reicht von einer Veränderung der Lebensführung und Ernährungsgewohnheiten über Phytotherapie und orthomolekulare Substitution bis hin zur Sanierung relevanter Störherde.

Schließlich sei erwähnt, dass chronische Subfebrilität und atypische bakterielle (Mykoplasmen, Clamydien, Borrelien usw.) oder virale Infektionen ebenfalls zu schweren Yin-Störungen zählen und entsprechend umfassend therapiert werden müssen.

Eine gute Anamnese weist zu 80–90 % auf die vermutlich zielführenden Therapiemöglichkeiten hin. Die genaueren und spezifischeren Aussagen ergeben sich durch die nachfolgende FMD-Untersuchung.

b. FMD-Untersuchung

Jede FMD-Untersuchung beinhaltet neben der Inspektion (Körperhaltung, Farbe, Sprache usw.) die Palpation von wesentlichen bzw. in Frage kommenden Strukturen sowie entsprechende Funktionsanalysen. Beizuziehen sind – je nach Klinik – sinnvolle weiterführende Untersuchungen (Labor, Ultraschall, Röntgen usw.).

Erst danach beginnt die Testung der einzelnen Muskeln:

Primär werden jene Muskeln überprüft, die schon wegen des Organbezugs und ihrer Lokalisation einen wichtigen Bezug zum Beschwerdebild haben.

Dabei ist die Suche nach hyporeaktiven bzw. schwach testenden oder eventuell schmerzhaften Muskeln im Beschwerdegebiet sehr wichtig. Jede nachfolgende

Therapie, die im Stande ist, die vorgefundenen Muskelschwächen zu stabilisieren bzw. die Schmerzempfindung beim Test zu verringern, ist als vorrangig einzustufen. Ähnlich vorrangig sind hyperreaktive Muskeln (evtl. mit Schmerz) zu bewerten.

Für einen guten Überblick sollten immer von mehreren Meridianen die entsprechenden Muskeln untersucht werden – zumindest jene, deren Meridiane nach Anamnese und Untersuchung als verdächtig bzw. gestört einzustufen sind. Auch ist ein Seitenvergleich meist hilfreich und auch sinnvoll.

Anschließend erfolgt die weitere Diagnostik mit TL/CH bzw. DTL/DCH zu Organzonen, zu potentiellen Störzonen und/oder Alarmpunkten, um die verschiedenen Interaktionen genauer zu erfassen.

Oft sind verschiedene Challengeformen erforderlich, um möglichst nahe ans Geschehen zu kommen bzw. um die pathologischen Befunde so weit zu verstärken, dass sich eine muskuläre Dysreaktion zeigt.

- Mechanisch (z.B. Kompression, Traktion, Torsion von Strukturen ...)
- Chemisch (z.B. Nahrungsmittel, Allopathika ...)
- Psychisch (z.B. ENV, emotionaler CH ...)

c. Weitere Diagnostik mit Alarmpunkten

Neben der Testung von bestimmenden meridian-organ-assoziierten Muskeln (z.B. PMC bei Magenproblemen) kann und soll auch das entsprechende „Alarmpunktareal“ (in diesem Fall KG 12) mit TL/CH untersucht werden.

Bei anamnestischem Verdacht sollten diese Areale – speziell wenn keine positive TL gefunden wird – immer auch mit einem entsprechenden CH zusätzlich untersucht werden. Im Anschluss können gegebenenfalls die verschiedensten Therapieansätze über diese Alarmpunktareale (s. Fallbeispiele) direkt getestet werden.

Schon Goodheart beobachtete bei der Mehrzahl der Patientinnen und Patienten eine Fülle in den Yang-Meridianen und eine Leere in den Yin-Meridianen.

In diesem Zusammenhang wurde damals eine wichtige Beobachtung gemacht, welche wir heute gut bestätigen können:

Die TL zum Alarmpunkt, dessen Meridian in der Maximalzeit der Organuhr steht, führt zu einer Hyperreaktion des zugeordneten Muskels.

Dies erklärt sich dadurch, dass zur Maximalzeit die Qi-Durchflutung in diesem Meridian-Organ-Komplex physiologischerweise so groß ist, dass der assoziierte Alarmpunkt direkt mitreagiert.

Beispiel: Zwischen 13.00 und 15.00 Uhr hat der Dü-Meridian seine Maximalzeit und sein Alarmpunkt KG 4 wird den normoreaktiven Rectus femoris physiologischerweise in eine Hyperreaktion führen. Zur Maximalzeit eines Meridians sollen somit über diesen Alarmpunkt mit dem zugeordneten Muskel keine Heilmittel getestet werden.

d. Hinweise auf Störungen zwischen Innen-Außen- und Oben-Unten-Partnern

Wichtig ist hier die Beachtung der synergistischen Verknüpfung der Oben-Unten-Partner und die reziproke Verknüpfung der Innen-Außen-Partner.

- **Oben-Unten:** Muskeln von Oben-Unten-Partnern (z.B. Di und Ma) sind im Muskeltest entweder beide hyperreaktiv oder beide hyporeaktiv.
- **Innen-Außen:** Die zugeordneten Muskeln eines Meridians testen hyporeaktiv (z.B. der Di-assoziierte TFL) und die Muskeln des Innen-Außen-Partners hyperreaktiv (Lu-assoziierter Serratus).

In beiden Fällen besteht die Wahrscheinlichkeit, dass durch die Hilfe des einen Partners auch der andere profitiert.

e. Verknüpfung Muskelbefunde, Akupunkturlehre und strukturelle Störungen

David Leaf hat mehrere wichtige Zusammenhänge bei der Verwendung der Alarmpunkte und Passagepunkte beschrieben.

Felix Mann beobachtete bei relevanter Störung eines Meridians auch eine Subluxation auf der Höhe der Zustimmungszone.

George Goodheart bestätigte dies und ergänzte, dass umgekehrt auch spinale Subluxationen eine Meridianstörung verursachen.

Zu beachten ist, dass weder Leaf noch die meisten anderen amerikanischen Diplomates die Überprüfung des starken Muskels auf Normo- oder Hyperreaktion durchführt haben. Ihre Bewertung eines „Meridians in Fülle“ erfolgte primär über die Schmerzpalpation des Akupunkturpunkts. Interessant ist in diesem Zusammenhang, dass Leaf schließlich empfiehlt, auf die Fünf Wandlungsphasen zurückzugreifen, wenn das beschriebene Vorgehen nicht zielführend ist.

f. Alarm- und Zustimmungspunkte

- Bei positiven Alarmpunkten sollten immer auch die entsprechenden Zustimmungszonen (Wirbelebene) mit DTL/DCH untersucht werden. Gegebenenfalls wird eine segmentale Begleittherapie das viszerale Organ unterstützen.
- Bei positiven Zustimmungszonen (z.B. bei Rückenschmerz) sollten immer auch die entsprechenden Alarmpunkte (viszerales Organ) überprüft werden. Gegebenenfalls wird eine Begleittherapie des viszeralen Organs der segmentalen Wirbelebene helfen.
- Wenn ein hyporeaktiver Muskel durch seinen assoziierten Alarmpunkt mit einer Stärkung reagiert, so wird eine Therapie für das Organ diesem Muskel helfen.
- Falls in diesem Fall ein hyporeaktiver Rectus femoris rechts ein Ileum posterior rechts verursacht, so wird eine Therapie des Dünndarms zur Stärkung des Rectus femoris und damit zu einer anhaltenden Stabilisierung des Beckens führen.

D. Strategische Überlegungen

Nach der Anamnese und den Ergebnissen der Erstuntersuchung ergeben sich folgende strategische Überlegungen, die anhand einiger typischer Fälle in der Praxis beschrieben werden:

a. Störfeldgeschehen

Bei vielen chronischen Erkrankungen besteht der Verdacht einer Störfeldvorbelastung, sodass in der Praxis bei diesen Patienten und Patientinnen immer danach gesucht werden sollte. Eine genaue Anamnese führt uns dabei schon sehr nahe an vermutete Störherde, die anschließend mit FMD genauer überprüft werden.

Werden z.B. Narben als Störfeld identifiziert, sollte zuerst die genaue Erhebung aller diesbezüglichen Interaktionen und Zusammenhänge erfolgen. Nach der durchgeführten Therapie (z.B. Neuraltherapie) erfolgt die Vergleichsuntersuchung der vorher erhobenen Befunde, deren Ergebnis über weitere Maßnahmen und Therapiemethoden entscheidet.

Häufig ist die Störfeldsanierung der entscheidende Schritt zur Aufarbeitung von Grunderkrankungen nach dem Motto: „Der Körper würde schon …, wenn er nicht chronisch gestört bzw. ausgebremst würde."

Nach einer relevanten Störfeldtherapie ist es ratsam, mit anderen Therapieansätzen abzuwarten, da der Organismus für die Aufarbeitung und Umstrukturierung oft für drei bis vier Wochen sehr gefordert ist. Therapieresistenzen in der Akupunktur können durch eine vorausgehende Herdsanierung deutlich reduziert werden.

b. Allergie – Rheuma

Häufige Diagnosen in der Allgemeinpraxis sind heute die „allergische Diathese" und/oder „rheumatische Beschwerden".

Bei der FMD-Untersuchung finden sich speziell bei Allergien immer wieder generalisiert-hyperreaktive Muskeln. Zielführend ist hier jedenfalls die Vorgehensweise, wie sie im Allergie-Screening im *Handbuch der Funktionellen Myodiagnostik* beschrieben ist.

Neben Maßnahmen, die sich aus dem Screening ergeben, lassen sich z.B. beim Heuschnupfen oft positive TL/CH an Akupunkturpunkten in der Nasen- oder Augengegend (u.a. Di 20-Areal, Ma 1–3, Bl 1 und 2, PdM …) finden. Diese Punkte haben bei Nadelung zwar eine gute lokalreflektorische Wirkung, sie sind aber meist nicht in der Lage, die zugrundeliegende Regulationsstörung kausal zu behandeln. Besser ist es, diese Punkte diagnostisch zu verwenden und gegebenenfalls mit DTL die therapeutischen Punkte zu suchen (meist Elementpunkte, Kontroll- und Unterstützungspunkte).

Ähnliches gilt für Asthma bronchiale, wo die lokalen Punkte (z.B. Lu 1–2, KG 17–19, Bl 13) oder ein „Thorax-Kompressions-CH" diagnostisch verwendet werden, um anschließend mit der Suche nach therapeutisch wichtigen Akupunkturpunkten fortzufahren. So können auch weitere Therapien wie z.B. Phytotherapeutika getestet werden.

Falls bei rheumatischen Patientinnen und Patienten hyporeaktive und teils schmerzhafte Muskeln durch TL/CH an Akupunkturpunkten normoreaktiv wer-

5.

den, sind diese als entscheidende therapeutische Punkte zu werten und entsprechend einzusetzen.

Sollten primär keine hyporeaktiven Muskeln vorliegen, kann bei Patienten und Patientinnen mit rheumatischen Beschwerden in der Schmerzregion ein positiver CH gesucht werden. Manchmal genügt ein starker Faustschluss (evtl. verstärkt mit der zweiten Hand), um einen positiven Challenge zu provozieren. Davon ausgehend werden dann Akupunkturpunkte und Therapeutika auf NC (= normoreaktiven Challenge) untersucht.

Teilweise sind Stärkung und Schmerzreduktion von hyporeaktiven und schmerzhaften Muskeln mit einzelnen therapeutischen Substanzen so dramatisch, dass die Einnahme dieser Stoffe (orthomolekular, allopathisch u.a.) sogar Voraussetzung für ein gutes Ansprechen der Akupunktur sein kann.

c. Akute/r Schmerzpatient/in

Gerade hier können und sollen verschiedene Therapieansätze kombiniert werden.

Am Beginn steht in diesem Fall die übliche körperliche und ggfs. neurologische Untersuchung auf eventuelle spinale Einengung mit entsprechendem Procedere.

Zur Akupunktur werden jene Punkte eingesetzt, die idealerweise die hyporeaktiven Muskeln sowie die positive TL/CH zur Schmerzregion aufheben.

Akupunktur, optimale Lagerung sowie eine Mobilisierung nach FMD-Testung bilden eine hervorragende Kombination.

Manchmal erlebt man während der Akupunktur mit Antiken Punkten, dass ein anfänglich unmögliches Aufsitzen aus der Liegeposition plötzlich möglich wird. In diesem Fall kann der Therapieerfolg deutlich gebessert werden, wenn während der Akupunktur mit einigen Aufsitzübungen eine verbesserte Bahnung durchgeführt wird, sodass eine neurologische Reorganisation der gestörten Funktionskette erfolgt.

Schwere Fälle können natürlich auch verschiedene Allopathika wie z.B. NSAR oder andere Begleitmaßnahmen erfordern, die gut über TL/CH zu der akuten Rückenregion testbar sind.

d. Verletzungen

Im FMD-Test finden sich meist mehrere lokale schwache und zum Teil schmerzhafte Muskeln. Diese Beschwerden nach lokalen Verletzungen werden primär mit lokalen manuellen Techniken behandelt (s. manuelle Kapitel im *Handbuch der Funktionellen Myodiagnostik*). Falls der Patient/die Patientin die meist sehr intensive manuelle Behandlung von Trigger- und Reflexzonen ablehnt oder nicht toleriert, ist die Akupunktur mit Punkten, die die primär erhobenen Befunde aufheben, eine sehr gute Therapiemöglichkeit. Auch können beide Therapieansätze kombiniert werden.

Die Neuraltherapie bietet darüber hinaus oft eine Hilfestellung, wenn z.B. Triggerzonen sehr tief liegen oder diese schlecht auf Akupunktur oder manuelle Techniken reagieren. Zusätzlich können andere Therapieansätze wie Phytotherapie, Orthomolekulare Therapie, physikalische Maßnahmen u.a. eingesetzt werden.

e. Magen-Darm-Störungen

Hier sollten neben Anamnese, Palpation und FMD-Untersuchung auch die Kriterien der F.X. Mayr-Medizin berücksichtigt werden.

Im FMD-Test weisen die Befunde der assoziierten Muskeln (TFL, Rectus femoris, PMC, Latissimus, PMS, Popliteus) bzw. der Alarmpunktzonen auf die betroffenen Organ-Meridian-Systeme hin.

Während bei akuten Beschwerden häufiger eine monokausale Ursache gefunden werden kann, sind bei chronischen Beschwerden oft mehrere Befunde zu finden und zu therapieren.

Entsprechend sind manchmal Antibiotika und/oder Antimykotika und/oder Antiparasitika erforderlich. Diese Therapieansätze sollten immer auch mit einer entsprechenden Begleittherapie (Phytotherapie, Darmflorastützung, zumindest temporäre Karenz unverträglicher Nahrungsmittel ...) einhergehen.

Zur Stabilisierung bietet eine Akupunktur im Anschluss sehr wertvolle Dienste. Werden die zuletzt noch bestehenden Befunde mit potentiell therapeutischen Akupunkturpunkten negiert, so ist eine Akupunktur erfolgversprechend.

Bei Darmstörungen sollte immer auch das große Potential der Phytotherapie ausgeschöpft werden. Gerade hier können mit FMD – individuell und differenziert – die am besten wirksamen Bitterstoffdrogen gefunden werden.

Bei Darmentzündungen (Colitis u.a.) hat sich hingegen die Kombination aus Akupunktur und gerbstoffhaltigen Phytopharmaka sehr bewährt.

f. Erschöpfung, Müdigkeit (Burnoutsyndrom)

Wird nach Anamnese und TCM-Erwägungen eine Yin-Störung vermutet und durch die FMD-Untersuchung bestätigt, müssen therapeutische Ansätze wie Phytotherapie, Moxa, Ernährung und gezielte Substitution von Nährstoffen in Erwägung gezogen werden.

Die übliche „Nadelakupunktur" spielt hier sicherlich nur eine sekundäre Rolle.

Das Wissen um Meridianzusammenhänge und Wandlungsphasen ist hier sehr entscheidend. Das Beispiel eines häufig beobachteten Beschwerdebilds bei Frauen soll dies zeigen: Kälteempfindlichkeit mit meist kalten Akren, Blasenschwäche, Durchblutungsstörungen, Zyklusstörungen, verminderter Libido, depressiven Phasen usw. Diese Beschreibung weist auf eine Störung von KS, 3E und Niere/Blase hin. Die Beeinträchtigung bezieht sich besonders auf die Nebenniere, die in der TCM als „Feuerniere" bekannt ist. Die funktionellen Zusammenhänge, z.B. zum Unteren 3E mit Ovarien oder zum Oberen 3E mit Thyroidea oder aber zum KS als Mittler zwischen Herz und Niere, können mit FMD gut untersucht werden.

Mit subtiler Palpation kann in diesem Fall öfter eine kühlere Zone im Bereich des Unteren 3E erspürt werden. Diagnostische Sicherheit bringt der „Thermische Challenge" (Kapitel 6.), wodurch eine genau abgestimmte individuelle Therapie ermittelt werden kann. Besonders die Phytotherapie mit ihrer hormonell regulierenden Wirkung kommt hier zum Einsatz.

g. Infektanfälligkeit, immunologische Störungen

Auch hier weist die FMD-Untersuchung auf die primär gestörten Systeme hin.

- Bei der Untersuchung des Respirationstrakts sollten immer auch Nasennebenhöhlen, Zähne, Tonsillen, Thyroidea und Thymus mituntersucht werden. Entsprechend sind auch die zugeordneten Muskelbefunde (Deltoideus, Serratus, Infraspinatus, Nackenflexoren ...) zu erheben.
- Bei rezidivierenden Harnwegsinfekten ist die Funktion der blasenassoziierten Muskeln (Peronei, Tibialis ant.) für das Organ leider wenig aussagekräftig. Wichtiger sind hingegen TL/CH über Symphyse bzw. über den Alarmpunktarealen (Ni 11, KG 2–4, GB 25 ...). In diesem Zusammenhang kann auch häufig

ein positiver thermischer CH im Unterbauch gefunden werden. Schließlich erfolgt die Erhebung der weiteren Zusammenhänge mit DTL zu Narben, Thyoidea u.a.

Bei Infektanfälligkeit sind immunmodulierende Maßnahmen wie Eigenbluttherapie (ergänzt mit Homöopathika oder Nosoden), Phytotherapie, orthomolekulare Substitution, Neuraltherapie und Akupunktur – je nach Konstitution und Einschätzung des aktuellen Zustands des Patienten/der Patientin – die entscheidenden Therapieansätze.

h. Switching

Gerade bei Patienten und Patientinnen mit mehreren Störfaktoren findet sich eine Häufung von Switching-Phänomenen. Besonders durch die Arbeiten von Gerz konnte zunehmend Klärung in dieses teils komplizierte Erscheinungsbild gebracht werden.

In der Praxis soll beim Auftreten von eigenartigen Befunden, generalisiert hyperreaktiven Muskeln, paradoxen Reaktionen auf Therapeutika, Therapieresistenzen usw. an diese Problematik gedacht werden. Zur genauen Untersuchung von Störherden, zu der Berücksichtigung von Uhren, Ringen, Schmuck (URS), die besondere Bedeutung von 3E, KS, LG, KG, Nabel sowie mediane Narben als potentielle Auslöser von Switching sei auf das entsprechende Kapitel verwiesen.

5.

E. Erkennungsmerkmale therapeutisch wichtiger Akupunkturpunkte

Als therapeutisch wichtige Akupunkturpunkte bezeichnen wir jene Punkte, die das Potential zeigen, alle (oder beinahe alle) dysreaktiven Muskelbefunde sowie alle positiven TL/CH aufzulösen.

Grundsätzlich überwiegen hier jene Akupunkturpunkte, welche schon physiologischerweise eine breite Wirkung erzielen. In der Therapie wächst deren Einflussbreite immens an, sodass die physiologischen Regeln massiv erweitert werden und dadurch (fast) alle Befunde aufgehoben werden können.

Werden diese Punkte genadelt, erfolgt innerhalb von Sekunden bis zu einer Minute eine grundlegende Umstellung im Körper und die vorherigen Befunde sollten danach ganz oder beinahe aufgehoben sein.

Während dieser Reaktionsphase ist im FMD-Test oft ein Wechseln der Befunde von hyporeaktiv, normoreaktiv und hyperreaktiv in beliebiger Reihenfolge und Kombination zu beobachten. Da Akupunkturpunkte ein Fenster zum Grundsystem darstellen, erklärt sich dieses Phänomen durch eine plötzlich stattfindende Depolarisationskaskade mit Rückkoppelungen. Die Variation dieses „Einschwingverhaltens" ist abhängig von der Qualität des Grundsystems (Bergsmann).

Die häufigsten therapeutischen Akupunkturpunkte	
Elementpunkte	Einfluss auf alle anderen Elemente im Yang- oder Yin-Bereich
Kontroll- und Unterstützungspunkte	Einfluss auf je drei Meridiane
Kardinalpunkte	Sondermeridian mit Querverbindung zu mehreren Meridianen
Punkte mit Mehrfachfunktion	z.B. Gb 41 als Element und Kardinalpunkt, Lu 7 als Kardinal- und Passagepunkt usw.

a. Kennzeichen therapeutisch wichtiger Akupunkturpunkte

Im Gegensatz zur Physiologie (im Rahmen der Diagnostik) beeinflussen diese Punkte jetzt plötzlich fast alle Körpersysteme:

- Sie beeinflussen beide Körperseiten.
- Sie beeinflussen Yang- und Yin-Meridiane.
- Sie zeigen grundsätzlich eine positive TL/CH.

b. Reaktion der Muskelbefunde auf diese Akupunkturpunkte

- Normoreaktive Muskeln werden hyporeaktiv (= positive TL).
- Hyporeaktive Muskeln werden normoreaktiv (= positive TL).
- Hyperreaktive Muskeln werden meist hyporeaktiv (Superchallenge = SC).
- (Seltener normoreaktiver Challenge = NC)
- Dysreaktive Muskeln, verursacht durch TL/CH zu Organen, Narben usw., werden durch Doppel-TL an diese Akupunkturpunkte wieder normoreaktiv.

c. Reduktionsregeln therapeutisch wichtiger Akupunkturpunkte

Grundsätzlich sind meist nur zwei bis vier Akupunkturpunkte mit diesem großen Potential auffindbar:

- Meist sind sie nur einseitig zu finden,
- meist nur ein Punkt pro Extremität,
- meist ein bis zwei Elementpunkte,
- meist ein bis zwei Kontroll- oder Unterstützungs- oder Kardinalpunkte.

Nach richtiger Nadelung dieser Punkte sollten alle Muskeln normoreaktiv testen und die vorher bestehenden TL/CH sollten nicht mehr gefunden werden.

Die optimale Dauer der Akupunktur bewegt sich zwischen 20 und 30 Minuten. Falls zu lange genadelt wird, können die aufgehobenen Befunde allmählich wieder auftauchen. Spätestens dann sollen die Nadeln rasch entfernt werden.

Bei zu langer Nadelung kann sich auch eine temporäre generelle Hyporeaktion zeigen, die sich nach Entfernen der Nadeln rasch wieder aufhebt.

Zu beachten ist, dass Akupunkturpunkte, die hyperreaktiv testen, nicht genadelt werden.

F. Therapie mit Elementpunkten

Elementpunkte stellen in Verbindung mit den Regeln der Fünf Wandlungsphasen die stärkste und am häufigsten zu findende Therapieoption dar. Die folgenden Darstellungen von verschiedenen Konstellationen zeigen die rasche Reduktion der in Frage kommenden therapeutischen Elementpunkte auf.

a. Vorgehensweise und Grundregeln

Zuerst werden Anamnese, Klinik und Status mit Bezug auf die Wandlungsphasen erhoben. Dann erfolgt die Erhebung der Muskeldysfunktionen, Alarmpunkt- und Organ-TL/CH.

Nun werden mit DTL/DCH jene Elementpunkte gesucht, die nach den Regeln der Fünf Wandlungsphasen wahrscheinlich in der Lage sind, die erhobenen Befunde aufzuheben.

- Meist finden sich pro Behandlung nur ein bis zwei Elementpunkte mit diesem breiten Einflusspotential.

- Fast immer werden Elementpunkte mit hochgradiger therapeutischer Bedeutung nur einseitig gefunden.
- In Wandlungsphasen mit hyporeaktiven Muskeln (Leere) findet man selten therapeutische Elementpunkte.

b. Muskelkonstellationen nach Wandlungsphasen

- Bei hyporeaktiven Muskeln finden sich die therapeutischen Elementpunkte vorwiegend in der unterstützenden oder tonisierenden Wandlungsphase.
- Bei hyperreaktiven Muskeln finden sich die therapeutischen Elementpunkte meist in der kontrollierenden oder sedierenden Wandlungsphase.

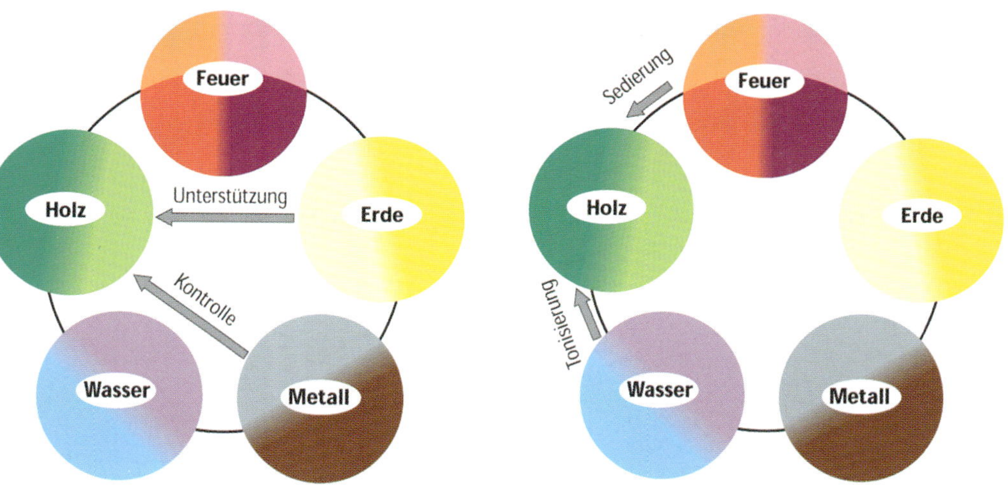

Kontrolle und Unterstützung zum Holz

Sedierung und Tonisierung zum Holz

- Bei mehr als zwei Elementen mit hypo-/hyperreaktiven Muskeln sind primär jene Elementpunkte zu suchen, die schon physiologischerweise in der Lage sind, die meisten dieser Muskelbefunde zu normalisieren.

  Zur Veranschaulichung sind die wesentlichen Konstellationen in den nachfolgenden Abbildungen dargestellt. Dabei sind die Anmerkungen und Bildunterschriften so gehalten, dass zu jedem Beispiel der jeweils größte gemeinsame Nenner beschrieben wird, der sich aus der rationalen Anwendung der Regeln der Antiken Punkte ergibt.

Pfeil nach oben bedeutet hyperreaktive Muskeln, Pfeil nach unten bedeutet hyporeaktive Muskeln.

- Der große Punkt in den Kreisen deutet auf jene Wandlungsphase(n), in der/denen der vermutete therapeutische Elementpunkt zu suchen ist.
  - Hyperreaktive Muskeln in einer Wandlungsphase (Beispiel Holz) und hyporeaktive Muskeln in der übernächsten Wandlungsphase (Erde).

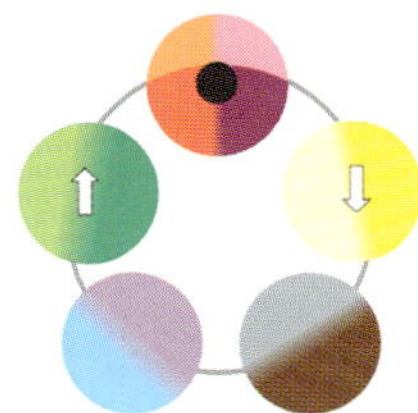

→ Suche primär Elementpunkte in der Wandlungsphase dazwischen (Feuer-Elementpunkt sediert Holz und tonisiert Erde)

- Hyperreaktive Muskeln in einem Element und im übernächsten Element (Beispiel Feuer und Metall)

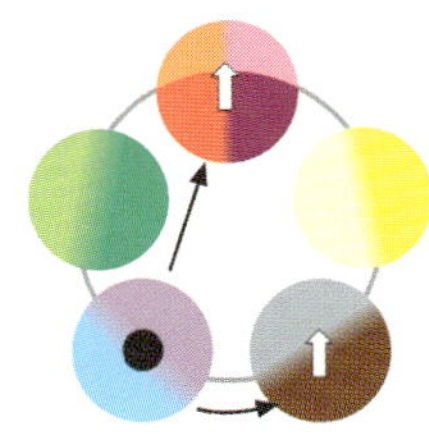

→ Suche primär Elementpunkte, die beide Muskelkonstellationen sedieren (Wasser-Elementpunkt kontrolliert Feuer und sediert Metall)

- Hyporeaktive Muskeln in einem Element und im übernächsten Element (Beispiel Feuer und Metall)

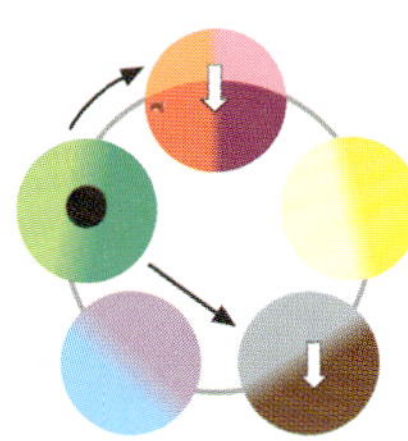

→ Suche primär Elementpunkte, die beide Muskelkonstellationen stärken (Holz-Elementpunkt tonisiert Feuer und unterstützt Metall)

- Hyperreaktive Muskeln in einem Element (Beispiel Feuer) und hyporeaktive Muskeln im nachfolgenden Element (Erde).

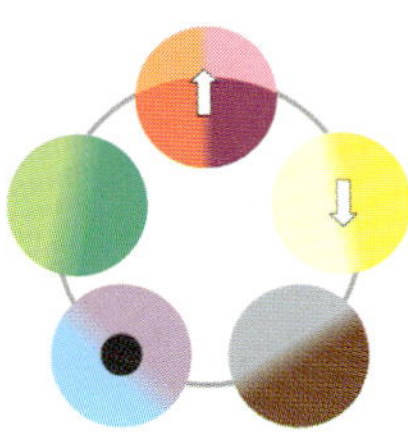

→ Prüfe die Elementpunkte im Wasser (kontrolliert Feuer und unterstützt Erde)

5.

- Hyporeaktive Muskeln einer Wandlungsphase (Beispiel Erde) und hyperreaktive Muskeln in der nachfolgenden Wandlungsphase (Metall).

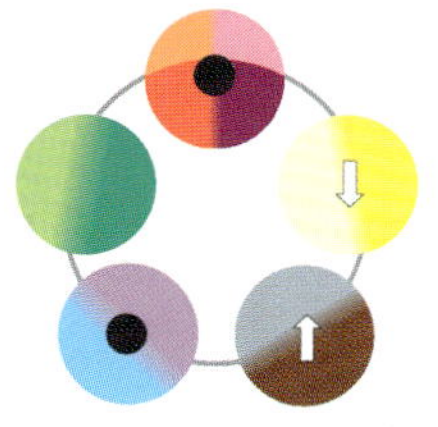

→ Suche Elementpunkte in benachbarten Wandlungsphasen (Feuer-Elementpunkt tonisiert Erde und kontrolliert Metall, Wasser-Elementpunkt unterstützt Erde und sediert Metall)

c. Fallbeispiele

In der Praxis sollten immer mehr als zwei Muskelbefunde vorliegen, und zwar sowohl von Muskeln auf der Yin- als auch auf der Yang-Seite. Die oben genannten Regeln in Verbindung mit der FMD-MT-Anamnese und -Klinik müssen dann so gut wie möglich angewendet werden.

Nach einer so durchgeführten Akupunktur sollten alle (oder fast alle) Muskeln normoreaktiv testen sowie die vorher gefundenen TL/CH nicht mehr auffindbar sein.

Falls noch einzelne positive Befunde vorhanden sind, werden weitere Akupunkturpunkte oder andere therapeutische Ansätze mit besonderem Bezug zu den noch positiven Befunden gesucht.

Die nachfolgenden Fallbeispiele sollen aufzeigen, dass in der Praxis nur selten die einfache Lehre vorkommt. Auch ist man immer wieder mit einer generalisierten Hyperreaktion (GHR) der Muskeln konfrontiert. Hier sollte man immer die Chance nutzen, einen entsprechend positiven CH zu finden, da dieser als sehr hochwertig einzustufen ist. Ein positiver CH vom hyperreaktiven Muskel in die Hyporeaktion wird entsprechend als Superchallenge (SC) bezeichnet.

Fall 5

S.W., w, 53 J, A: akutes Schulter-Arm-Syndrom li seit einer dreitägigen Fahrradtour, bisher an Schultergürtel, HWS und Oberkörper keine gravierenden Vorerkrankungen.

U: unauffällige Abduktion und AR/IR, h Teres minor, Deltoideus und Infraspinatus li, NC: Ma 36 re, He 8 re, und Le 1 li → Akupunktur.

Danach sofort erhebliche Besserung.

Diskussion: Die FMD-Befunde weisen zuerst auf eine Fülle in 3E und Lunge.

Ma 36 führt zu einer Sedierung der Yang-Seite des Feuers über den Elementpunkt Magen (Sohn-Mutter). He 8 ist der Elementpunkt für den Kontrollzyklus Lunge. Le 1 erklärt sich am ehesten mit der Tonisierung der Yin-Seite des Feuers (Mutter-Sohn).

Fall 6

W.F., m, 34 J, A: Asthma bronchiale seit 15 Jahren, saisonaler Heuschnupfen. Beginn der Allergien mit der Bäckerlehre, deshalb umgeschult. Derzeit keine berufliche Exposition. Unter Candidabehandlung kommt es zu einer Besserung vieler kleinerer Beschwerden, nicht aber des Asthmas. Präzise Rhythmik der Beschwerden alle 3 Stunden, jeweils sofortige Besserung auf Allergospasmin-Spray.

U: Testung unmittelbar vor erneutem Bedarf an Allergospasmin-Spray: GHR, es fanden sich als SC: Ni 10 li, KS 8 li und Dü 5 re → NC: Akupunktur dieser Punkte.

Bereits unter der Akupunktur dieser 3 Punkte innerhalb von Sekunden deutlicher Rückgang der beginnenden Asthmasymptomatik, nach 15 Minuten völlige Beschwerdefreiheit.

Diskussion: Die Akupunktur der Elementpunkte Niere und KS führte über Sohn-Mutter und Großmutter-Enkel zur Lunge zu einem beachtlichen Therapieerfolg. Diese wirken sedierend bzw. kontrollierend auf die Lunge. Dü 5 kontrolliert ebenfalls Metall – aber im Yang-Bereich.

Basierend auf Empfehlungen aus der klassischen Akupunkturlehre wurden hier zunächst die folgenden Punkte geprüft: Bl 13, Lu 7/9, KG 12/17/22, Di 4, Ma 40. Diese zeigten jedoch keinerlei Testreaktion.

Fall 7

C.P., m, 18 J, A: akute Bronchitis mit massivem Husten und zähem Schleim.

U: n PMC und PMS bds, h Deltoideus bds, w TFL bds → NC durch Akupunktur von He 8 li und Ni 10 li sowie Di 1 re.

Diskussion: Primär betroffen war hier das Metallelement mit Hyperreaktion von Lu und Hyporeaktion Di. Die Behandlung erfolgte über die Elementpunkte der Yin-Seite von Feuer und Wasser, die die Lunge kontrollieren bzw. sedieren. Diese wurden als erste genadelt. Die Auswahl des Punktes Di 1 re ist gegen die Regel (ein positiver Elementpunkt eines hyporeaktiven Muskels ist sehr selten), aber dieser ergab sich erst danach – im Zuge der Testung als einziger Elementpunkt, der eine komplette Normoreaktion herstellte.

Prompte Heilung der Bronchitis innerhalb weniger Tage nach nur einer Akupunktur.

Fall 8

S.W., w, 53 J, A: Karpaltunnelsyndrom re > li trotz erfolgter Herdsanierung im Zahnbereich, jahrelange Migräneanamnese, besser nach verschiedensten naturheilkundlichen Maßnahmen, jetzt intermittierend auftretende Kopfschmerzen temporal bds.

U: w Handflexoren bds (dem Magen zugeordnet), s Handextensoren bds, NC durch Akupunktur von KS 8 bds, Dü 5 re und Bl 66 re.

Diskussion: Schwäche im Magen und über den temporalen Kopfschmerz Hinweis auf Gb. Der Elementpunkt Dü 5 tonisiert Ma bei gleichzeitiger Sedierung der Gb, KS 8 bds sediert ebenfalls das Holz und fördert die Erde – jeweils im Yin-Bereich. Bl 66 stellt über den Unterstützungszyklus die maximale Förderung des Magens dar. Durch diese Akupunktur verschwanden die Kopfschmerzen des Patienten völlig, die Beschwerden des Karpaltunnelsyndroms exazerbierten leicht für zwei Tage und lösten sich danach ohne weitere Behandlung auf.

Fall 9

G.R., m, 58 J, A: chron. LWS-Syndrom und Gonalgie re bei Z.n. Meniscus-OP vor 8 Wochen. Multiple Narbenstörfelder im Gesichtsbereich infolge früherer Sportverletzungen, psychovegetative Erschöpfung durch existentielle Ängste, seit 3 Wochen diffuse intermittierende Schmerzsensationen im Bereich einer früheren Nasenbeinfraktur und über der rechten Augenbraue.

U: GHR, SC: TL Lu 8 re, Ma 36 li und Ni 10 re → NC: Akupunktur dieser Punkte.

Danach Besserung des Allgemeinzustands und Schmerzreduktion um ca. 60 %.

Diskussion: Die Kniegelenksbeschwerden und auch die intermittierenden Gesichtsschmerzen deuten primär auf eine Störung im Holz hin, die LWS-Problematik und die existentiellen Ängste repräsentieren v.a. das Wasser. Zunächst konnte die Yin-Seite des Wassers über den Elementpunkt Lunge (Mutter-Sohn-Zyklus) tonisiert werden. Der Elementpunkt Magen kontrolliert die Yang-Seite des Wassers und unterstützt Holz und damit Sehnen und Muskulatur. Die Yin-Seite von Holz profitiert vom Elementpunkt Niere (Mutter-Sohn-Zyklus).

Folgebehandlung 10 Tage später:

U: n Latissimus bds, h Rectus und Piriformis bds, NC: Akupunktur von KS 8 re, MP 3 li und Ma 36 li. Dadurch völliger Rückgang der aktuellen Beschwerden.

Diskussion: Nach der ersten Behandlung Auflösung der GHR, jetzt noch Fülle im Feuer (Dü und KS). Sedierung über die Elementpunkte der Erde (Sohn-Mutter-Zyklus). Der Elementpunkt KS unterstützt das Wasser (Angstanamnese – Wasser).

Andere mögliche sinnvolle Element-, Sedierungs-, Unterstützungs- und Kontrollpunkte zeigten keinerlei Testreaktion.

Zufriedenstellende Besserung für ca. 3 Monate nach diesen beiden Behandlungen.

Fall 10

R.S., m, 34 J, A: akute Exazerbation eines Enteropathiesyndroms bei bekannten NMU. Generell seit einigen Monaten erhebliche Besserung der Verdauungssituation nach Durchführung einer Candidatherapie lege artis, Substitution Vitamin-B-Komplex und Kupfer, phytotherapeutischer Leberdrainage sowie vermehrter Zufuhr wärmender Gewürze. Seit 2 Tagen nach einer Betriebsfeier mit üppigem Essen massiver Meteorismus, krampfartige Bauchschmerzen, extreme Müdigkeit sowie plötzlich starke Empfindlichkeit der Zahnhälse. Trotz anschließender Schonkost, Darmreinigung mit Bittersalz und Leberwickel nur wenig Änderung der Beschwerdesymptomatik.

U: GHR, NC durch Akupunktur von KS 8 li, Di 1 li und MP 3 re.

Bereits unter der Akupunktur kam es zu reger Darmtätigkeit und Entspannung im gesamten Oberbauch.

Diskussion: Die Störung ist Holz und Erde zuzuordnen, was sich sowohl aus der Anamnese als auch aus den positiv getesteten Elementpunkten ergibt. Elementpunkt KS (Mutter-Sohn-Zyklus hilft MP), der Elementpunkt Di kontrolliert Gb und wirkt stark krampflösend.

Der Elementpunkt MP erklärt sich durch Unterstützung der Le.

Fall 11

A.H., w, 52 J, A: Colon irritabile seit dem letzten Sommerurlaub im Süden. Parodontose und dentogene Herdbelastungen, die kieferchirurgisch und zahnärztlich saniert wurden, außerdem CMD, behandelt mittels COPA. Zusätzlich NMU, Narbenstörfelder, Mineralstoffdysbalance sowie chron. HWS- und LWS-Beschwerden; zahlreiche dieser Beschwerden wurden erfolgreich therapiert. Seit Beginn des Colon irritabile kam es jedoch zu kontinuierlicher Gewichtszunahme von 4 kg, häufig Kopfschmerzen temporal bds sowie zunehmende Schlafstörungen und depressive Verstimmungen. Nach Candidadiagnostik antimykotische Therapie, allerdings ohne nennenswerten Erfolg.

U: n Rectus bds, Latissimus und PMS re, h Latissimus und PMS li.

NC: BL 66 re, Le 1 re und KS 8 li → Akupunktur.

Diskussion: Zunächst zeigte sich eine Störung von Holz und Erde (Anamnese und hyperreaktive Muskeln). KS 8 sediert Le, was hier gut passt. Er könnte aber auch die schon bestehende Fülle des MP verstärken, allerdings überwiegt die Wirkung des Elementpunkts im Kontrollzyklus (hier Le 1) gegenüber der Wirkung im Tonisierungs- oder Sedierungszyklus.

Auf der Yang-Seite führt der Elementpunkt Bl 66 zur Tonisierung von Gb und Unterstützung von Ma, was reziprok Le und MP „beruhigt“.

Nach Akupunktur Besserung der Verdauungssituation und für etwa 3 Wochen Stabilisierung des Allgemeinzustands, bis es im näheren Umfeld der Patientin zu einem Todesfall kam und sie selbst an einer akuten Bronchitis erkrankte. Danach durch einen Saunagang erhebliche Verschlechterung des Allgemeinzustands.

2. Behandlung

U: GHR, NC durch Akupunktur von Lu 8 re, Ma 36 li, MP 3 re und Gb 41 li (die üblicherweise häufig verwendeten Punkte, wie z.B. Sedierungs-, Passage- oder Quellpunkte von Leber, Galle und Magen zeigten in diesem Fall keine Testreaktion).

Die Bronchitis der Patientin heilte in den folgenden Tagen gut aus und der Allgemeinzustand stabilisierte sich zufriedenstellend.

Diskussion: Bei der zweiten Akupunktur kann keine differenzierte Aussage über die Muskelfunktion erhoben werden (GHR). MP 3 als Mutter-Elementpunkt der Lu ist naheliegend erklärbar, während die restlichen drei Elementpunkte als gesamtregulierende Maßnahme auf alle Wandlungsphasen gesehen werden müssen.

Fall 12

H.A., w., 51 J, A: stark verzögerter Heilungsverlauf nach Extraktion eines massiv entzündeten Zahns 43. FMD-getestete lokale phytotherapeutische Mittel und homöopathische Heilinjektionen ohne Erfolg.

U: GHR, SC: TL Ni 10 re, Bl 66 li und He 8 li → Akupunktur dieser Punkte.

Diskussion: Der Zahn 43 gehört zum Holzelement. Die Elementpunkte Ni und Bl tonisieren Holz über die Mutter-Sohn-Regel, zugleich kontrollieren sie das Feuer (Entzündung). Der Elementpunkt He (sediert Holz auf der Yin-Seite über die Sohn-Mutter-Regel) könnte auf den ersten Blick gegen die Tonisierung des Holzes über Ni und Bl wirken. Wahrscheinlich steht jedoch hier die tonisierende Wirkung auf die Erde im Vordergrund (Beziehungen Erde/Parodontium und Bindegewebsheilung).

Andere durchaus übliche Sedierungs-, Unterstützungs- und Kontrollpunkte von Holz, Erde und Feuer zeigten keinerlei Testreaktion.

Fall 13

A.H., w, 50 J, A: massive Prellungen und schmerzhafte Hämatome im Gesäß- und Oberschenkelbereich, li > re, nach Ausrutschen auf einer Eisplatte, verzögerter Heilungsverlauf, kaum Änderung durch übliche sportmedizinische Maßnahmen.

U: n Rectus re, Latissimus und PMS bds, h Rectus li und Piriformis bds.

NC durch Akupunktur von Bl 66 li, Gb 41 re und Le 1 li.

Diskussion: Die FMD-Befunde zeigen eine Störung im Feuer und Wasser, die verzögerte Rekonvaleszenz bezieht sich v.a. auf die Erde. Die Elementpunkte Holz (Gb 41, Le 1) tonisieren über die Mutter-Sohn-Regel das Feuer im Yin und Yang. Bl 66 unterstützt Erde, Gb 41 öffnet hier zudem als Kardinalpunkt das Gürtelgefäß.

Diese eine Akupunktur reichte für einen zufriedenstellenden Heilungsverlauf aus.

G. Therapie mit Kontroll- und Unterstützungspunkten

Kontroll- und Unterstützungspunkte haben die stärkste Wirkung auf ein „Meridiantrio", welches aus einem Meridian mit seinem Innen-Außen-Partner und seinem Oben-Unten-Partner besteht.

Wird über die Muskeltestbefunde mit ihren zugeordneten Meridianen auf den entsprechenden Kontroll- oder Unterstützungspunkt geschlossen, ergibt sich das Bild mit folgenden Tabellen:

Muskelkonstellationen für Kontrollpunkte im vorderen Längsdrittel				
h:	TFL (Di) + PMC (Ma)	w:	Serratus anterior (Lu)	Di 5
h:	Serratus anterior (Lu) + Latissimus (MP)	w:	TFL (Di)	Lu 10
h:	PMC (Ma) + TFL (Di)	w:	Latissimus (MP)	Ma 43
h:	Latissimus (MP) + Serratus anterior (Lu)	w:	PMC (Ma)	MP 1

Muskelkonstellationen für Kontrollpunkte im mittleren Längsdrittel				
h:	Teres minor (3E) + Popliteus (Gb)	w:	Piriformis (KS)	3E 2
h:	Piriformis (KS) + PMS (Le)	w:	Teres minor (3E)	KS 3
h:	Popliteus (Gb) + Teres minor (3E)	w:	PMS (Le)	Gb 44
h:	PMS (Le) + Piriformis (KS)	w:	Popliteus (Gb)	Le 4

Muskelkonstellationen für Kontrollpunkte im hinteren Längsdrittel				
h:	Rectus femoris (Dü) + Peroneus (Bl)	w:	Subscapularis (He)	Dü 2
h:	Subscapularis (He) + Psoas (Ni)	w:	Rectus femoris (Dü)	He 3
h:	Peroneus (Bl) + Rectus femoris (Dü)	w:	Psoas (Ni)	Bl 40
h:	Psoas (Ni) + Subscapularis (He)	w:	Peroneus (Bl)	Ni 3

Muskelkonstellationen für Unterstützungspunkte im vorderen Längsdrittel				
w:	TFL (Di) + PMC (Ma)	h:	Serratus anterior (Lu)	Di 3
w:	Serratus anterior (Lu) + Latissimus (MP)	h:	TFL (Di)	Lu 11
w:	PMC (Ma) + TFL (Di)	h:	Latissimus (MP)	Ma 44
w:	Latissimus (MP) + Serratus anterior (Lu)	h:	PMC (Ma)	MP 9

Muskelkonstellationen für Unterstützungspunkte im mittleren Längsdrittel				
w:	Teres minor (3E) + Popliteus (Gb)	h:	Piriformis (KS)	3E 1
w:	Piriformis (KS) + PMS (Le)	h:	Teres minor (3E)	KS 5
w:	Popliteus (Gb) + Teres minor (3E)	h:	PMS (Le)	Gb 34
w:	PMS (Le) + Piriformis (KS)	h:	Popliteus (Gb)	Le 3

Muskelkonstellationen für Unterstützungspunkte im hinteren Längsdrittel				
w:	Rectus femoris (Dü) + Peroneus (Bl)	h:	Subscapularis (He)	Dü 1
w:	Subscapularis (He) + Psoas (Ni)	h:	Rectus femoris (Dü)	He 4
w:	Peroneus (Bl) + Rectus femoris (Dü)	h:	Psoas (Ni)	Bl 60
w:	Psoas (Ni) + Subscapularis (He)	h:	Peroneus (Bl)	Ni 2

Praktischer Hinweis:

Auf einen betroffenen oder zu therapierenden Meridianumlauf (Meridianlängsdrittel) kann über Muskelbefunde oder über die Zuhilfenahme der B/E-Punkte am Kopf (siehe Kapitel 9.) geschlossen werden. Dies trifft vor allem zu, wenn mehrere Muskelbefunde unklar bleiben.

Zeigt bei der Testung der B/E-Punkte z.B. der Endpunkt Di 20 oder Ma 1 eine positive TL/CH, wird nur noch im betroffenen vorderen Umlauf (Lu, Di, Ma, MP) nach dem therapeutischen Kontroll- oder Unterstützungspunkt gesucht. Muskelbefunde des vorderen Umlaufs reichen jetzt, um auf eine mögliche Kontrolle oder Unterstützung zu schließen.

Bei dieser Art der Suche ergibt sich aber keine Aussage über die Elementpunkte.

a. Beeinflussung Innen-Außen-Partner

Die erste Bedeutung liegt in der Möglichkeit der starken Sedierung eines Meridians bei gleichzeitiger starker Tonisierung des Innen-Außen-Partners. Die Wirkung ist ähnlich dem Passagepunkt, jedoch oft stärker und mit zusätzlicher Wirkung auf den Oben-Unten-Partner.

5.

Fall 14

B.R., w, 39 J, A: chron. Sinusitis maxillaris bei Z.n. nach NNH-OP, rez. Otitis media, vegetative Dystonie, Z.n. subtotaler Strumektomie, seitdem Euthyrox/Jodid.

Ununterbrochener Fluss von farblosem Nasensekret, v.a. tagsüber, keine speziellen Auslöser oder Rhythmik erkennbar. Die Patientin bekannte in Analogie zum körperlichen Zustand, dass sie seit einigen Jahren beruflich „die Nase übervoll" hatte, es störte sie zunehmend, permanent darauf angewiesen zu sein, was andere über sie denken bzw. wie sie ihre Leistungen beurteilen …

U: h Deltoideus und PMC bds, w TFL bds, n Latissimus, Rectus und PMS bds.

HC: TL Lu 1 bds und KG 12, → NC: Lu 10 re, Ma 43 li und Di 6 li.

Danach Reduktion des Nasensekretflusses, Steigerung einer ungekannten Wut über die berufliche Situation und selbstbewusstes Ausleben derselben.

Diskussion: Der Kontrollpunkt Lu 10 sediert stark die Lunge (hyperreaktiver Deltoideus) bei gleichzeitiger Tonisierung des Dickdarms (hyporeaktiver TFL bds). Analog wirkt Ma 43 (als Kontrollpunkt) auf den hyperreaktiven PMC.

Ergänzend wirksam zeigt sich der Passagepunkt Di 6 als ausgleichender Punkt zwischen Lu und Di. In diesem Sinne wurde im Abstand von zehn Tagen die Akupunktur noch zweimal mit Erfolg wiederholt.

Fall 15

G.K., w, 33 J, A: akutes Schmerzsyndrom im Schulter-Nacken-Bereich li seit 2 Tagen, früher Enteropathiesyndrom bei Candidose und NMU, Ekzeme im Gesicht und chron. Cephalea parietal.

U: Blockierung C0/1 und C1/2, dadurch HWS-Rotation li nur bis 30° und Lateralflexion bis 45° möglich.

n Rectus und Latissimus bds, w PMS bds, h Popliteus bds.

HC: TL Niere bds → NC (für alle Befunde) Akupunktur Ni 3 re, Gb 44 li und Dü 2 li.

Diskussion: Kontrollpunkt Gb 44 kontrolliert Galle (Popliteus hyperreaktiv) bei gleichzeitiger Unterstützung des Le-Meridians als Innen-Außen-Partner mit PMS hyporeaktiv. Zum Ausgleich der bds positiven Nieren-TL fanden sich keine Elementpunkte, jedoch die Kontrollpunkte Ni 3 und Dü 2.

Nach einer weiteren Akupunktur 3 Tage später über die Elementpunkte He 8 re und Ni 10 li sowie den Kardinalpunkt Lu 7 li waren HWS und Schulter stabil.

b. Beeinflussung Oben-Unten-Partner

Die zweite Bedeutung der Kontroll- und Unterstützungspunkte liegt in der starken Beeinflussung der Oben-Unten-Partner-Meridiane. Ein Yang-Zustand des Dickdarms (z.B. Rhinitis) kann durch den Kontrollpunkt des Oben-Unten-Meridians (Ma 43) stark gebremst werden (gleichzeitig wird der MP unterstützt).

Bei akuten Beschwerden findet man häufiger den Kontroll- oder Unterstützungspunkt im Oben-Unten-Partner statt im betroffenen Meridian selbst. Dies bestätigt wieder die Regel der TCM, dass akute Geschehen über möglichst entfernt liegende Punkte zu therapieren sind.

Fall 16

J.M., w, 55 J, A: chron. LWS-Syndrom, Enteropathiesyndrom bei Sigmadivertikulose, Hämorrhoiden II°, rez. Zahnfleischentzündungen, dentale Herdbelastungen und multiple Materialunverträglichkeiten, Quecksilberbelastung.

Unter intensiver antimykotischer Therapie, orthomolekularer Substitution, neuraltherapeutischer Narbenbehandlung und kieferchirurgischer Sanierung des Apex 22/23 Besserung aller möglichen Beschwerden, nicht aber des intermittierend auftretenden „Wundgefühls" am gesamten Zahnfleisch, der Dysästhesien an der Zungenspitze sowie der lateralen Zahneindrücke.

U: n Rectus und PMS re, h Piriformis bds, Rectus und PMS li → NC durch Akupunktur von Le 3 li, Ma 44 li und MP 6 re.

Bereits am nächsten Tag Beschwerdereduktion im Zungen- und Zahnfleischbereich, völliges Verschwinden des Zungenbrennens sowie Besserung des Allgemeinbefindens, etwa acht Wochen anhaltend (im Anschluss Amalgamentfernung).

Diskussion: Zahnfleischproblematik, Schwermetallbelastung und Materialunverträglichkeiten haben primär den Bezug zu Erde und Holz. Das optimale Therapieergebnis war über die Unterstützungspunkte Leber und Magen (dass zwei therapeutisch wichtige Punkte an einer Extremität gefunden werden, ist selten) sowie den Gruppen-Passagepunkt der Yin-Meridiane an der unteren Extremität (MP6) zu erreichen.

5.

Fall 17

H.D. m, 36 J, A: vegetative Dystonie mit intermittierendem Ruhetremor, Palpitationen und Durchschlafstörungen seit einem halben Jahr, existentielle Ängste aufgrund von Unsicherheit in der Berufsfindung und Entscheidungsschwierigkeiten. Schilddrüsendysfunktion, besser durch Thyreogutt mono. Wegen Appetitmangel 5 kg Gewichtsabnahme in den letzten 4 Monaten, ansonsten internistisch o.B.

U: GHR, SC: TL Schilddrüse re → NC durch KS 8 re → W TL Gallenblase und ENV → NC durch Gb 34 und Ni 2 re → Akupunktur der 3 ermittelten Punkte.

Diskussion: Die psychosomatische Problematik ist Wasser und Holz zuzuordnen, die hormonelle Dysfunktion dem Feuer.

Über die Unterstützungspunkte von Gb und Ni (Unterstützung der eigenen Meridiane) kam es auch zur Stärkung der Oben-Unten-Meridian-Partner 3E und He. Der Elementpunkt KS fördert über den Unterstützungszyklus ebenfalls die Niere.

Andere üblicherweise in Betracht kommende Punkte zeigten keinerlei Testreaktion. Nach dieser Behandlung berichtete der Patient über Rückgang der

Schlafstörungen und Palpitationen sowie über verstärktes Selbstbewusstsein in Gesprächen über seine berufliche Situation. In diesem Sinne folgten noch 2 weitere Akupunkturbehandlungen im Abstand von 12 Tagen; danach kein weiterer Behandlungsbedarf.

c. Kombinierte Fälle

Fall 18

H.U., w, 44 J, A: hormonelle Dysregulation mit massiven Hitzewallungen und extremer Müdigkeit seit mehreren Wochen, chronische Cephalea seit Jahren, besser durch COPA und Sanierung dentaler Herdbefunde.

U: n Rectus, Deltoideus, Iliopsoas bds, h Piriformis bds, w Teres minor und Popliteus bds.

HC: TL KG 4, Thymus und Gallenblase. NC (für Piriformis bds, TL Thymus und KG 4) durch Beifuß, NC (für TL Gallenblase und Teres minor bds) durch Fel Tauri (homöopathisches Le/Gb-Therapeutikum), NC (für alle Befunde): Akupunktur von KS 3, Le 4 und 3E 1.

Diskussion: Primär Hinweise auf Störungen im Feuer mit Piriformis (KS) in Fülle und Teres minor (3E) in Leere. Der 3E-Oben-Unten-Partner Gb (Popliteus) ebenfalls hyporeaktiv.

Der Ausgleich dieser Störungen war sowohl durch Akupunktur (in diesem Fall über Kontroll- und Unterstützungspunkte aus Feuer und Holz) als auch mit der Kombination Phytotherapie/Homöopathie möglich.

Fall 19

W.U., w, 45 J, A: Enteropathiesyndrom mit NMU, chron. Schmerzsyndrom HWS und TLÜ bei muskulärer Dysbalance und CMD, rez. Tonsillenstörfeld re.

U: n Rectus bds und Popliteus li, h Popliteus re, PMC bds, w Latissimus bds, Levator scapulae bds. NC (für Popliteus re) nach Neuraltherapie an TP im oberen Trapezius mit Meaverin, NC (restlicher Befunde) durch Akupunktur von Lu 11 re, MP 9 re und Bl 66 li.

Diskussion: Interessanterweise hat die Neuraltherapie nur den Popliteusbefund normalisiert (Bezug Gb – Tonsille – Satellitenpunkte im Trapezius). Der Levator scapulae ist der Lunge zugeordnet und weist zusammen mit dem Latissimus auf eine Leere der Oben-Unten-Partner Lu-MP. Der Unterstützungspunkt Lu 11 tonisiert stark Lu und MP.

MP 9 als Unterstützungspunkt MP tonisiert ebenfalls stark diese 2 Meridiane bei gleichzeitig starker Sedierung des Magens (PMC hyperreaktiv).

Elementpunkt Bl 66 kann in diesem Zusammenhang kaum erklärt werden.

Fall 20

B. E., w, 55 J, A: multiple Ekzeme mit Pruritus am gesamten Körper, massiver Meteorismus und Druckschmerz in der rechten Flanke. Auslöser war die Entrümpelung eines Zimmers und das Verlegen eines neuen Teppichbodens vor drei Wochen, allergische Diathese seit der Jugendzeit.

U: h Rectus, PMS und Latissimus bds, w Popliteus und Teres minor bds.

NC: 3E 1 li, Gb 41 re, Di 1 re und Lu 8 li.

Diskussion: Betroffen sind in diesem Fall Feuer, Holz und Erde. Die Muskeln der Oben-Unten-Partner Gb und 3E (Popliteus und Teres minor) sind hyporeaktiv, während die Innen-Außen-Partner (Le) mit PMS hyperreaktiv testen.

Von den in Frage kommenden Unterstützungs- und Kontrollpunkten fand sich 3E 1. Von den gefundenen Elementpunkten passt Di 1 sehr gut als Unterstützungszyklus für den hyporeaktiven 3E. Interessanterweise testete Gb 41, der in diesem Fall höchstwahrscheinlich als Kardinalpunkt des Gürtelgefäßes (Schmerz re Flanke) imponierte.

Da die Patientin sich nicht gerne nadeln lassen wollte, erfolgte eine intensive Akupressur der ermittelten Punkte. Unterstützt durch phytotherapeutische Le-/Gb-Drainage, eine Hydrogencarbonatinfusion und täglich wiederholte Akupressurbehandlungen durch die Patientin kam es innerhalb 4 Tagen zur vollständigen Besserung der akuten Beschwerden.

H. Therapie mit Tonisierungs- und Sedierungspunkten

An diese Punkte ist zu denken, wenn die Ehemann-Ehefrau-Partner je eine reziproke Störung im Muskeltest aufweisen (s. Kap. 3.C.).

Wird z.B. der Rectus femoris (Dü) hyperreaktiv und der TFL (Di) hyporeaktiv getestet, sollte bei dieser Konstellation der Tonisierungspunkt Di 11 überprüft werden, da er ja schon physiologischerweise dem Di hilft und gleichzeitig den Dü sediert.

Ehemann-Ehefrau-Partner	
Dü – Di	He – Lu
Gb – Ma	Le – MP
Bl – 3E	Ni – KS

Muskelkonstellationen Ehemann-Ehefrau-Partner für Tonisierungspunkte				
w:	TFL (Di)	h:	Rectus femoris (Dü)	Di 11
w:	Rectus femoris (Dü)	h:	TFL (Di)	Dü 3
w:	Subscapularis (He)	h:	Serratus anterior (Lu)	He 9
w:	Serratus anterior (Lu)	h:	Subscapularis (He)	Lu 9
w:	Popliteus (Gb)	h:	PMC (Ma)	GB 43
w:	PMC (Ma)	h:	Popliteus (Gb)	M 41
w:	PMS (Le)	h:	Latissimus (MP)	Le 8
w:	Latissimus (MP)	h:	PMS (Le)	MP 2
w:	Peroneus (Bl)	h:	Teres minor (3E)	Bl 67
w:	Teres minor (3E)	h:	Peroneus (Bl)	3E3
w:	Psoas (Ni)	h:	Piriformis (KS)	Ni 7
w:	Piriformis (KS)	h:	Psoas (Ni)	KS 9

Während die Testung und Anwendung von therapeutischen Tonisierungspunkten gut funktioniert, ist die Testung von therapeutischen Sedierungspunkten mit FMD-MT grundsätzlich erschwert. Das nachfolgende Gedankenbeispiel soll dies erläutern:

Angenommen, der Sedierungspunkt Dü 8 wäre ein therapeutischer Punkt. Dieser würde nun eine positive TL zeigen und beim Rectus femoris eine „Normoreaktion“ vorgaukeln, obwohl dieser Muskel z.B. über seinen Kontrollpunkt nicht sedierbar wäre. Das wichtigste Kennzeichen ist aber, dass auch andere Muskeln (auch auf der Gegenseite) über diesem Punkt eine positive TL zeigen.

Diese Konstellation ist relativ selten, aber doch grundsätzlich eine mögliche Fehlerquelle bei der FMD-Testung. Deshalb sollte die Absicherung einer Diagnose oder Therapie immer über mehrere Tests erfolgen (z.B. mehrere Muskeln und Seitenvergleich).

Da der Umgang dieser Akupunkturkonstellation nur den wirklichen Insiderinnen und Insidern vorbehalten ist, wird hier auf die Ehemann-Ehefrau-Partner-Sedierungspunkttabelle verzichtet, zumal die Spezialistinnen und Spezialisten sich diese leicht herleiten können.

Das nachfolgende Beispiel zeigt den überraschenden Einsatz bei einem akuten Fall.

Fall 21

B.L., w, 12 J, A: seit Tagen fieberhafter Infekt mit starker Bronchitis, sonst selten krank.

U: n Rectus und TFL bds, Deltoideus li, h Deltoideus re → SC: Lu 1 li, KG 21v, Ø: Lu 1 re!

Angesichts dieses eigenartigen Testbefunds (v.a. Switching) Überprüfung der „Normoreaktion" des li Deltoideus über den Kontrollpunkt Lu 10: keine Reaktion! Damit Verdacht, dass Lu 5 li ein „therapeutischer Punkt" ist → nochmals Testung von Lu 5 li über andere Muskeln: er schwächt alle Muskeln inkl. des hyperreaktiven Deltoideus re.

Therapie: Akupunktur nur Lu 5 li, da bei liegender Nadel alle Befunde inkl. des KG 21v ausgeglichen waren.

Einige Stunden später waren die Hustenanfälle deutlich zurückgegangen.

Diskussion: Dass Lu 5 li hier als ein therapeutischer Punkt imponiert, wurde fast übersehen, da er ja normalerweise als Sedierungspunkt den normoreaktiven Deltoideus auf dieser Seite physiologisch schwächen muss. Nur die weitere Überprüfung (keine Reaktion durch den Kontrollpunkt) zeigte, dass tatsächlich ein hyperreaktiver Deltoideus li. vorliegt und dass Lu 5 li ein therapeutischer Punkt ist.

I. Antike Punkte bei akuten und chronischen Beschwerden

Bei der FMD-gestützten Anwendung der Akupunktur mit Antiken Punkten haben wir folgende Ergebnisse beobachtet:

- Akute Beschwerden: Diese sind häufiger durch Elementpunkte des Kontroll- oder Unterstützungszyklus zu beeinflussen, z.B. dem Holz zugeordnete Beschwerden über Metall oder Erde. Im Bild der Fünf Wandlungsphasen sieht man den großen Abstand zwischen gestörtem Element und dem – gegenüberliegenden – therapeutisch optimalen Element.

Analog kommen von den meridianeigenen Antiken Punkten primär die Kontroll- oder Unterstützungspunkte bei akuten Beschwerden in Frage.

- **Chronische Beschwerden:** Diese sind häufiger durch Elementpunkte des Tonisierungs- oder Sedierungszyklus zu beeinflussen, die in der Nachbarposition stehen, z.B. dem Holz zugeordnete Beschwerden über Wasser oder Feuer. Analog kommen von den meridianeigenen Antiken Punkten eher die Tonisierungs- oder Sedierungspunkte in Frage.

Allerdings ist die Nadelakupunktur bei diesen Problemstellungen alleine nicht ausreichend, da gerade bei diesen Krankheitsbildern mehrere ursächliche Faktoren zusammenspielen, was wiederum ein Paradegebiet für die FMD darstellt.

Eine altbekannte wichtige Akupunkturregel konnte hingegen gut bestätigt werden: Akute Beschwerden sind über möglichst weit entfernte und chronische Beschwerden über nahegelegene Punkte zu behandeln!

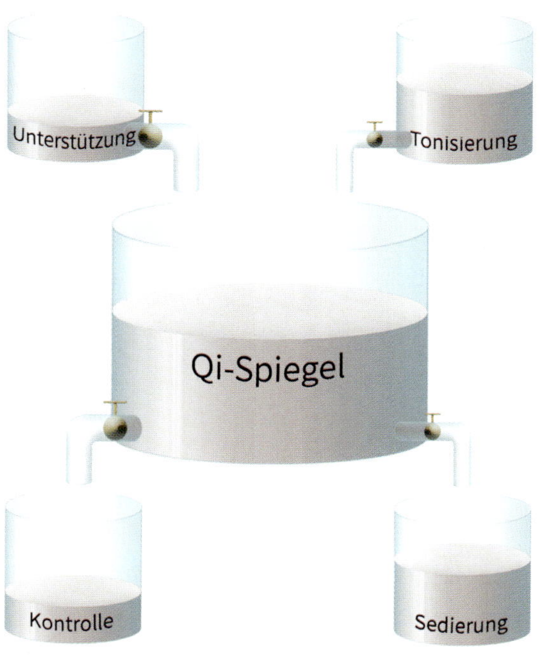

Qi-Regulation

Mit Hilfe der FMD konnten die Autoren die physiologische Wirkungsweise der Antiken Punkte sowohl innerhalb der Meridiane als auch meridianübergreifend untersuchen und immer besser verstehen.

Das Bild eines „Qi-Brunnens" (links) soll die grundsätzliche Wirkungsweise veranschaulichen.

Die Wasserspiegel in der Abbildung entsprechen der Menge der Regulierungsmöglichkeiten der vier Zyklen. Es gibt zwei obenliegende Zulaufrohre (Tonisierung und Unterstützung) sowie zwei untere Abflussrohre (Sedierung und Kontrolle), die den Qi-Spiegel beeinflussen.

Die Rohre der Unterstützung und Kontrolle weisen den größeren Querschnitt auf und können entsprechend schneller und stärker regulieren. Ihr Reservoir erschöpft sich entsprechend schneller als jenes der Tonisierung und Sedierung. Somit kann über Tonisierung und Sedierung eine langsamere, aber länger anhaltende Regulierung erfolgen.

J. Therapie mit Passage-, Quell- und Zustimmungspunkten

a. Passagepunkte

Sie öffnen eine Querverbindung zwischen den Innen-Außen-Partnern. Folgende Konstellationen weisen auf diese Punkte als mögliche therapeutische Punkte:

- Hyperreaktive Muskeln eines Meridians und hyporeaktive Muskeln des Innen-Außen-Partners oder genau umgekehrt.
- Hyporeaktive Muskeln werden durch den Alarmpunkt des Innen-Außen-Partners wieder normoreaktiv (Leaf).

Es wird jener Passagepunkt gesucht, der möglichst viele der bestehenden Befunde aufzuheben vermag.

Fall 22

Z.E., w, 35 J, A: akute (ohne speziellen Auslöser) stechende Schmerzsensationen im Bereich linker Oberbauch. Starkes prämenstruelles Syndrom seit einmaligem cerebralen Anfall vor 5 Jahren, intermittierend Frontalkopfschmerz, Kupfer- und Magnesiummangel im Vollblut, allergische Diathese, rez. Stomatitis aphtosa. Teilbesserung sämtlicher Beschwerden durch Substitution von Kupfer, Magnesium, Vitamin B_6 und B_{12} sowie intensiver Le-/Gb-Therapie mittels Phytotherapeutika, Homöopathika und osteopathischer Techniken.

U: GHR (Latissimus, Rectus, Piriformis, PMS und TFL bds) → SC: TL KS 1 bds und Ni 11 re.

Ø: TL und Challenge der Schmerzregion, Alarmpunkte Le, Gb, MP, Ma.

NC (für alle Befunde): 3E 5 re → Akupunktur

Diskussion: Diagnostisch erfolgte der Einstieg über die beiden Alarmpunkte des KS, da die klinisch als erstes in Frage kommenden Alarmpunkte und die TL zur Schmerzregion keinen Befund brachten. Therapeutisch reichte die einmalige Nadelung des Passagepunkts 3E 5, der gleichzeitig auch ein Kardinalpunkt ist, um die Schmerzsensationen zu beseitigen und den Allgemeinzustand der Patientin wieder zu stabilisieren.

Fall 23

H.U., 43 J, A: rez. Schmerzen unklarer Genese an Hüft- und Kniegelenken, re > li, sowie Fingergrundgelenken bds seit etwa 10 Tagen, akute Sinusitis max. bds, generalisierte Ödemneigung seit 3 Tagen bei bekannter allergische Diathese seit vielen Jahren, re > li, diätresistente Adipositas.

U: n PMC bds, h Rectus, Piriformis und PMS bds; w Latissimus bds, kein Switching.

NC (für alle Muskeln): MP 4 li und 3E 5 re → Akupunktur. Die Kontrolltestung bei „liegenden“ Nadeln zeigt noch eine positive TL zu Maxilla und Di 20 bds → NC: Lu 7 re.

Diskussion: Die Symptome Sinusitis, Ödemneigung und Gelenkschmerzen an Knie und Hüfte weisen v.a. auf Erde und Holz. Im FMD-Test zeigt sich auch eine Störung im Feuer (Rectus und Piriformis).

Angesichts der Klinik (Erde!) wurden als erstes verschiedene Elementpunkte getestet, die jedoch alle o.B. waren. Stattdessen fand sich MP 4. Dies erklärt sich über die Funktion als Passagepunkt (Erde, schwacher Latissimus), aber auch als Kardinalpunkt mit Energiebereitstellung für Erde und Wasser.

Zusätzlich fand sich 3E 5 als weiterer Passage- und Kardinalpunkt – auch bekannt als „Meisterpunkt der kleinen Gelenke“. Zur Therapie der noch vorhandenen Sinusitis-TL zeigte der Punkt Di 4 wie so oft keine Reaktion im Test, dafür aber der Passagepunkt Lu 7 – der interessanterweise ebenfalls Kardinalpunkt ist!

Prompter Rückgang der Ödemneigung und der Gelenkschmerzen in den folgenden 1½ Tagen sowie Ausheilung der Sinusitis nach einer knappen Woche.

b. Quellpunkte

Werden die eingangs beschriebenen Kriterien für therapeutisch wichtige Akupunkturpunkte beachtet, so werden Quellpunkte, im Gegensatz zur allgemeinen Akupunkturlehre, relativ selten gefunden. Es handelt sich dann meist um einen Quellpunkt mit zusätzlicher antiker Funktion (z.B. MP 3 als Elementpunkt, Le 3 als Unterstützungspunkt oder Ni 3 als Kontrollpunkt).

c. Zustimmungspunkte

Nach Goodheart kann ein gestörter Meridian nicht nur eine Subluxation auf der Zustimmungsebene der Wirbelsäule verursachen, sondern umgekehrt kann eine persistierende Subluxation auch eine assoziierte Meridianstörung verursachen.

- Die positive TL/CH zu einer Zustimmungszone weist auf eine segmentale strukturelle Störung hin, die weiter zu untersuchen ist: z.B. Subluxation/Fixation/Rippe, Triggerpunkt usw.
- Bei rezidivierenden Subluxationen oder Fixationen auf gleicher Wirbelebene sollte mit DTL/DCH der entsprechende Meridian-Organ-Komplex überprüft werden.
- Bei positiven Alarmpunkten (viszerale Störung) sollten mit DTL/DCH die entsprechenden Wirbelebenen überprüft werden.
- Bei einzelnen hypo- oder hyperreaktiven Muskeln sollte die Wirbelebene in Höhe der Zustimmungspunkte auf Subluxationen überprüft werden (einer der Faktoren des IVF).

Auf die Bedeutung der Therapie der Zustimmungspunkte zur Verhinderung der Chronizität (siehe Kapitel 2.) sei an dieser Stelle nochmals hingewiesen. Nach Bergsmann soll der „segmental-regulatorische Komplex" immer berücksichtigt werden – oder mit seinen eigenen Worten: „Alles hat ein Vorne und ein Hinten."

5.

Fall 24

R.S., m, 45 J, A: Durchschlafstörungen mit intensiven Alpträumen seit 2 Wochen, medialer Knieschmerz li, schlimmer beim Segeln, rez. Schulter-Nacken-Verspannungen li. Für den Patienten stehen die ungewohnt intensiven Träume im Vordergrund (plötzlich baut sich immer wieder eine Mauer auf, ungerichtete Ängste und daraufhin völlige Verkrampfung).

U: GHR (PMS, Rectus und Piriformis bds) → SC: TL Bl 18, 20 und 22 → NC (für alle Befunde) → Akupunktur von Le 3 li, MP 3 re und Ni 2 li.

Diskussion: Hier war es möglich, aus der GHR über die Zustimmungspunkte von Le, MP und Bl Schwerpunkte bezüglich der möglichen Auswahl wirksamer Akupunkturpunkte zu setzen. Außer den Unterstützungspunkten von Le und Ni, welche auf diese Meridiane eine tonisierende Wirkung haben, bei gleichzeitig starker Sedierung von Gb und Bl, testete noch der Elementpunkt MP. Andere Element-, Kontroll-, Unterstützungs- und Kardinalpunkte zeigten keinerlei Testreaktion.

Das Schlafverhalten besserte sich bereits in der darauffolgenden Nacht.

Zum Abschuss der Antiken Punkte enthält die nachfolgende Grafik nun alle Antiken Punkte inklusive Passage-, Quell- und Zustimmungspunkten.

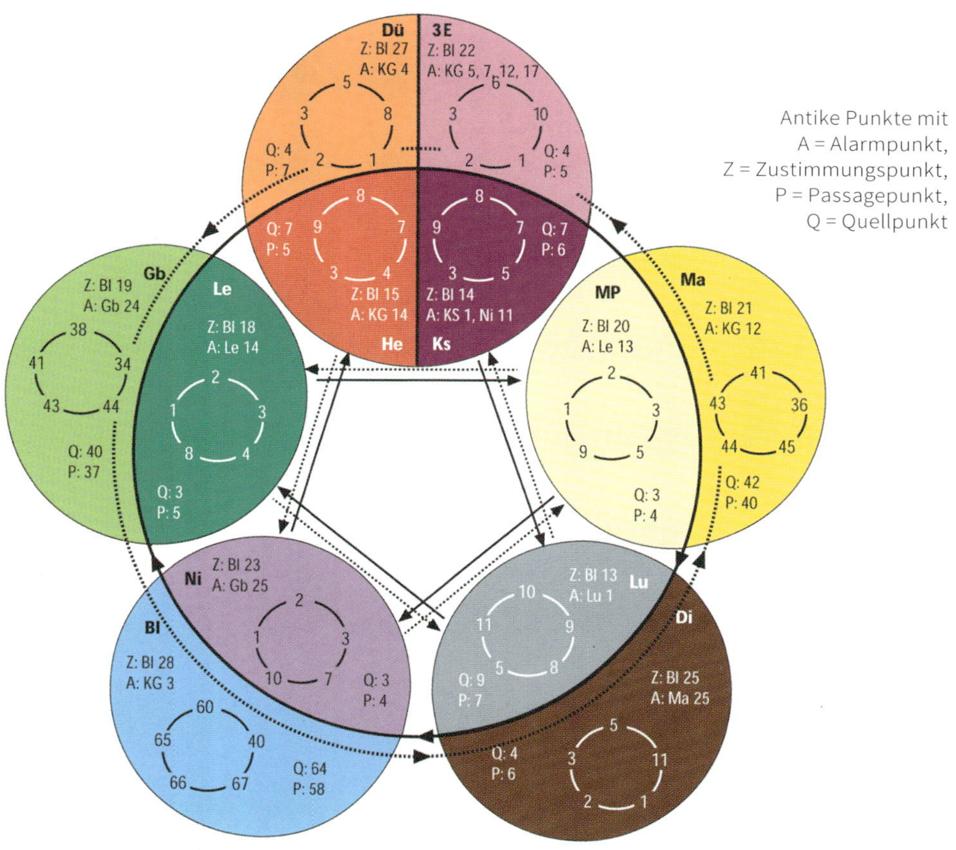

K. Therapie über Sondermeridiane

Die Sondermeridiane stellen unterschiedliche Querverbindungen zu den einzelnen Meridianen her. Außer den zwei medianen Sondermeridianen „Konzeptionsgefäß“ und „Lenkergefäß“ (KG/LG) besitzen die anderen keine eigenen Akupunkturpunkte. Die Sondermeridianquerverbindungen fungieren wie Ausgleichsschleusen zwischen den Meridianen, welche durch spezielle Punkte „eingeschaltet“ werden können.

Die verschiedenen Kreuzungspunkte der Sondermeridiane sollten nicht gleichzeitig mit den Einschaltpunkten gestochen werden. Da dies aber nicht die Antiken Punkte betrifft und zudem eine FMD-kontrollierte Akupunktur mit nur sehr wenigen Nadeln auskommt, erübrigt sich die genaue Angabe der Kreuzungspunkte (ansonsten siehe Akupunkturfachliteratur).

Folgende Regeln sind mit Sondermeridianen zu beachten:

- Die „Öffnung“ des Sondermeridians erfolgt, indem mit der ersten verwendeten Nadel (und/oder der letzten Nadel) der entsprechend zugeordnete Kardinalpunkt gestochen wird.
- Der Einsatz der Kardinalpunkte kann starke Reaktionen verursachen, die sich durch größere „Qi-Umstellungen“ im Körper und den vegetativen Einfluss erklären.
- Ein mit FMD-MT diagnostizierter Kardinalpunkt mit Aufhebung eines Großteils der erhobenen Befunde findet sich praktisch immer nur einseitig.

Ihr Einsatz wird besonders bei folgenden Indikationen empfohlen:

- vegetative Beschwerden,
- Multimorbidität,
- Chronizität,
- Therapieresistenz.

a. KG/LG-Beeinflussung der Körpermediane

Diese zwei in der Medianlinie vorne und hinten am Rumpf verlaufenden Sondermeridiane, Konzeptionsgefäß und Lenkergefäß, haben eine besondere Bedeutung durch ihre integrative Aufgabe zwischen der rechten und linken Körperseite (s. Switching).

Einschaltpunkt für KG ist der Kardinalpunkt Lu 7, für das LG der Kardinalpunkt Dü 3.

Bachmann schreibt, dass es speziell bei Kindern oft genügt, durch Akupunktur der „therapeutischen“ Kardinalpunkte von LG und/oder KG weitere Störungen in anderen Akupunkturmeridianen zu normalisieren.

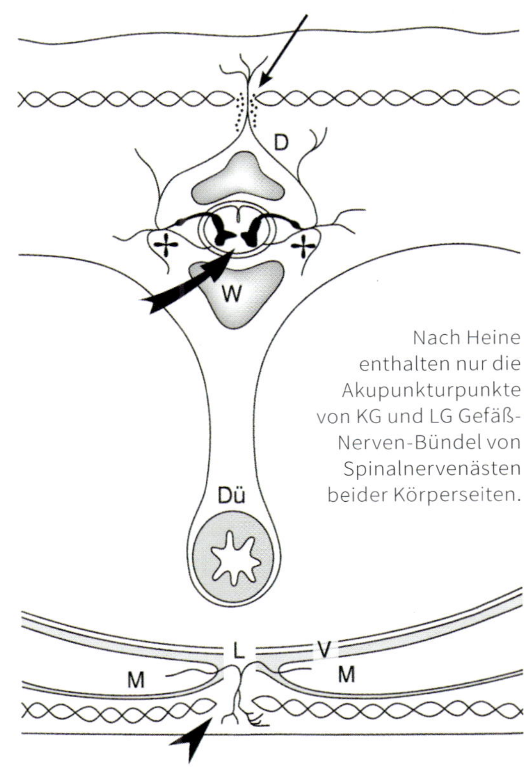

Nach Heine enthalten nur die Akupunkturpunkte von KG und LG Gefäß-Nerven-Bündel von Spinalnervenästen beider Körperseiten.

Fall 25

K.P., m, 32 J, A: Migräne bei rez. Sinusitis max. und CMD, allergische Diathese. Seit 2 Wochen permanent Kopfschmerzen nach Kuhmilchprodukten, intermittierende Blutdruckabfälle bis 80/50 mm Hg, Schwindel und Sehstörungen.

U: GHR → SC: TL Dü 3 re, Lu 7 li Ø: TL/CH zu Le/Gb, Narben und diverse Mineralstoffpräparate → Akupunktur der beiden Punkte.

Bereits unter der Behandlung prompte Besserung des Allgemeinbefindens. Aufgrund massiver persistierender Schweißneigung an Händen und Füßen Wiederholung der Behandlung 4 Tage später.

U: GHR → NC: Dü 3 re und Lu 7 li → Akupunktur. Danach ohne weitere Therapie gut!

Diskussion: In diesem Fall war die alleinige Aktivierung von LG und KG über die Kardinalpunkte Dü 3 re und Lu 7 li zur Stabilisierung des Allgemeinzustands ausreichend.

Fall 26

E.R., w, 45 J, A: Erschöpfungssyndrom, Heißhungeranfälle, Z.n. Hysterektomie und Ovarektomie links, Z.n. Hörsturz rechts mit Drehschwindel vor einem Jahr. Nächtliche Gallenschmerzen (Sono o.B.), Z.n. nach Nabelbruch mit großer vertikal verlaufender Narbe.

U: GHR (Rectus, Piriformis, TFL, PMC und PMS je bds) → SC: TL zur Bauchnarbe → HC: Ionensalbe forte.

Wegen dieser Reaktion direkte Gegentestung der Punkte Dü 3 re und Lu 7 li.

Ø: Dü 3 re – aber NC durch Lu 7 li.

Konsequenz: Acupatch auf Lu 7 li → damit keinerlei TL mehr zu Bauchnarbe, Nabel und den Unterleibsnarben.

Diskussion: Alle weiteren Testungen werden dann mit dem Acupatch auf Lu 7 durchgeführt. Es zeigt sich eine Candidabelastung mit Schwächung auf Candida tropicalis, NC durch Amphomoronal sowie Schwächung durch stoffliches Histidin. Diagnosen also: Histaminintoleranz, Candidabelastung.

Das Elegante an diesem Fall ist die völlig stabile Vorbereitung zur intensiven Nahrungsmitteltestung durch ein einziges Stahlkügelchen auf Lu 7 li.

b. Punkte auf KG/LG

Auf dem LG und KG liegen mehrere wichtige Punkte, die in der Akupunktur große Bedeutung haben. So liegen z.B. viele Alarmpunkte auf dem KG.

Die Medianlinie des Körpers hat aber auch in der Neuraltherapie (mediane Narben mit erweitertem Störfeldpotential) und in der FMD (Switching – siehe Kapitel 8.) spezielle Wichtigkeit. Nachfolgend werden die wesentlichen Akupunkturpunkte und auch die aus der Neuraltherapie und der FMD bekannten wichtigen Reflexzonen auf dem LG und KG zusammenfassend dargestellt.

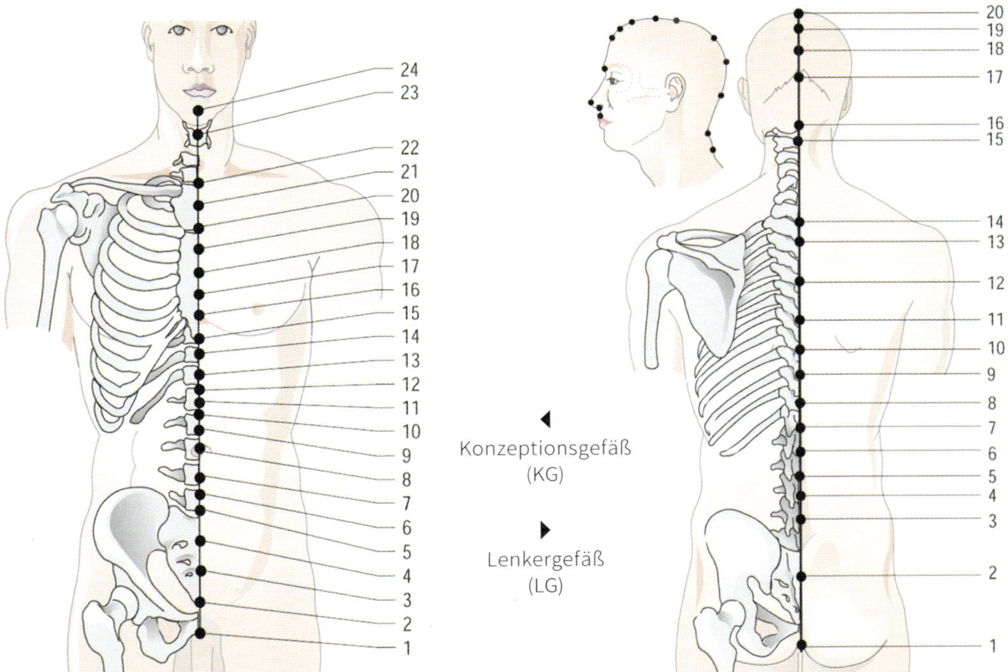

KG 1

Mitte des Perineums. „Treffpunkt des Yin", regionale Bedeutung, in der Neuraltherapie v.a. bei Prostataleiden eingesetzt – dabei wegen der Empfindlichkeit Stichstelle etwas lateral der Mittellinie.

KG 2

Oberrand der Symphyse, wichtiger regionaler Punkt für alle Unterleibbeschwerden. In der FMD ein Switching-Hilfspunkt und „Alarmpunkt" für alle Unterleibbeschwerden sowie ein Bereich mit vielen wichtigen NL-Punkten. Fixation/Subluxation der Symphyse.

KG 3

Alarmpunkt Blase

KG 4

Alarmpunkt Dünndarm

KG 5

Hauptalarmpunkt des 3E

KG 6

Meer des Qi, bei Erschöpfungen und Mangelzuständen evtl. moxen.

KG 7

Sexueller Alarmpunkt des 3E, „Vereinigung des Yin".

KG 8

Nabel, „Göttliche Grenze", wird nicht akupunktiert, jedoch sehr gute Möglichkeit für Moxa (gute Energieaufnahme, das war auch die embryonale Funktion). In der Neuraltherapie Störzone im Sinne eines Narbenstörfelds, insbesondere im Zusammenhang mit allergischen Erkrankungen wie Asthma. Infiltration paramedian. Mitte des Dünndarmkonvoluts; damit wichtige Projektionszone für darmassoziierte Beschwerden (Nabelkoliken bei Kleinkindern). In der FMD ist der Nabel der wichtigste bzw. häufigste Switching-Punkt.

KG 12

Alarmpunkt Magen und Mittlerer 3E, Reunionspunkt für alle Hohlorgane.

KG 14

Alarmpunkt Herz

KG 15

Passagepunkt des KG mit ausgleichender Wirkung für KG und LG, zusammen mit LG 19 überragende vegetativ ausgleichende Bedeutung (Bachmann). Reunionspunkt vitaler Zentren (Plexus solaris).

KG 16

Regionale Wirkung, Bereich des NL für den Pectoralis minor, NL-Sammelpunkt für den Oberkörper. Xyphoid-Sternum-Verbindung, beachte Sternumfixation.

KG 17

Alarmpunkt Oberer 3E, einflussreicher Punkt für Respirationssystem und Psyche, Reunionspunkt zu MP, Ni, Dü und 3E.

KG 19–KG 20

In der FMD wichtiges Testareal für Thymus (NV für Thymus und Infraspinatus). Manubriosternales Gelenk, beachte bei Sternumfixation.

KG 21v (variabel)

Gleditsch befasste sich u.a. mit einer Zone in der Medianen des Manubrium sterni zwischen KG 21 und KG 22, die eine starke therapeutische Bedeutung für den gesamten Kopfbereich und besonders für Kaumuskulatur und Kiefergelenk hat.

Mit FMD findet sich bei KG 21v häufig eine punktförmige TL, die neben der beschriebenen Bedeutung auch oft imstande ist, ein bestehendes Switching aufheben. URS!

Das bedeutet: Die Zone KG 21v sollte im Zusammenhang mit Switching und/oder Störungen im stomatognathen System immer mituntersucht und ggfs. behandelt werden.

KG 24

Endpunkt des KG, regionäre Bedeutung bei Sprachstörungen. In der FMD zusätzlicher Switching-Testpunkt.

LG 28

Lage intraoral, wird in der westlichen Akupunktur selten verwendet.

LG 27

Vorletzter Punkt des LG, in der FMD zusätzlicher Switching-Testpunkt.

LG 26

Wichtiger Akut- oder Schockpunkt, liegt nahe bei LG 27 und wird bei TL mit der Fingerkuppe somit miterfasst.

LG 25–LG 24

Nasenbein, häufig vergessenes Störfeld (HNO-Operationen!) und viel zu selten behandelte Schädelregion.

LG 24–2 = PdM (Point de Merveille = Punkt der Mitte)

= Extra 2, bildet zusammen mit Bl 2 das „vordere magische Dreieck" mit Indikationen für das gesamte Gesicht, in der FMD TL-Region für Hypophyse.

LG 20

„Hundertfache Begegnung" auf dem höchsten Scheitelpunkt (Verbindungslinie der Ohrenspitzen), kontrolliert alle Meridiane. Endpunkt des inneren Verlaufs des Lebermeridians, in der FMD TL-Region für Hypothalamus. Sutura sagittalis.

LG 19

Vegetativ ausgleichender Punkt – zusammen mit KG 15 (s. dort). In der FMD TL-Region für Epiphyse.

LG 14 „Großer Wirbel" (auch LG 13 je nach Nomenklatur)

Reunionspunkt aller Yang-Meridiane, besonders wirksam regional und bei Infekten und Erschöpfung. C 7/TH 1 → häufige Fixation, v.a. stressassoziiert. URS.

LG 10/9 = Region Bl 16/17 = Th 6/7

„Muskelstraffer" = Zustimmungspunkte für LG/KG bzw. Zwerchfell. „Rösselsprung" (n. Bergsmann) von Störfeldern von der einen zur anderen Körperseite. Häufige Lokalisation der chronisch rezidivierenden anterioren Subluxation in der BWS im Zusammenhang mit Cat I.

LG 4

„Tor des Lebens", wichtiger Sexualpunkt, Bedeutung für das Nieren-Qi, Bezug zum Nabel. Zusätzlicher Switching-Testpunkt.

LG 1

Anfangspunkt LG zwischen Steißbeinspitze und Anus, vorwiegend regionale Bedeutung. Zusätzlicher Switching-Testpunkt. Neuraltherapie: Coccygodynie. Manuell: Coccygeum.

Das nachfolgende Beispiel zeigt das große Therapiepotential des KG 21v (nach Gleditsch) in Verbindung mit FMD-MT:

Fall 27

B.A., w, 32 J, A: akute massive Schmerzen im linken Unterkiefer und Migräne, extreme Müdigkeit sowie Enteropathiesyndrom seit der bestehenden Schwangerschaft.
U: Palpatorisch massiv schmerzhafte Kaumuskulatur, insbesondere Mundboden und Masseter bds, n PMS bds, w Piriformis, PMC und TL Niere bds, h Rectus und Latissimus bds → SC: fester Biss → NC durch Akupunktur von KG 21v. Danach aber noch nicht alle Muskeln normoreaktiv → NC für alles: MP 4 re → Akupunktur.
Diskussion: Nach der Entspannung der gesamten Mundboden- und Kaumuskulatur durch Nadelung von KG 21v waren Erde und Wasser noch nicht ausgeglichen.
MP 4 wirkte als Kardinalpunkt auf den „Chong Mai“ und als Passagepunkt ausgleichend auf Ma/MP.

c. Sondermeridiane – Verlauf, Kardinalpunkt und Hauptwirkung

Der gemeinsame Name „Mai“ weißt auf das extra „Qi-Gefäß“, welches durch den Kardinalpunkt geöffnet wird. Klassisch werden zwei bestimmte Kardinalpunkte wegen ihrer koordinierten Wirkung gerne als Paare gestochen (3E 5 mit Gb 41, KS 6 mit MP 4, Lu 7 mit Ni 6, Dü 3 mit Bl 62).

Die mitangeführten grundlegenden Wirkungen sollen bei der Vorauswahl der in Frage kommenden Sondermeridiane behilflich sein. Genauere Ausführungen dazu sind der Fachliteratur vorbehalten. Für die Anwendung der Kardinalpunkte in der FMD-MT ist die Aufhebung möglichst aller Fehlbefunde im FMD-Test entscheidend.

Du Mai (Lenkergefäß)

- LG Kardinalpunkt Dü 3
- Verbindet die Yang-Meridiane auf der Höhe von LG 14 (HWK 7)
- „Meer aller Yang-Meridiane“
- WS + Schulter

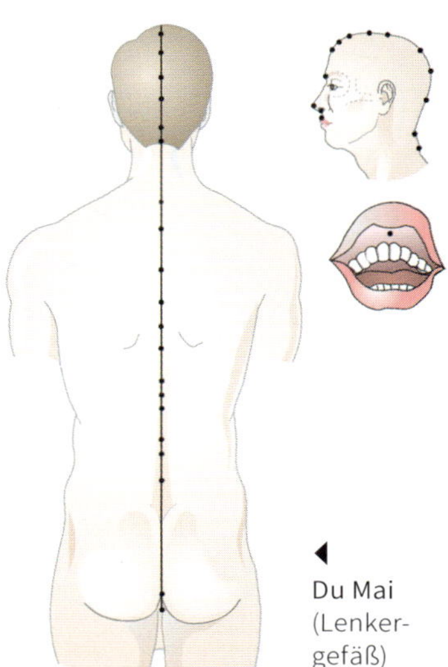

Du Mai (Lenkergefäß)

Ren Mai (Konzeptionsgefäß)

- KG Kardinalpunkt Lu 7
- Verbindet Yin-Meridiane auf der Höhe von KG 4
- „Meer aller Yin-Meridiane"
- Respirationstrakt bis Geschlechtsorgane

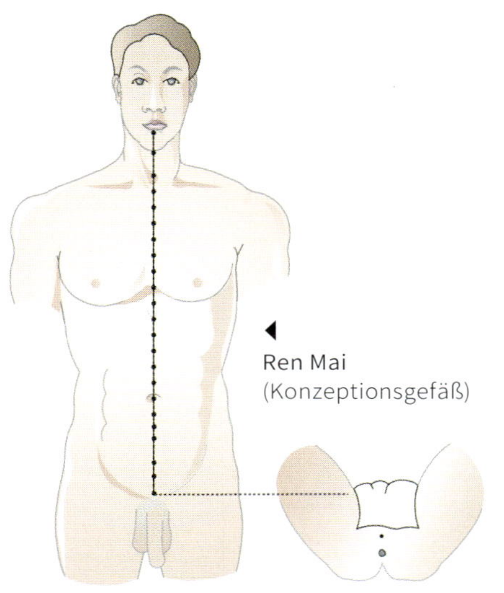

Chong Mai

- Kardinalpunkt MP 4
- Verbindet die Elemente Wasser und Erde
- „Meer des Bluts"
- Magen-Darm
- Hormone

Dai Mai

- Kardinalpunkt Gb 41
- „Gürtelgefäß" mit Beziehung zu allen Meridianen der Körperachse
- Verteiler der Energie
- Sacrum + Becken
- Vertigo

Yangqiao Mai

- Kardinalpunkt Bl 62
- Reguliert und koordiniert „Bewegung"
- „Beschleuniger des Yang"
- Rücken – Nacken – Kopf

Yinqiao Mai

- Kardinalpunkt Ni 6
- Reguliert und koordiniert „Substanz"
- Beschleuniger des Yin
- Unterbauch
- Schlaf

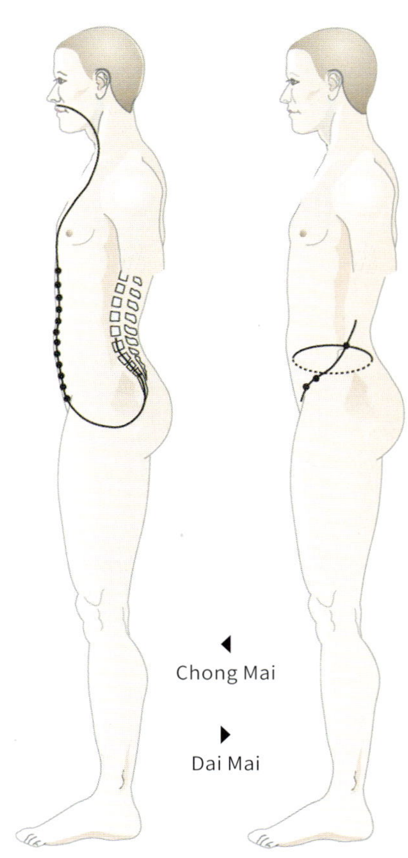

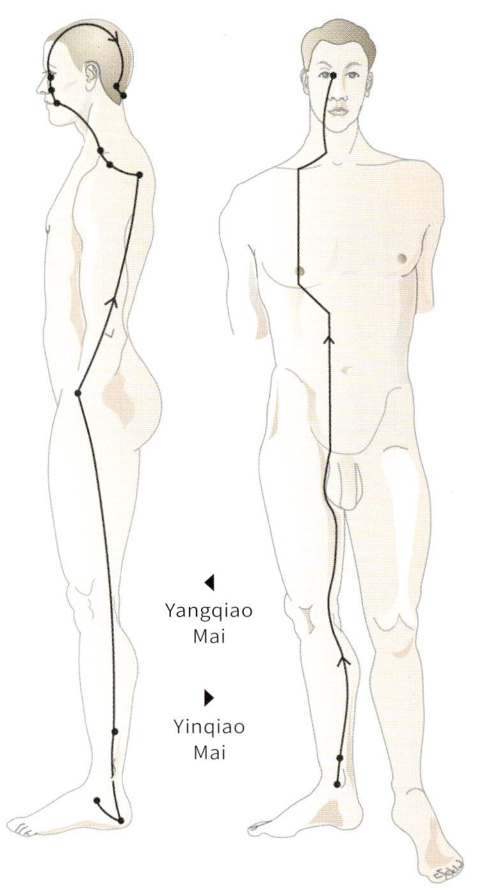

Yangwei Mai

- Kardinalpunkt 3E 5
- Beherrscht und reguliert die Oberfläche
- Bewahrer des Yang
- Äußere Erkrankungen
- Temperatur

Yinwei Mai

- Kardinalpunkt KS 6
- Beherrscht und reguliert das Körperinnere
- Bewahrer des Yin
- Thorax + Oberbauch

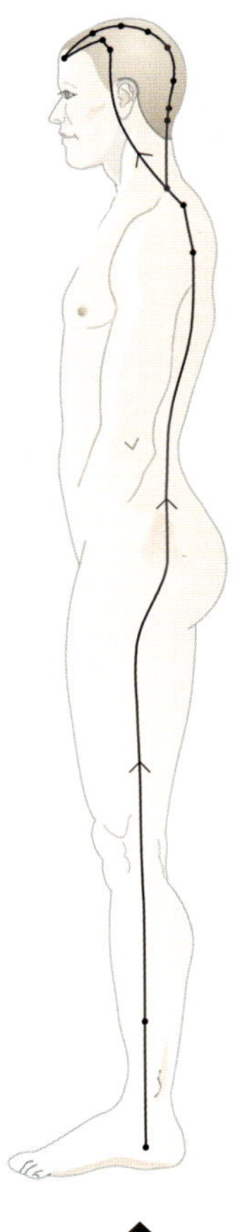

▲ Yangwei Mai

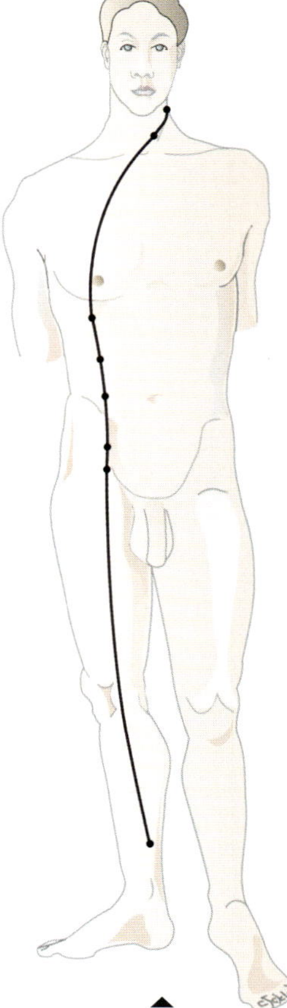

▲ Yinwei Mai

Fallbeispiele:

Fall 28

G.R., m, 58 J, A: seit über 10 Jahren rez. Lumboischialgien, Sinusitis, Enteropathiesyndrom mit Analekzem bei V.a. Parasitose, diverse Medikamenten- und NMU. Durch viele Sportverletzungen (Fußball) multiple Narbenstörfelder im Gesichts- und Schädelbereich sowie am Kniegelenk re. Erschöpfungssyndrom seit mehreren Jahren infolge massiver physischer und psychischer beruflicher Belastung (Leiter eines Handwerksbetriebs). Ablehnung aller Behandlungsversuche mit allopathischen, orthomolekularen u.ä. Präparaten durch den Patienten selbst, aufgrund bisher heftig erlebter Verschlimmerungen und Nebenwirkungen.

U: h Rectus und Piriformis bds, n Latissimus bds.

HC: TL Schilddrüse → NC: 3E 5 li, MP 4 re und He 8 li → Akupunktur dieser Punkte.

Der Allgemeinzustand und zwischenzeitlich aufgetretene Potenzstörungen besserten sich erheblich und anhaltend, jedoch exazerbierten der Analjuckreiz und die Lumbalbeschwerden, insbesondere durch vermehrte körperliche Tätigkeit auf Baustellen. Folgebehandlung 2 Monate später.

U: n Rectus und Piriformis bds, h Latissimus bds; SC: TL untere LWS und SIG re → NC: KS 6 li, Dü 3 re und Bl 66 re → Akupunktur.

Diskussion: Angesichts von Anamnese und FMD-Befunde kamen auf jeden Fall die Kardinalpunkte des Yangwei Mai (3E 5) und des Chong Mai (MP 4) in Frage. Die Indikationen dieser Punkte sind u.a. hormonelle Störung im Zusammenhang mit der Schilddrüse und Erschöpfungssyndrom mit Potenzstörung. Der Elementpunkt He 8 unterstützt die Niere (Erschöpfung) über die Enkel-Großmutter-Regel.

Bei der zweiten Behandlung weisen Analjuckreiz und Lumbalbeschwerden auf die Beteiligung des LG (Kardinalpunkt Dü 3). Die anderen beiden Punkte KS 6 und Bl 66 ergaben sich primär über die FMD-Testung.

Beide Male zeigten andere Elementpunkte oder sonstige häufig verwendete Punkte keinerlei Testreaktion.

Schlafverhalten, Verdauungssituation, allgemeine Leistungsfähigkeit und Rückenschmerzen verbesserten sich nach nur 2 Akupunkturen zufriedenstellend für viele Monate.

Fall 29

T.G., w, 51 J, A: rez. vertebragene Cephalgien, chron. LWS-Syndrom, v.a. Arthritis der Fingergelenke bds, hormonelle Dysregulation bei Z.n. Thyreoiditis de Quervain. Durch phytotherapeutische und homöopathische Lebertherapie, orthomolekulare Substitution sowie viermalige Akupunktur mit antiken Punkten fast beschwerdefrei. Nach einmaligem Saunabesuch Exazerbation der Kopfschmerzen und Schwellung der Fingergrundgelenke re.

U: n Latissimus bds, h PMS, Rectus und Piriformis bds.

TL: Gb 41 li, MP 4 li und Bl 62 re → Akupunktur.

Diskussion: Die Behandlung erfolgte hier über Kardinalpunkte mit Einschaltung der Sondermeridiane Dai Mai, Chong Mai und Yangqiao Mai, die sich primär auf Grund der Klinik und weniger auf Grund der FMD-Ausgangsbefunde ergaben.

Die aktuelle Symptomatik wurde nach einmaliger Akupunktur um etwa 80 % reduziert und war nach zusätzlicher Neuraltherapie in mehrere TP im oberen Trapezius re ganz verschwunden.

Fall 30

K.P., m, 34 J, A: CMD und rez. Cephalgien seit Jahren, besser durch Aufbissschiene. Chronische Infektanfälligkeit, allergische Diathese mit NMU und vegetative Dystonie, besser seit Amalgamsanierung.

Nach übermäßigem Genuss von Kuhmilchkäse und Quark während eines zweiwöchigen Urlaubs krampfartige massive Kopfschmerzen frontal und paravertebral, begleitet von Obstipation und Dysästhesien bei Berührung verschiedener Kopfregionen. Trotz Meiden aller Kuhmilchprodukte in der folgenden Woche nur geringfügige Besserung der Kopfschmerzen.

U: GHR, SC: Dü 3 re, Lu 7 li, Le 3 re → Akupunktur.

Noch unter der Behandlung verschwanden die Kopfschmerzen und Dysästhesien. Innerhalb der folgenden Tage stabilisierten sich Vegetativum und Verdauungssituation.

Diskussion: Neben der Einschaltung von LG und KG über die Kardinalpunkte erfolgte die Akupunktur durch den Unterstützungspunkt Le 3 (Kopfschmerzen). Diese Punktkombination gestaltete sich so effizient, dass hier eine einmalige Behandlung ausreichte.

Fall 31

S.P., 44 J, A: Tinnitus seit 4 Jahren, re > li, CMD und allergische Diathese.

Der Therapieversuch mit einer Aufbissschiene zeigte keine merkbare Änderung des Tinnitus.

U: h Rectus und Piriformis bds, SC: TL im Gehörgang re und fester Biss (mit Schiene).

NC: Ni 10 li, Gb 34 re → Akupunktur, danach reduzierte sich der Tinnitus wieder auf das ursprüngliche Maß.

Diskussion: Ni 10 wirkt als Elementpunkt über den Kontrollzyklus auf das Feuer (Piriformis und Rectus). Gb 34 unterstützt Galle mit ihrem intensiven Bezug zum Ohr (positive TL). Dem Patienten wurde entsprechend auch eine Korrektur der Schiene empfohlen.

Fall 32

J.M., w, 55 J, A: Coccygodynie seit einem halben Jahr, chron. LWS-Sydrom seit 20 Jahren, Besserung bei Bewegung. Osteopathie ohne Erfolg.

U: GHR, TL: Dü 3 re, Lu 7 li, Le 3 re und MP 6 re → Akupunktur. In den nächsten Tagen Schmerzreduktion um die Hälfte. Folgebehandlung 10 Tage später.

U: GHR, TL: MP 4 li, Di 1 bds und Gb 41 li → Akupunktur. Danach weitere Beschwerdereduktion um etwa 40–50 %.

Diskussion: Die Kardinalpunkte für LG und KG sind bei Coccygodynie naheliegend. Die Wirkung des Unterstützungspunkts Le 3 erklärt sich über die starke Sedierung der Galle (Schmerzreduktion). MP 6 als Gruppenpassagepunkt der Yin-Meridiane wirkt stark auf das kleine Becken. Bei der Folgebehandlung zeigte sich wie so oft bei der FMD-MT ein völlig anderes Arsenal an Punkten im Test: Während der Elementpunkt Di 1 über die Kontrolle der Galle wieder stark (schmerz)reduzierend wirkt, haben die beiden Sondermeridiane Chong Mai (MP 4) und Dai Mai (Gb 41) einen starken Einfluss auf die Beckenregion. Andere, aus theoretischer Sicht auch in Betracht kommende Elementpunkte, speziell auf den unteren WS-Bereich abgestimmte Analgesiepunkte sowie verschiedene, bei Coccygodynie verwendete Punktlokalisationen am Ohr, blieben ohne jegliche Testreaktion.

Fall 33

H.E., m, 69 J, A: Z.n. Prostatektomie mit postoperativer Harninkontinenz II°–III°, kaum Änderung durch ein Beckenbodenstimulationsgerät oder Beckenbodengymnastik. Besserung des Allgemeinbefindens durch neuraltherapeutische Narbenbehandlung und orthomolekulare Substitution, jedoch kaum Besserung der Inkontinenz.

U: GHR – TL: Dü 3 re, MP 4 li, Bl 66 re und KS 8 li → Akupunktur.

Daraufhin zunehmende Besserung der Inkontinenz, tagsüber noch etwa 15 % Beschwerden, nachts absolut unproblematisch. Folgebehandlung 2 Wochen später.

U: n Rectus, Latissimus, PMS und Iliopsoas bds, h Piriformis und Popliteus bds.

TL: KS 8 li, Le 1 li und Gb 41 re → Akupunktur. Weitere Befundbesserung.

4 Wochen später: Akupunkur der getesteten Punkte Ni 10 re, He 8 re und 3E 5 li.

Diskussion: Bei allen 3 Behandlungen, welche ausreichten, um die Harninkontinenz um über 98 % zu reduzieren, fand die Akupunktur über entsprechende Elementpunkte und Kardinalpunkte statt, die spezifische Auswirkungen auf dieses Krankheitsbild haben.

Dieses Beispiel zeigt sehr schön das häufig gefundene optimale Zusammenwirken von Kardinal- und Elementpunkten.

Fall 34

R.S., m, 46 J, A: CMD und Z. n. kieferchirurgischer Herdsanierung Regio 36/37, seitdem starke Verspannungen im Bereich Kaumuskulatur und Schulter-Nacken li bei insgesamt jedoch erheblich gebessertem Allgemeinbefinden.

U: GHR (Rectus, Serratus ant., Latissimus und Popliteus bds).

TL: Dü 3 li, Gb 44 li, Di 5 li → Akupunktur

Diskussion: Einstieg über den Kardinalpunkt LG, zusätzlich die Kontrollpunkte mit maximal beruhigender meridianbezogener Wirkung (Gb – Schulter und Di – Regio 36/37). Dadurch erhebliche Entspannung der Nacken-Schulter-Muskulatur, die Kaumuskulatur entspannte sich erst nach zusätzlicher NT (Lidocain) an Regio 36/37.

Fall 35

E.P., m, 29 J, A: Chron.-rez. Instabilität des SIG bds seit Jahren trotz intensivster Manualtherapie und Osteopathie, jeweils schlimmer nach dem Fußballspielen. CMD mit Schluckbeschwerden seit Schilddrüsen-OP vor 2 Jahren, Zahnherdbelastung.

U: n Rectus bds, in Bauchlage: n Piriformis li, h Piriformis re, s Gluteus maximus bds.

TL für alle Befunde: 3E 5 re, Le 3 re und Ni 10 li → Akupunkur.

Diskussion: Die erhobenen Befunde weisen primär auf Störungen des KS (Piriformis), Ausgleich über den Passagepunkt 3E 5. Die Punkte Le 3 und Ni 10 stärken die Leber.

Da der Patient nach dieser einmaligen Akupunktur ohne Schmerzen und Bewegungseinschränkungen im LWS- und SIG-Bereich an einem dreitägigen Fußballturnier teilnehmen konnte, muss davon ausgegangen werden, dass Holz das hauptsächlich betroffene Element war (seitliche Stabilität, Bewegung …).

6. Die übergeordnete Rolle von KS und 3E

A. Grundlagen

Diese zwei Meridiane sind entscheidend wichtig zum Verständnis folgender Aspekte:

- Energiebereitstellung und Verteilung,
- Sonderstellung des Feuerelements in den Fünf Wandlungsphasen,
- endokrinologische und immunologische Störungen,
- Verbindung des Meridiansystems mit der Phytotherapie und anderen TCM-Verfahren,
- psychovegetative Beschwerdebilder,
- viele chronisch-therapieresistente Krankheitsbilder,
- Switching.

KS und 3E werden mangels einer definierten Organzuordnung für diese beiden Meridiane sowohl in der TCM als auch in den westlichen Ländern wenig verstanden und entsprechend nicht mehr ausreichend gewürdigt.

Dagegen schreibt Worsley, einer der berühmtesten englischsprachigen Autoren, auf den sich auch die amerikanische FMD-Literatur immer wieder bezieht, dass 3E und KS gerade heute von entscheidender Bedeutung seien: *„Etwas, das heute stärker fehlt als zu irgendeiner anderen Zeit, ist Feuer.“* Auf den ersten Blick erscheint das angesichts des immer größeren Drucks (= Stress) auf den Einzelnen paradox. Was Worsley aber meint, ist das Fehlen (bzw. Fehlleitung) innerer Energien.

Dies passt gut zu den immer häufiger werdenden chronisch therapieresistenten Krankheitsbildern, zu den endokrinologischen immunologischen Störungen und psychovegetativen Beschwerden, die wir zunehmend als Normalfall in der Allgemeinpraxis erleben.

Nach der TCM liegen der Einsatz und die Stärke der Akupunktur besonders in der Therapie von Yang-Störungen.

Hierunter versteht man Störungen, die mit Fülle und Stauung, Wärme und Hitze und Überfunktion verbunden sind, eher an oberflächlichen Schichten auftreten, akuter sind und oft als funktionelle Störungen beschrieben werden.

Dagegen versteht man unter Yin-Störungen Leere- bis Erschöpfungszustände mit einer Kältesymptomatik, die sich eher im Inneren, in der Tiefe des Körpers, abspielen.

Bei Vorliegen von Yin-Zuständen sind weitere Säulen der TCM wie Phytotherapie, Moxibustion, Ernährung und/oder eine Veränderung der Lebensführung unbedingt mit zu berücksichtigen.

B. Physiologie und Zuordnungen

a. Kreislauf/Sexualität (KS)

Der KS wird in der Literatur teilweise auch als Perikardmeridian bezeichnet. Worsley nennt ihn auch „Beschützer des Herzens".

In der frühen deutschsprachigen Literatur (v.a. Bachmann) wurde der KS noch eingehend beschrieben. Ihm wird eine enge Beziehung zur strömenden Blutmasse mit der Summe ihrer serologischen und endokrinen Bestandteile (speziell der Reproduktionsorgane bis zur Nebenniere) zugordnet.

Wir bevorzugen den Begriff Kreislauf/Sexualität, da er der umfassenden Bedeutung dieses Meridians viel näherkommt. Mit FMD bietet sich die Möglichkeit, die Aspekte des KS spezifisch zu untersuchen. Hierzu verwenden wir die Alarmpunkte des KS (s. unten) und die organassoziierten Muskeln

- Piriformis,
- Sartorius,
- Gluteus maximus,
- Gluteus medius/minimus,
- Tibialis posterior,
- Gastrocnemius/Soleus.

Psychisch-emotionale Bedeutung

Folgende Beschreibungen weisen auf eine Störung des KS hin:

- „Es hat ihr/ihm das Herz gebrochen."
- „Er/Sie ist unfähig, das Herz zu öffnen."
- „Er/Sie ist kaltherzig."

Daraus können ein Mangel an Lebensfreude, Lustlosigkeit, Depression, kalte Akren und andere Durchblutungsstörungen, Impotenz, Frigidität, sexuelle Deviation etc. resultieren.

In dieser Aufzählung finden sich auch ansatzweise Aspekte des 3E, die auf die enge Verknüpfung als Innen-Außen-Partner hinweisen (siehe unten).

Bei einem ausgeglichenen KS treffen tiefe emotionale Belastungen (Liebeskummer, Trennung, Heimweh...) nicht wirklich das Herz.

b. Dreifacher Erwärmer (3E)

Ist der 3E frei durchgängig, so ist das Innere harmonisch, das Äußere ruhig, so sind Oben und Unten sowie Rechts und Links in Verbindung.

Der Name „Dreifacher Erwärmer" (wörtliche Übersetzung: „Drei Höhlen, die brennen.") weist auf drei Funktionsabschnitte hin:

- **Oberer 3E:** Feinabstimmung der Funktion oberhalb des Zwerchfells (Atmung, Kreislauf), Verteilung und Zirkulation der Säfte.
- **Mittlerer 3E:** Feinabstimmung der Funktion zwischen Zwerchfell und Nabel (Verdauung), Bereitstellung und Transformation der Säfte.
- **Unterer 3E:** Feinabstimmung der Funktion unterhalb des Nabels (Ausscheidung, Reproduktion), trennt klare von unklarer Flüssigkeit und scheidet letztere aus.

Der 3E wird in der TCM über Funktionen definiert. Er koordiniert das komplexe Zusammenspiel aller Organe vorwiegend über folgende drei Prozesse:

- Ying-Qi (nährendes Qi aus der Nahrung): bewegt sich innerhalb der Meridiane und ernährt die Organe in ihren funktionellen Beziehungen.
- Wei-Qi (Abwehr-Qi): bewegt sich außerhalb der Meridiane und schützt die Körperoberfläche vor dem Eindringen äußerer pathogener Faktoren.

- Jinye (Sammelbegriff für Körperflüssigkeiten – befeuchtet und ernährt Haut, Muskeln und Organe) entsteht aus der durch Magen und Milz aufbereiteten Nahrung.

Die Trennung der Qi-Muster für die drei Körperabschnitte des 3E erfolgt an übergeordneter Position (s. Kapitel 2.B.). Deshalb ist die Therapie des 3E oft ein sehr grundlegender Therapieansatz.

- Die Funktionskoordination umfasst auch die Einstellung der „Betriebstemperatur" der einzelnen Etagen des 3E (Schilddrüse). Dies ist ein wichtiger Schritt im Aufbau des Abwehr-Qi. Nur dadurch erlangt der Körper die Resistenz gegen die äußeren pathogenen Faktoren (Kälte, Hitze, Wind, Trockenheit, Feuchtigkeit).
- Der 3E (besonders der digestive Teil) ist die ersten sieben Jahre des Lebens noch „unreif". Wie den Jahreszyklus der Wandlungsphasen, so hat der Mensch in der TCM auch einen Sieben- bis Acht-Jahre-Zyklus. Mit dem Wechsel in die „Feuerphase" nach dem 7. Lebensjahr wird der 3E erst voll aktiv (Entfachung durch das Feuer). Im Alter erlischt das Feuer des 3E wieder langsam.

Dies bedeutet, dass z.B. die Ernährung für ein kleines Kind und für einen älteren Menschen ähnlich sein sollte: leicht verdaulich und „wärmend".

Die Funktionsteuerung des 3E ist an folgendem Beispiel mit einem einfachen Therapieansatz gut zu erklären:

Eine über 90-Jährige Patientin suchte die Praxis auf, weil sie seit Jahren so kalte Füße hatte, dass sie in der Nacht mit zwei Paar Socken schlafen musste. Auf die Empfehlung – in Anlehnung an eine Kneipp-Therapie –, jeden Abend vor dem Schlafengehen einmal barfuß ums Haus zu gehen (es war Winter), erwiderte sie, dass sie dafür zu alt sei, aber dies trotzdem versuchen würde.

Schon drei Wochen später konnte sie ohne Socken gut schlafen.

Dieses Beispiel zeigt perfekt, dass die Adaptierung der Funktion des 3E mit Durchblutungs- und Wärmeregulation bis ins hohe Alter möglich ist.

Die Durchblutungsumverteilung in die Muskulatur durch Sport ist ebenfalls dem 3E zuzuordnen. Leider hat die heutige Lebensweise zur Folge, dass immer weniger Reize zur Stabilisierung des 3E gegen die äußeren pathogenen Faktoren erfolgen.

Um herauszufinden, welche der drei Etagen des 3E zu kalt oder zu warm „eingestellt" ist, wird in der TCM – neben der Pulsdiagnostik – die palpierende Hand im Bereich des Oberen (KG 17), Mittleren (KG 12) und Unteren 3E (KG 7 bzw. KG 5) verwendet. Dabei können oft größere Temperaturunterschiede gefunden werden. Die Interpretation ist jedoch schwierig, da z.B. das kühlere Gebiet des Unteren 3E folgende Bedeutung haben kann:

- Der Untere 3E ist „zu kalt eingestellt", die anderen sind richtig.
- Der Untere 3E ist richtig, die anderen Etagen sind „zu warm eingestellt".
- Alle Etagen sind zu kalt, der Untere 3E aber sehr kalt eingestellt.
- Paradoxe Einstellungen

In der westlichen Medizin kommt der Funktion und Vorstellung des 3E ein Teil des hormonellen Systems mit den Querverbindungen zum Immunsystem am nächsten.

Interessanterweise wurden in der FMD für die 3E-Zuordnung die Muskeln vom Teres minor und Infraspinatus gefunden. Ihre Organbeziehung sind die Schild- und die Thymusdrüse.

Eng verbunden mit dem 3E ist auch der Funktionskreis seines Innen-Außen-Partners (KS) mit der Organbeziehung zur Nebenniere, welcher das „Stressadaptationssystem nach Selye" sowie die Sexualorgane miteinschließt.

C. Alarmpunkte für KS und 3E

a. KS

Während in der deutsch- und englischsprachigen Literatur als Alarmpunkt für den KS häufig der KG 17 angegeben wird, existieren bei Bachmann, Bischko, Kubiena sowie in der französischen Literatur (De la Fuye) zwei Alarmpunkte:

- KS 1 für den Kreislaufanteil und
- Ni 11 für den Sexualitätsanteil.

Nach Überprüfung von vielen gesunden Probanden mit den jeweiligen Alarmpunkten zu ihrer Maximalzeit (siehe Kapitel 6.C.b.) können die Autoren diese zwei Alarmpunkte bestätigen.

b. 3E

Beim 3E sind vier Alarmpunkte angegeben:

- KG 5: 3E-Hauptalarmpunkt,
- KG 7: sexuell (Unterer 3E),
- KG 12: digestiv (Mittlerer 3E),
- KG 17: respiratorisch (Oberer 3E).

D. Besonderheit der Elementpunkte im KS und 3E

Während sich vier der fünf Antiken Punkte beim KS und 3E an die Regel der gleichen Körperseite halten, haben wir für ihre Elementpunkte Folgendes entdeckt: Diese beeinflussen physiologisch die Meridiane der anderen Körperseite.

So sediert z.B. der Elementpunkt 3E 6 nach der Sohn-Mutter-Regel den Popliteus (Gb) kontralateral. Umgekehrt beeinflussen in gleicher Weise Elementpunkte anderer Wandlungsphasen die Muskeln mit Bezug zu 3E und KS kontralateral.

So schwächt z.B. der Elementpunkt MP 3 nach der Sohn-Mutter-Regel den Piriformis kontralateral (vergleiche Tabellen in Kapitel 4.A.).

Die feine Interaktion zur anderen Körperseite weist auf die Bedeutung dieser Meridiane bei der „Physiologie der Mitte“ bzw. „Switching“ (siehe Kapitel 8.) hin.

E. Akupunktur von KS und 3E

a. KS

Besteht in der FMD-Praxis auf Grund der Anamnese, Muskeltestergebnisse sowie TL/CH der Verdacht auf eine Störung im KS, so sollte, da hier ein großes Therapiepotential liegt, neben der bisherigen Therapie auch an eine mögliche Akupunktur gedacht werden.

In der westlichen Akupunktur wird der KS meist über die Punkte KS 6 und KS 5 therapiert. Bei Betrachtung der Physiologie/Pathophysiologie der Fünf Elemente konnten folgende Punkte als besonders wichtig für die Regulierung von KS-Störungen definiert werden:

- Elementpunkte zur Kontrolle (Ni 10) oder Unterstützung (Lu 8) sowie zur Tonisierung (Le 1) oder Sedierung (MP 3),
- eigener Kontroll- und Unterstützungspunkt (KS 3, KS 5),
- Kontroll- und Unterstützungspunkt des Innen-Außen-Partners (3E 2, 3E 1),
- Kontroll- und Unterstützungspunkt des Oben-Unten-Partners (Le 4, Le 3),
- Kardinal- und Passagepunkte (KS 6, 3E 5).

Psychischer Aspekt

Bei dysreaktivem Piriformis sollte auch eine Sexualanamnese mit Berücksichtigung psychischer Aspekte erhoben werden. Gegebenenfalls können über die ENV-Punkte bzw. einen emotionalen Challenge weitere Zusammenhänge eruiert werden.

Therapeutisch am besten ist jener Therapieansatz, welcher die dysreaktiven Muskeln normalisiert sowie TL/CH aufhebt. Therapieansätze reichen von Akupunktur, Phytotherapie, Bachblüten, Homöopathie sowie von der Traumatherapie bis zur Psychotherapie.

b. 3E

Bei Berücksichtigung der Physiologie/Pathophysiologie der Fünf Elemente kommen folgende therapeutische Punkte für den 3E in Betracht:

- Elementpunkte zur Kontrolle (Bl 66) oder Unterstützung (Di 1) sowie zur Tonisierung (Gb 41) oder Sedierung (Ma 36),
- eigener Kontroll- und Unterstützungspunkt (3E 2, 3E 1),
- Kontroll- und Unterstützungspunkt des Innen-Außen-Partners (KS 3, KS 5),
- Kontroll- und Unterstützungspunkt des Oben-Unten-Partners (Gb 44, Gb 34),
- Kardinal- und Passagepunkte (3E 5, KS 6).

F. Thermischer Challenge, Phytotherapie und 3E

a. Einführung

Die Phytotherapie ist ein unverzichtbarer Bestandteil der TCM.

Während über die chinesischen Heilpflanzen eine Fülle an Literatur vorhanden ist, gibt es für europäische Heilpflanzen deutlich weniger praktische Erfahrungsberichte und Anleitungen.

In der ersten Auflage dieses Buches hatten die Autoren ca. 20 vorwiegend heimische Phytotherapeutika beschrieben, die in der FMD-Praxis gezielt und mit großer Wirksamkeit eingesetzt werden.

Im 2018 erschienenen *Handbuch der Funktionellen Myodiagnostik* konnten die FMD-MT-Autoren/-Autorinnen ein ausführliches Kapitel der Phytotherapie widmen. Über 40 Pflanzen sind mit Bild, Nomenklatur, Zubereitungsform, Inhaltsstoffen und Anwendung beschrieben, sodass wir nun darauf verweisen.

In dieser Neuauflage wollen wir uns speziell auf den herausragenden Einsatz der Phytotherapie bei Störungen des 3E konzentrieren sowie den thermischen Zusammenhang von einigen Pflanzen zum Meridiansystem darstellen. Ergänzt sind die Geschmacksrichtungen im Zyklus der Fünf Wandlungsphasen.

Pflanzen sind weit mehr als nur die Summe ihrer pharmakologischen Stoffe, Mineralstoffe, Spurenelemente und Vitamine.

Wenn sich in einem Organ zu viel Hitze sammelt, vermögen die richtigen Pflanzen zu kühlen. Kann ein Organ jedoch nicht genügend Wärme produzieren, kann es durch die wärmende Kraft von Pflanzen unterstützt werden.

Richtig ausgewählte Pflanzen können auch Qi-Stagnationen auflösen oder den Qi-Fluss wieder in die physiologische Richtung bringen.

Wird eine Heilpflanze falsch angewendet, so kann sie durch ihre komplexe pharmakologische Wirkung auch Schaden anrichten.

Z.B. kann der tagtäglich für die „Gesundheit“ getrunkene Pfefferminz- oder Kamillentee zu einer starken Kühlung und zu Verdauungsstörungen führen.

Mit der FMD steht uns eine geniale Methode zur Verfügung, die richtige Arznei zu finden und dadurch auch in relativ kurzer Zeit ein Gespür für die einzelnen Pflanzen zu entwickeln.

b. FMD-Testung von Phytotherapeutika

Die Testung der Phytotherapeutika erfolgt nach denselben Grundsätzen, die für die anderen Therapieansätze in der FMD gelten: Je mehr Muskeldysfunktionen und/oder Challenges aufgehoben werden, desto höher ist die Priorität.

Mit Hilfe des thermischen Challenge kann speziell der 3E eingehend erfasst und das optimale Phytotherapeutikum mit der entsprechenden wärmenden oder kühlenden Wirkung gefunden werden.

Die thermische Einteilung der Phytopharmaka nach der TCM konnten wir großteils bestätigen, obwohl wir teilweise auch etwas andere Erfahrungen gemacht haben. Jedenfalls weist der „thermische CH" individuell den richtigen Weg.

- Testung von Tinkturen und Fluidextrakten

  Gut wirksame Tinkturen sollen – in der Glasphiole in der Hand getestet – die erhobenen Befunde aufheben. Falls die Befunde erst durch einen Tropfen auf der Zunge aufgehoben werden können, ist ein besseres bzw. wirksameres Therapeutikum zu suchen.

  Somit ist die orale Testung nur bei Testung auf Unverträglichkeit anzustreben.

- Testung von Pulver und Trockenextrakten

  Hier ist die Testung in der Hand deutlich eingeschränkt bzw. unsicher. Entsprechend ist hier ein oraler Test mit Öffnung der Kapsel erforderlich (bzw. Zermörserung von Tabletten oder Dragées), wobei eine kleine Probe des Inhalts auf die Zunge gegeben wird.

Achtung: Viele Fertigarzneien werden in Form von Tropfen, Dragées, Tabletten oder Kapseln geliefert. Bei all diesen Zubereitungsformen ist – ähnlich wie bei Allopathika und orthomolekularen Präparaten – an die Möglichkeit der Unverträglichkeit der verwendeten Hilfsstoffe zu denken.

c. Wirkung der Phytotherapie im Sinne der Fünf Wandlungsphasen

Viele Arzneipflanzen können neben der thermischen Qualität auch einem Element zugeordnet werden. Darüber hinaus sind aber auch andere Qualitäten wie tonisierend oder sedierend zu berücksichtigen. So führt der Enzian, der vorwiegend dem Erdelement zugeordnet ist, zu einer starken Tonisierung bzw. Stärkung der Verdauung bei gleichzeitig starker Kühlung, was bei „Hitze" im Magen bzw. bei gastritischen Beschwerden sehr hilfreich sein kann.

Die thermische Ausprägung kann auch sehr unterschiedlich sein. Im Gegensatz zum Enzian ist z.B. die Schafgarbe nur leicht kühlend, sodass der Einsatz auch bei Kindern gut möglich ist.

Nachfolgend werden für jedes Element einige wärmende und kühlende Pflanzen angeführt, wobei Lunge und Dickdarm aufgrund der deutlichen Unterschiede getrennt angeführt werden. Auch zeigen mehrere Pflanzen eine breite Wirkung über ein Element hinaus.

Thermische Wirkung von Phytopharmaka

Leber – Galle	
wärmend	kühlend
■ Essig ■ Beifuß (Artemisia vulgaris)	■ Artischocke (Cynara scolymus) ■ Erdrauch (Fumaria officinalis) ■ Löwenzahn (Taraxacum officinale) ■ Mariendistel (Carduus marianus) ■ Schafgarbe (Achillea millefolium) ■ Schöllkraut (Chelidonium majus) ■ Wermut (Artemisia absinthium)

Milz/Pankreas – Magen	
wärmend	kühlend
■ Rosmarin (Rosmarinus officinalis) ■ Beifuß (Artemisia vulgaris) ■ Engelwurz (Angelica archangelica) ■ Zimt (Cinnamomum zeylanicum) ■ Ingwer (Zingiber officinale) ■ Kardamom (Elettaria cardamomum) ■ Majoran (Origanum majorana) ■ Meisterwurz (Peucedanum ostruthium)	■ Enzian (Gentiana lutea) ■ Kamille (Matricaria chamomilla) ■ Löwenzahn (Taraxacum officinale) ■ Melisse (Melissa officinalis) ■ Pfefferminze (Mentha × piperita) ■ Tausendgüldenkraut (Centaurium erythraea) ■ Wermut (Artemisia absinthium)

Herz – Dünndarm	
wärmend	**kühlend**
■ Baldrian (Valeriana officinalis) ■ Ginkgo (Ginkgo biloba) ■ Rosmarin (Rosmarinus officinalis) ■ Weißdorn (Crataegus monogyna, laevigata)	■ Lavendel (Lavandula angustifolia) ■ Melisse (Melissa officinalis) ■ Hopfen (Humulus lupulus) ■ Passionsblume (Passiflora incarnata)

Lunge	
wärmend	**kühlend**
■ Efeu (Hedera helix) ■ Fenchel (Foeniculum vulgare) ■ Huflattich (Tussilago farfara) ■ Thymian (Thymus vulgaris)	■ Eibisch (Althaea officinalis) ■ Linde (Tilia cordata, platyphyllos) ■ Salbei (Salvia officinalis) ■ Spitzwegerich (Plantago lanceolata)

Dickdarm	
wärmend	**kühlend**
■ Kardamom (Elettaria cardamomum) ■ Kümmel (Carum carvi) ■ Pfeffer (Piper nigrum) ■ Senf (Sinapis nigra und alba)	■ Esche (Fraxinus excelsior) ■ Faulbaum (Frangula alnus) ■ Flohsamen (Plantago psyllium) ■ Heidelbeere (Vaccinum myrtillus) ■ Odermennig (Agrimonia eupatoria)

Niere – Blase	
wärmend	**kühlend**
■ Beifuß (Artemisia vulgaris) ■ Ginseng (Panax ginseng) ■ Mistel (Viscum album) ■ Rosmarin (Rosmarinus officinalis) ■ Wacholder (Juniperus communis)	■ Hopfen (Humulus lupulus) ■ Birke (Betula pendula, pubescens) ■ Brennnessel (Urtica urens, dioica) ■ Frauenmantel (Alchemilla vulgaris) ■ Goldrute (Solidago virgaurea)

d. Thermischer Challenge

Ausgehend von der Anamnese und der klinischen Symptomatik sowie den nachfolgend erhobenen Muskelbefunden, den Organ- und Alarmpunkt-TLs wird auf den jeweils in Frage kommenden Zonen ein „thermischer Challenge" durchgeführt:

- Wärme-Challenge: Hierfür wird eine kleine Wärmflasche oder ein Fläschchen mit warmem Wasser (ca. 40–50° C) verwendet, welche/s auf die entsprechenden Körperzonen gelegt bzw. gehalten wird.
- Kälte-Challenge: Hierzu wird ein Coolpack oder ein Fläschchen mit möglichst kaltem Leitungswasser verwendet, welche/s auf die entsprechenden Körperzonen gelegt bzw. gehalten wird.

Muskel- und Testreaktionen

- Ausgehend vom dysreaktiven (hypo- oder hyperreaktiven) Muskel kann direkt mit einem Wärme- oder Kälte-Challenge ein NC (= Normoreaktiver Challenge) gesucht werden. Je nach gefundenem Challenge erfolgt entsprechend die Testung von wärmenden oder kühlenden Therapieansätzen.
- Ausgehend vom normoreaktiven Muskel: Falls durch Kälte eine Dysreaktion hervorgerufen wird, kann sofort mit wärmenden Therapieansätzen gegengetestet werden und vice versa.

Das wichtigste Einsatzgebiet des thermischen Challenge sind Störungen im 3E. Oft gefundene thermische Challenge-Zonen sind

- Alarmpunkte auf dem KG, Organzonen (z.B. Blase, Sigma, Ovarien, Magen-Darm, Lunge ...),
- Areal obere LWS/Nierenlager bds. (Nieren, Nebennieren, TLÜ, Diaphragma),
- Fußsohlen (hier beginnt der Nierenmeridian mit Ni 1),
- generell Areale akuter oder chronischer Störungen (Traumen, Stauungen ...).

Während in der unteren Körperhälfte seltener eine Normoreaktion auf Kälte beobachtet wird, kann dies im Kopf-Thorax-Bereich (z.B. Sinusitis, Angina usw.) immer wieder beobachtet werden.

G. Unterer (sexueller) 3E

Sterilität, Reizblase und andere Störungen des kleinen Beckens lassen sich oft auf eine Störung des Unteren 3E zurückführen.

Die Testung erfolgt über die organassoziierten Muskeln und die Alarmpunkte von 3E, KS, Ni, Bl, Dü, Di oder lokale Organprojektionen wie dem häufig gefundenen „KG 2-Areal" (direkt am Oberrand der Symphyse = Organprojektion Blase, aber auch NL für Piriformis und Gluteus medius).

Zusätzlich kann auf der jeweiligen Zone ein „thermischer Challenge" durchgeführt werden: Kälte wird bei einem Yin-Zustand (= bereits zu kalte Grundeinstellung) des Unteren 3E eine Dysreaktion verursachen. Yang-Zustände des Unteren 3E sind seltener.

Nun werden mit Doppel-TL/CH (zu Nebenniere, Thyreoidea, Narben, Zähnen usw.) die funktionellen Zusammenhänge (mit entsprechender Therapie) erhoben.

Im Anschluss erfolgt die Gegentestung mit einer oder mehreren der nachfolgenden Maßnahmen:

a. Konsequenz bei hilfreichem Wärme-CH im Unteren 3E

- Heiße Fußwechselbäder z.B. mit Rosmarin, Wärmewickel, Wärmepflaster, mechanische Reizungen …
- Phytotherapeutika – Rosmarin, Beifuß, Wacholder, Mistel …
- Antimykotika, Parasitenmittel, Allopathika …
- Therapeutische Akupunkturpunkte, Moxa
- Homöopathische Mittel, z.B. Cantharis

Bei einem positiven Kälte-CH bieten heiße Fußwechselbäder eine wichtige therapeutische Maßnahme, um speziell die Regulation des Unteren 3E zu verbessern. Tatsächlich geht es hier nicht um eine Wärmezufuhr, sondern vielmehr um ein Gefäß- und Stoffwechseltraining: Die Füße werden je für eine Minute in ein heißes Fußbad gegeben und danach sofort für drei bis fünf Sekunden in ein zweites, möglichst kaltes Fußbad gehalten. Dieser Vorgang wird fünfmal wiederholt und sollte zumindest zwei Wochen lang einmal täglich durchgeführt werden.

Nach der starken Öffnung der Blutgefäße durch das heiße Fußbad, die sich an der Rötung der Füße zeigt, führt die Kälte zu einer maximalen Kontraktion der Gefäßmuskulatur. Bei Patienten/Patientinnen, die besonders nachts kalte Füße haben, ist der Abend die beste Therapiezeit.

Diese Vorgehensweise funktioniert auch bei kalten Händen – natürlich mit den getesteten Begleitmaßnahmen.

Fall 36

G. I., w, 38 J, A: Nach Volleyballspiel mit Zugluft zunehmend Schleimhautschwellung im Kopfbereich mit Nase zu, Husten und schließlich empfindlichem Nierenbereich. Patientin mag Wärme.

U: h Rectus bds, w Deltoideus und Iliopsoas bds, NC: Wärme auf Nierenlager bds, Toxiloges. → Therapie mit ABC-Pflaster und Toxiloges. Nach 2 Tagen beschwerdefrei.

Fall 37

K.P., w, 49 J, A: Seit 15 Jahren Hypertonie – deshalb Medikation mit Beta-Blocker, vorher eher Hypotonie. Kälteempfindlichkeit mit kalten Akren, primäre Sterilität.

Patientin will Alternative zur Hypertoniedauermedikation.

1. Termin: h Rectus, Teres minor, PMC bds, SC NL-Nebenniere, NC: Vit. C gepuffert und P-5-P

2. Termin: Nach 3 Wochen keine wesentliche Veränderung von Blutdruck und AZ.

U: h Teres minor bds, n: Rectus, PMC bds, Latissimus li, w Piriformis bds.

Positiver Kälte-Challenge auf Unteren 3E-Bereich – DTL auf Thyroidea → NC durch Algasan und Yogi-Tee (original).

Nach einem Monat Therapie und Fußwechselbädern mit Rosmarin samt Ernährungsumstellung deutliche Besserung des AZ und der Kälteempfindlichkeit. Der durchschnittliche diastolische RR-Wert sank von 90–100 auf 80–90.

Diskussion: Die primäre Therapie mit den über die Nebenniere getesteten Vitaminen brachte außer gebesserter Muskeltestergebnisse keine Veränderung.

Erst die Mitberücksichtigung des 3E mit entsprechender Therapie brachte einen durchgreifenden Erfolg.

Fall 38

L.R., m, 30 J, A: Migräne, Colon irritabile und chron. Rhinitis, in den letzten Monaten erhebliche Besserung durch Meiden unverträglicher Nahrungsmittel, Ausgleich eines Kupfermangels im Vollblut und Candidatherapie lege artis. Seit 3 Tagen nach Langem erneute Migräneattacke und massiver Meteorismus mit Druckgefühl im Oberbauch, außerdem wiederholte Bestätigung des Phänomens „je schlechter der Darm, desto besser die Rhinitis".

U: h Latissimus und Iliopsoas bds, w PMS bds.

SC: TL KG 5, alle anderen Alarmpunkte o.B., NC (für alles): Vermox und Walnusstinktur.

Diskussion: Es ergaben sich hier anamnestisch als auch über die Muskelbefunde und den Alarmpunkt Hinweise auf eine Störung im Mittleren 3E – die Testung wies aber aufgrund des KG 5 eher auf den Unteren 3E. Nach der Therapie mit Vermox über 6 Tage, begleitet von Walnusstinktur, waren die Darmsymptome und auch die Rhinitis vollkommen verschwunden – offensichtlich war die massive Entlastung über Di und Dü notwendig.

Dies ist ein Beispiel für eine erfolgreiche Behandlung ohne Akupunktur, wobei aber das Meridiansystem diagnostisch zum Einstieg verwendet wurde.

H. Mittlerer (digestiver) 3E

Nahrungsmittelunverträglichkeiten (besonders für kühlende Lebensmittel nach der TCM-Einteilung) und funktionelle Magen-Darm-Erkrankungen können durch eine Irritation des Mittleren 3E entstehen.

Die Testung erfolgt über die meridianassoziierte Muskulatur und die Alarmpunkte von 3E, Ma, MP, Le, Gb und Dü sowie lokale Organprojektionen mit einem thermischen Challenge.

Ausgehend vom normoreaktiven oder hyperreaktiven Muskel wird Kälte bei einem bereits zu kalt eingestellten Mittleren 3E (= Yin-Zustand) eine Schwächung, SC oder selten einen HC verursachen.

Nun werden mit Doppel-TL/CH (zu Nebenniere, Thyreoidea, Narben, Zähnen usw.) die funktionellen Zusammenhänge (mit entsprechender Therapie) erhoben.

Im Anschluss erfolgt die Gegentestung mit einer oder mehreren der nachfolgenden Maßnahmen:

a. Konsequenz bei hilfreichem Wärme-CH über dem Mittleren 3E

- Allopathika (Antimykotika, Parasitenmittel, Pro- und Symbiotika)
- Phytotherapeutika (T. Angelicae, T. Imperatoriae, T. Artimesiae, Yogi-Tee …)
- Wärmewickel (Leber bzw. Oberbauch), Wärmepflaster auf dorsale Projektionszonen …
- „Wärmende" Gewürze und Nahrungsmittel
- Orthomolekulare Therapie (Zink, Selen, B-Vitamine usw.)
- Therapeutische Akupunkturpunkte, evtl. Moxa

Anmerkung: Eine Intoleranz von z.B. Joghurt, Rohkost, Zitrusfrüchten ist oft durch Wärme und/oder durch wärmende Heil- oder Lebensmittel therapierbar (dies trifft besonders auf Kinder und ältere Menschen zu).

Kühlende Nahrungsmittel und Ernährungsformen

- Mineralwasser, Pfefferminztee, Zitrussäfte (auch übermäßige Flüssigkeitszufuhr wirkt kühlend)
- Milchsaure Produkte – besonders Joghurt
- Rohkost: Salate, rohes Gemüse, rohes Obst – besonders Südfrüchte
- Tiefgefrorene und/oder kalt gegessene Speisen, dauernd kalte Mahlzeiten

Wärmende Nahrungsmittel und Ernährung

- Aufgekochtes Wasser/länger gekochte Tees (z.B. Rosmarintee oder Yogi-Tee über zehn Minuten kochen) wirkt/wirken wärmend.

- Wärmende Gewürze: Rosmarin, Thymian, Bohnenkraut, Ingwer, Nelken, Pfeffer, Pfefferoni, Kardamom, Zimt, Wacholderbeeren usw. in Speisen und/oder Tees.
- Länger gegarte Speisen entsprechen einer Yangisierung (z.B. Suppen, Kartoffelgerichte), gedünstetes Wintergemüse.
- Hühnerfleisch, Forelle.
- Ziegen- oder Schafkäse.
- Von den Getreiden sind Buchweizen, Gerste, Hafer eher wärmend, Dinkel und Hirse eher neutral, Reis, Roggen und Weizen als kühlend einzustufen und müssen umso mehr yangisierend zubereitet werden, durch langes Kochen, Würzen usw.

Fall 39

G.K., w, 32 J, A: rez. Oberbauchschmerzsyndrom, rez. HWS- und LWS-Blockierungen, seit Jahren Raynaud-Symptomatik, aber Rheumaserologie o.B.

U: w PMS bds, HC: TL Gallenblase, h Popliteus bds, NC: Lycopodium-SPL →

w: TL KG 12 und TL Nieren bds, NC durch Wärme-Challenge auf KG 12, Beifuß.

Diskussion: Diagnostisch zeigte sich hier der Alarmpunkt des Mittleren 3E. Der therapeutische Erfolg beruhte auf der stark wärmenden Wirkung von Beifuß, ergänzt durch homöopathische Drainage des Leber-Galle-Systems. Bereits nach 2 Tagen verschwanden die Schmerzen im Oberbauch und 2 Wochen später beobachtete die Patientin allmählich abnehmendes Kältegefühl in der Nierenloge bds. sowie an Händen und Füßen. Ex juvantibus zeigt sich über die FMD und den Therapieerfolg, dass es sich ursprünglich wohl um eine Yin-Störung gehandelt hat.

Fall 40

B.E., w, 57 J, A: Enteropathiesyndrom seit Jahrzehnten, besser durch wiederholte Mayr-Kuren und Meiden unverträglicher Nahrungsmittel, hormonelle Dysregulation bei Z.n. Behandlung eines Hypophysen-TU wegen unerfülltem Kinderwunsch vor 25 Jahren, Z.n. Nephropexie re und Innenohrplastik bds. Nach mehrwöchigem Ernährungsfehlverhalten aufgrund massiver psychischer Belastung Exazerbation altbekannter Symptome im gastrointestinalen

Bereich. Außerdem Nervenschmerzen in der Schulter-Hals-Region li. infolge eines viralen Infekts.

U: h PMS bds. und Latissimus bds.

SC: TL KG 4 → NC durch Ingwer und Akupunktur von Lu 8 li, Le 5 li und MP 4 re.

Diskussion: Die Diagnostik bezüglich des Mittleren 3E erfolgte hier über die zu Le und MP assoziierten Muskeln, der als einziger Alarmpunkt testende KG 4 ist dem Unteren 3E zuzurechnen. Die thermische Wirkung von Ingwer führte zu einer Stabilisierung der Mitte.

Die Sedierung von MP erfolgte über den Elementpunkt Lu 8 sowie Passagepunkt MP 4 (was gleichzeitig ein Kardinalpunkt wäre), die Sedierung der Le erfolgte über den Passagepunkt MP 4 (der gleichzeitig auch Kardinalpunkt ist), die Sedierung der Le erfolgte über den Passagepunkt Le 5. Daraufhin stabilisierte sich der Zustand der Patientin langfristig zufriedenstellend.

Fall 41

K.E., w, 61 J, A: chron.-rez. Gastritis, kombinierte Fettstoffwechselstörung, Candidose.

Nach Verzicht auf unverträgliche Medikamente und Nahrungsmittel, Säure-Basen-Therapie, antimykotische Behandlung lege artis und Gabe von SF 734 (phytotherapeutisches Helicobacterpräparat) kam es zu erheblicher Reduktion der Leisten- und Oberbauchschmerzen sowie zur Besserung des Stuhlverhaltens und Allgemeinzustandes.

U: GHR (Rectus, Piriformis, Iliopsoas, PMC, PMS und Latissimus bds).

SC: TL KG 5 und KG 7, übrige Alarmpunkte o.B.

NC (für alle Befunde): Beifuß, Copper (PE) und Fel Tauri Hevert (Lebertherapeutikum).

Diskussion: Die Diagnostik erfolgte über die assoziierten Muskeln, die Alarmpunkte des 3E waren als einzige positiv. Nach Testung verschiedener Therapeutika zeigte Beifuß – mit seinem wärmenden Einfluss auf den gesamten 3E –, unterstützt durch homöopathische Leberdrainage, die größte Wirkung.

b. Konsequenz bei hilfreichem Kälte-Challenge über dem Mittleren 3E

Die hilfreiche Kälte weist auf eine „itis"-Symptomatik im Oberbauch hin.

Der entsprechende Therapieansatz zielt auf eine Beruhigung bzw. Kühlung der Magen- oder Leberhitze, wobei hier eine entsprechende Phytotherapie viel zu bieten hat.

- Allopathika (z.B. Antibiotika)
- Phytotherapeutika (T. Gentianae, T. Chinae, T. Absinthii, T. Centaurii, T. amara usw.)
- Kühlende und beruhigende Tees (Kamille, Salbei, Minze), evtl. kühlende Umschläge
- Kühlende Nahrungsmittel können hier hilfreich sein (Mineralwasser, Zitrusfrüchte, ...)
- Therapeutische Akupunkturpunkte (vor allem sedierendes oder kontrollierendes Element)

I. Oberer (respiratorischer) 3E

Die Infektanfälligkeit des Respirationstrakts und der Nebenhöhlen ist oft die Folge einer Störung des Oberen 3E. Auf Kälte reagiert ein lebendes Gewebe mit „Zusammenziehen". Der Ausdruck Angina bedeutet Verengung (siehe Angina tonsillaris, Angina pectoris, Asthma).

Die Testung erfolgt idealerweise über die assoziierte Muskulatur und die Alarmpunkte von 3E, KS, Lu, He sowie lokale Organprojektionen (z.B. Lungenabschnitte, Thyreoidea, Thymus, NNH usw.).

Zu beachten ist die lokale Konzentration verschiedener für die Differentialdiagnose wichtiger Strukturen und Testpunkte (siehe obere Abbildung Seite 158).

Zur Provokation wird auf den jeweiligen Zonen ein thermischer Challenge durchgeführt, wobei über dem Oberen 3E ähnlich häufig ein NC auf Kälte als auch auf Wärme beobachtet wird (siehe untere Abbildung Seite 158).

Ausgehend vom normo- oder hyperreaktiven Muskel wird Kälte bei einem bereits zu kalt eingestellten Oberen 3E (= Yin-Zustand) eine Hyporeaktion (Schwächung), SC oder selten einen HC verursachen.

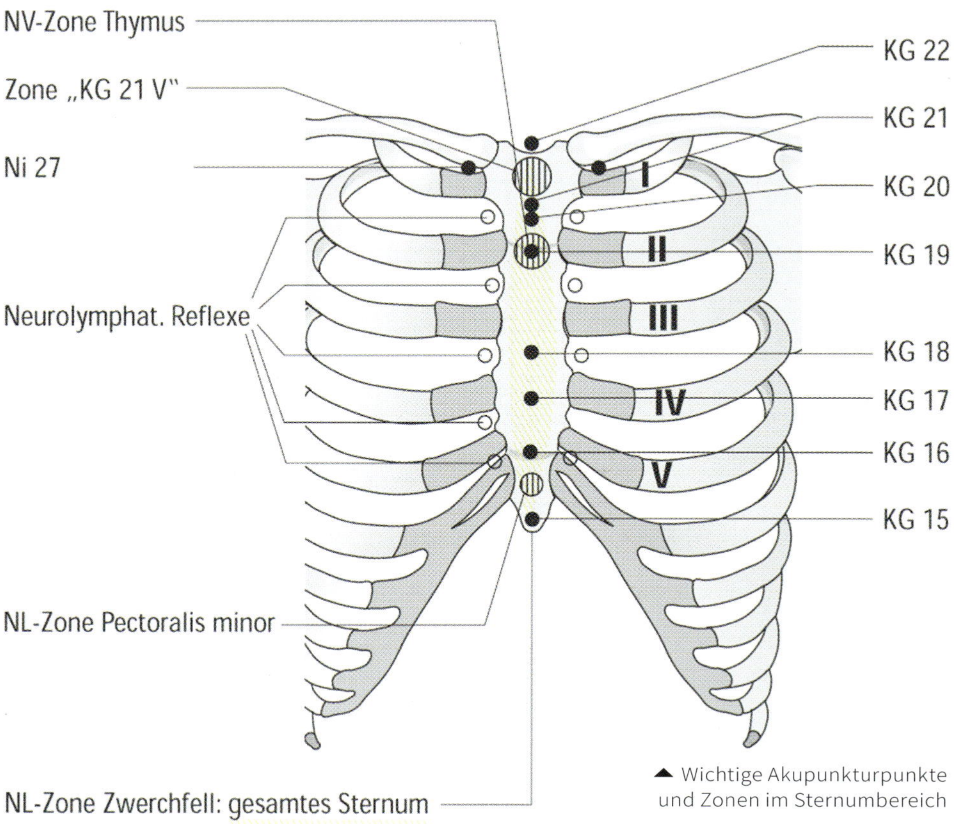

NV-Zone Thymus

Zone „KG 21 V"

Ni 27

Neurolymphat. Reflexe

NL-Zone Pectoralis minor

NL-Zone Zwerchfell: gesamtes Sternum

KG 22

KG 21

KG 20

KG 19

KG 18

KG 17

KG 16

KG 15

I

II

III

IV

V

▲ Wichtige Akupunkturpunkte und Zonen im Sternumbereich

▼ Thermischer Challenge mit Coolpack während der Testung des organbezogenen Muskels (Serratus anterior – Lu)

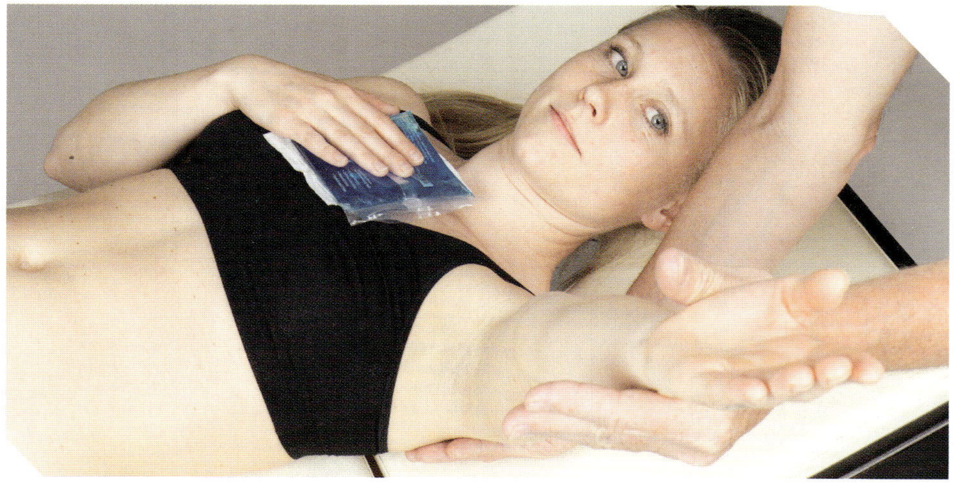

Nun werden mit Doppel-TL/CH die Nebenniere, Thymus, Thyreoidea sowie die potentiellen Störherde am Kopf (Narben, Zähne, Nasennebenhöhlen usw.) kontrolliert und die funktionellen Zusammenhänge (mit gegebenenfalls entsprechender Therapie) erhoben.

Im Anschluss erfolgt die Gegentestung mit einer oder mehreren der nachfolgenden Maßnahmen:

a. Konsequenz bei hilfreichem Wärme-Challenge über dem Oberen 3E

- Dampfinhalationen – kombiniert mit wärmenden Kräutern, Wickeln, heißen Kräuterkissen, Wärmepflaster, mechanischen Reizungen
- Phytotherapeutika: Thymian, Dost, Efeu, Fenchel
- Therapeutische Akupunkturpunkte (Tonisierung, Unterstützung)
- Orthomolekular: Jod, Tyrosin, Selen, …
- Moxa
- Allopathika (Antimykotika, …)

Testet dagegen Kälte als NC, so bedeutet dies, dass ein Yang-Zustand des Oberen 3E besteht und dementsprechend kühlende Maßnahmen zur Therapie notwendig sind.

b. Konsequenz bei hilfreichem Kälte-Challenge über dem Oberen 3E

- Kühlende Phytotherapeutika: Isländisch Moos, Eibisch, Salbei, Lavendel, Herzgespann, Minze, ...
- Lokale Kältepackungen
- Therapeutische Akupunkturpunkte (ableitend, sedierend)
- Allopathika (Antibiotika, NSAR, Cortison, ...)

Fall 42

H.A., w, 58 J, A: Exazerbation einer chron. Bronchitis während einer Besichtigung der Lavafelder am Ätna. Über mehrere Stunden anhaltender massiver Husten, seitdem kein Tag ohne Hustenattacken, Verschlimmerung während langer Fahrten auf der Autobahn, außerdem chronische Cephalgien, Schlafstörungen, Tinnitus bds, Narbenstörfelder, Gonarthrose li und Coxarthrose re. Bis auf den chron. Reizhusten sind durch phytotherapeutische Leber-Gallen-Drainage, orthomolekulare Therapie, neuraltherapeutische Narbenentstörung und Akupunktur fast alle Beschwerden verschwunden.

U: n Deltoideus li, w Iliopsoas re, h Iliopsoas li, Deltoideus re.

SC: KG 17, Lu 1 bds und Di 20 re.

NC (für alle Befunde): Wärme, Schafgarbe, Thymian, Ma 36 li, Ni 10 li und Lu 8 re sowie Punkte des oberen Lymphbelt (nach Gleditsch).

Diskussion: Die Hauptproblematik betraf den Oberen 3E, diagnostiziert über positive TL seines eigenen Alarmpunkts, der Alarmpunkte Lu und den Endpunkt des gekoppelten Di. Therapie mit Schafgarbe und Thymian. Ergänzt wurde die Therapie durch Akupunktur mit 3 Elementpunkten sowie sensiblen Punkten des oberen Lymphbelts. Bereits während der Akupunktur reduzierten sich der Hustenreiz und die dadurch bedingten dumpfen Schmerzen im Thoraxbereich.

Innerhalb von 2 Wochen stabilisierten sich unter der phytotherapeutischen Behandlung und Akupunktur die Störung des Oberen 3E sowie der Allgemeinzustand der Patientin.

Fall 43

S.C. w, 37 J, A: schwere Exazerbation einer chron. Bronchitis, Verzicht auf ein Antibiotikum, stattdessen orthomolekulare Substitution und homöopathische Leberdrainage über 4 Wochen. In dieser Zeit fühlte sich die Patientin körperlich relativ gut.

U: GHR (Rectus, Piriformis, PMS und Latissimus bds).

SC: Di 1 re, Di 5 li, Ma 36 li, 3E 5 re, KG 17.

NC (für alle Befunde): Schafgarbe und Broncho-Vaxom.

Diskussion: Die Punkte 3E 5 und KG 17 dienten primär der Diagnostik. KG 17 wird oft genadelt, verursacht aber teils starke psychische Reaktionen. In diesem Fall wurde wegen der bekannten emotionalen Instabilität der Patientin darauf verzichtet.

Die Behandlung erfolgte phytotherapeutisch sowie durch Akupunktur der Elementpunkte Di 1 und Ma 36 sowie des Kontrollpunkts Di 5. Eine Reizreaktionstherapie mit Broncho-Vaxom folgte 2 Wochen später. Dadurch konnte eine Stabilisierung des Bronchialsystems und komplette Ausheilung erreicht werden.

J. Geschmacksrichtungen und Fünf Wandlungsphasen

Aus der üblichen Fachliteratur und über die Akupunkturschulen sind die Bedeutung und Auswirkung der verschiedenen Geschmacksrichtungen, wie sie den Wandlungsphasen nach der TCM zugeordnet sind, nur schemenhaft ersichtlich.

Meist heißt es, dass sowohl ein Zuviel als auch ein Zuwenig einer Geschmacksrichtung dem zugeordneten Element mit seinen entsprechenden Organen schaden würde. Ebenso soll eine Abneigung oder Gier einer Geschmacksrichtung auf eine Störung in der entsprechenden Wandlungsphase hinweisen. Wie diese Störung zu beheben ist, bleibt meist unklar.

Im Neijing (altes Standardwerk der TCM) finden sich folgende Aussagen: Personen mit Erkrankungen an einem (oder mehreren) der „fünf inneren Organe" (Herz, Milz, Lunge, Niere, Leber) sollen Lebensmittel mit bestimmter Geschmackszuordnung meiden:

- Der Herzkranke (Feuer) soll keine salzigen Speisen essen, weil das Wasser, dem diese Speisen angehören, das Feuer löschen kann. So soll z.B. Schweinefleisch, welches als „salzig" klassifiziert wird und damit dem Wasser zugeordnet ist, möglichst gemieden werden.

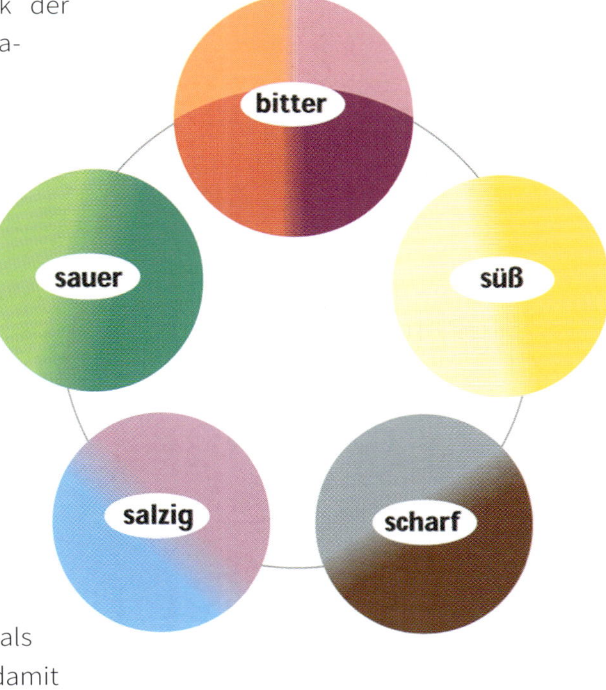

Geschmacksrichtungen und Fünf Wandlungsphasen

- Der Milzkranke (Erde) soll keine sauren Speisen essen, weil das Holz, dem diese Speisen angehören, die Milz überwältigen kann (hier ist die zu starke Kontrolle gemeint).
- Der Lungenkranke (Metall) soll keine bitteren Speisen essen, weil das Feuer, dem diese Speisen angehören, die Lunge überwältigen kann.
- Der Nierenkranke (Wasser) soll sich süße Speisen abgewöhnen, weil die Erde, der diese Speisen zugeordnet sind, die Nieren überwältigen kann.
- Der Leberkranke (Holz) soll keine scharfen Speisen essen, weil das Metall, dem diese Speisen zugeordnet sind, die Leber überwältigen kann.

Hier wird präzise die Beeinflussung durch den Kontrollzyklus beschrieben.

Aber auch die anderen Beeinflussungszyklen der Fünf Wandlungsphasen können viele der Wirkungen einzelner Nahrungsmittel erklären. Allerdings ist die Zuordnung der Nahrungsmittel zu einer (oder mehreren) Geschmacksrichtung(en) und damit zu einem (oder mehreren) Element(en) nur teilweise ersichtlich und muss in entsprechender Literatur nachgelesen werden.

Einige Beeinflussungen von Nahrungsmitteln mit Hilfe der Regeln der Wandlungsphasen sind nachfolgend beispielhaft dargestellt.

a. Tonisierungszyklus

- In unserer Volksmedizin wird „bittere Medizin“ wie z.B. ein Magenbitter zur Förderung der Verdauung eingesetzt. Der bittere Geschmack, der dem Feuer zugeordnet ist, stellt eigentlich den Mutter-Sohn-Zyklus zur Erde dar, was einer Tonisierung des Ma/MP entspricht.
- So erklärt sich auch die tonisierende Wirkung von Honig (Erde), die bei Erkältungen mit Husten eingesetzt wird (Metall). Der Ausdruck „Brustzucker“ weist direkt auf die Indikation.
- Essig, der als saurer Geschmack dem Holz zugeordnet ist, tonisiert das Feuer (Mutter-Sohn-Zyklus), was auch im Spruch „sauer macht lustig“ zum Ausdruck kommt.
- Die wohl bekannteste Anwendung der Ernährung nach den Fünf Wandlungsphasen ist das Kochen nach den Fünf Elementen, wobei dem Tonisierungszyklus entsprechend die Nahrungsmittel und Gewürze, die den jeweiligen Zyklen zugeordnet sind, dazugegeben werden.

b. Unterstützungszyklus

- Bekanntlich bewirkt scharfes Essen eine Erwärmung, sodass man schon beim Essen zum Schwitzen kommt. Der scharfe Geschmack ist dem Metall zugeordnet und steht zum Feuer in der Unterstützungsposition. Dadurch erklärt sich die rasche Wärmeentwicklung.
- Der bittere Geschmack (Feuer) ist zum Wasser in der Position der Unterstützung. Auch in der europäischen Naturheilkunde ist bekannt, dass Bitterstoffe die Diurese anregen.
- Aus der Betrachtung der Fünf Wandlungsphasen könnte Essig (Holz) eigentlich gut zur Unterstützung von Infekten des Respirationstrakts (Metall) angewendet werden – da aber gleichzeitig eine Tonisierung des Feuers entsteht, scheidet der Einsatz bei Entzündungen aus.
- Salz (Wasser) steht zur Erde in der Position der Unterstützung. Bei Substanzverlust (z.B. Fasten), der wegen des Gewebeverlusts der Erde zugeordnet wird, kann mit Salz (Wasser) eine Unterstützung erreicht werden.

c. Sedierungszyklus

- Süße Speisen (Erde), dauerhaft genossen, sedieren das Feuer, was sich in einer zunehmenden Antriebslosigkeit und Schwere bemerkbar macht.
- DD: Vorübergehend kann Süßes (z.B. Nudeln) über den Unterstützungszyklus das Holz (Muskeln, Bewegung, Sport) stark fördern.
- Zusammenfassend kann gesagt werden, dass die Regeln der Fünf Elemente auch in der Ernährung eine große Bedeutung haben.

7. Störfeldgeschehen und Meridiansystem

Auch die beste Akupunktur kann durch ein relevantes Störfeldgeschehen sabotiert werden, somit ist das Wissen um das Einflusspotential von Störfeldern auf das Meridiansystem sehr entscheidend. Darüber hinaus kann das Meridiansystem mit Hilfe der FMD als ein individuelles Bezugssystem zur Diagnostik verwendet werden, um die Auswirkungen eines Störfelds zu erfassen.

Mit dem Begriff „Herd“ wurde primär ein mit Keimen besiedeltes Areal bezeichnet (z.B. Eiterzahn), im Gegensatz zu einem Störfeld (z.B. Narbe), welches als ein keimunabhängiges Störareal verstanden wurde. Da die Fernwirkungen bzw. Projektionen von Herden und Störfeldern den gleichen Regeln unterworfen sind, können diese Begriffe für die Diagnostik synonym verwendet werden.

> *„Die Herdausschaltung ist eine entscheidende Grundlage jedes akupunkturistischen Erfolges.“*
>
> Otto Bergsmann

Das Ausmaß der Beeinflussung eines Störfeldgeschehens auf das Meridiansystem wird durch die FMD erst so richtig erfassbar. In der Praxis kann man täglich mehrfach beobachten, wie Extremitäten, Quadranten, Körperseiten oder sogar generelle Dysreaktionen als Folge eines oder mehrerer Störherde unterhalten werden. Entsprechend sollten Störfelddiagnostik und Störfeldtherapie an die erste Stelle gesetzt werden, zumal sich damit viele andere Therapiemaßnahmen erübrigen können.

In den letzten Jahren wird der Begriff Störfeld zunehmend mit dem Begriff „Neuromodulativer Trigger“ beschrieben. Dieser Name weist darauf hin, dass eine lokale Störzone zu einer Modulation des Nervensystems führen kann, was in der Schmerzforschung als Neuroplastizität des neuronalen Netzwerkes beschrieben wird.

In diesem Fall ist die lokale Therapie mit Unterbrechung der störenden Afferenzen nicht mehr ausreichend. Erst der zusätzliche Therapieansatz mit der Beeinflussung der vegetativen und zentralen Sensitivierungen ist erfolgversprechend. In Kapitel 9. wird im Rahmen der kombinierten Meridiantherapie darauf eingegangen.

A. Herd/Störfeld: Definitionen und Grundlagen

a. Definitionen

- **Klinische Definition** des Herds (Stacher): Der Herd ist eine verborgene Entzündung, die lokal oligosymptomatisch verläuft, aber fähig ist, in mitunter weit entfernten Körpergebieten Symptome – die Fernstörungen – auszulösen.
- **Histologische Definition** des Herds (Kellner): Der Herd, das Störfeld, ist eine subchronische Entzündung um nicht abbaufähige, körperfremde oder denaturierte körpereigene Substanzen. Er besteht aus lymphozytär-plasmazellulären Infiltraten und einer Desaggregation der Grundsubstanz. Die Ausdehnung der Infiltrate und der Desaggregation wechselt unter dem Einfluss von Sekundärbelastungen.
- **Kybernetische Definition** des Herds (Bergsmann): Die vom Herd ausgehenden Pathoinformationen folgen den Regeln der Projektionssymptome. Lokal ist der Herd oligosymptomatisch und daher unentdeckt. Die weiteren Symptome wie Hypersensitivität, Verquellung, Muskelspannung, vegetative und vasomotorische Phänomene u.Ä. sind ebenfalls schwach ausgeprägt bzw. nur für den Insider erkennbar. Es kann aber in diesem Zusammenhang von einer „regulatorischen Desintegration“ gesprochen werden. Das Informationsquantum reicht in der Regel nicht aus, um serologische Entzündungsparameter in diagnostisch relevanter Menge zu produzieren, obwohl die biochemischen Systeme regulatorisch beeinträchtigt sind. Infolge der labilisierten Regelsysteme werden Zusatzreize (Zweitschläge) überbewertet beantwortet und lösen Symptome aus. Im Sinne dieser Definition muss das Herdgeschehen als ein pathogenetisch wirksamer Risikofaktor definiert werden.

- **Funktionell** (Barop): Das Störfeld ist ein Gewebsabschnitt mit sympathischer Innervation, wobei sich der afferente Faseranteil in einem chronischen pathologischen Reizzustand befindet. Es handelt sich wahrscheinlich um eine unspezifische, labile Entzündungsreaktion, hervorgerufen durch organische oder anorganische Substanzen oder Mikroorganismen, die nach Ablauf einer Verletzung oder Erkrankung zunächst vom Organismus nicht abgebaut oder abtransportiert werden können. Da keine physiologischen Erholungsphasen für die Sympathikusanteile bestehen, geht immer auch eine Störung der vom Sympathikus gesteuerten Gefäßfunktion und der Organleistung mit einher.

Diese Definitionen beschreiben das Störfeld zusammengefasst als eine Vorbelastung, als einen Stör- und Risikofaktor, worauf das Regulationssystem später im Rahmen einer oft banalen Zusatzbelastung plötzlich entgleisen kann.

b. Zweitschlaggeschehen nach Speranski

Zusatzfaktoren wie Luftzug, Überanstrengung, Infekte oder Fehlernährung können die unterschwelligen Reize des Störfelds manifest machen. Ein Zweitschlag trifft auf ein labiles Regelsystem und wird zum Auslöser der Symptomatik: z.B.

- Torticollis nach (nicht) spürbarem Luftzug, hervorgerufen durch die vorbestehende Labilisierung einer subklinischen chronischen Tonsillitis,
- Hexenschuss nach (nicht) spürbarem Luftzug bei Labilisierung durch eine abdominelle Narbe und/oder Fehlernährung.

c. Hinweise auf ein Herdgeschehen

Ein Verdacht auf ein mögliches Herdgeschehen besteht bei

- jeder atypischen Verlaufsform einer Krankheit,
- jeder chronischen Verlaufsform einer Krankheit,
- jeder inadäquaten überschießenden Reizantwort,
- jedem unerklärbaren Therapieversagen,
- jedem degenerativen Geschehen,
- Allergien.

d. Prädilektionsstellen von Herdlokalisationen

Schon die verschiedenen Definitionen des Herds lassen erahnen, dass es keine Stelle des Organismus gibt, an der sich nicht ein Herd entwickeln könnte.

Allerdings gibt es Prädeliktionsstellen, die aus verschiedenen Gründen eine Herdentwicklung begünstigen.

Nachfolgend sind die wichtigsten dieser Stellen angeführt:

- **Chronische Entzündungen:** z.B. Tonsillitis, Sinusitis, Bronchitis, chronische Appendizitis, Cholelithiasis, Divertikulitis usw.
- **Narben:** nach Verletzung oder Operationen, besonders nach verzögerter Wundheilung. Dazu gehören auch der Nabel (als erste Narbe) sowie Drainage- oder andere Einstichstellen.
- **Fremdmaterial** (traumatisch oder iatrogen) jeglicher Art – inkl. Zahnmaterialien.
- **Zahn-Kiefer-Bereich:** besonders Wurzelfüllungen, Resektionen, Fisteln usw. Impaktierte Weisheitszähne haben ein großes Störpotential im Zahn-Kiefer-Bereich. Zu nennen ist auch eine Restostitis (persistierender Entzündungskomplex von Zahnalveolen und Kieferknochen nach Extraktionen).
- **Entzündungen** im abdominellen, urologischen oder gynäkologischen Bereich.
- Besondere Aufmerksamkeit gilt allen Narben, Entzündungen oder Traumen, deren Entstehung mit einem **emotionalen Geschehen** verknüpft ist (z.B. entstellende Narben, Z.n. Abortus, Amputationen, Unfälle, Verbrennungen, Hysterektomie usw.).
- **Zusatzbelastungen:** z.B. Standort (Schlaf- und Arbeitsplatz), URS (s. Kapitel 8.).

B. Geschichte und Bedeutung der Herdlehre

Ausgehend von den Arbeiten Alfred Pischingers und seiner Arbeitsgruppe (Kellner, Perger, Bergsmann et al.) in den 1950er Jahren mit ihren Erkenntnissen über das Störfeldgeschehen, Grundsystem und die Regulationsmedizin ist eine moderne Komplementärmedizin ohne dieses Wissen und deren Integration in die tägliche ärztliche Tätigkeit nicht mehr denkbar.

Ein relevantes Störfeldgeschehen kann die Grundregulation – einschließlich Sympathikus und Parasympathikus – massiv beeinträchtigen.

Da viele komplementärmedizinische Therapieansätze wie z.B. Akupunktur, Manuelle Medizin, Homöopathie u.a. ein funktionierendes Regulationssystem voraussetzen, ist ein guter diagnostischer und therapeutischer Zugang zum Störfeldgeschehen essentiell. Schon die strukturierte Erfassung der vegetativen Zeichen liefert entscheidende Hinweise zu Therapie und Verlauf eines Krankheitsgeschehens.

Es erscheint uns deshalb dringend notwendig, diese Erkenntnisse in sinnvoller Weise zusammenzufügen:

Der Akupunkteur/die Akupunkteurin sollte zumindest über Grundkenntnisse in der Herddiagnostik und Herdtherapie verfügen, da diese das Meridiansystem beinträchtigen und damit die Wirkung der Akupunktur blockieren können.

Für den Neuraltherapeuten/die Neuraltherapeutin sind die Grundlagen des Meridiansystems zum Verständnis der funktionellen Interaktion der Störherde zu den verschiedenen Körperregionen und Organen hilfreich.

Allgemein stellt das Meridiansystem neben der bekannten Anatomie und Physiologie der Schulmedizin ein weiteres Orientierungssystem dar – vergleichbar mit einer zusätzlichen „Landkarte" –, das jeweils eingesetzt werden kann, wenn anamnestische und klinische Angaben auf den ersten Blick mit der üblichen Physiologie nicht zu erklären sind.

C. Konsequenzen und Strategie für die Praxis

- Nach der Anamnese, die auch spezifische Fragen zu den Modalitäten der Erkrankung enthalten sollte, erfolgen die Inspektion und Palpation aller Narben und der erfahrungsgemäß häufig herdrelevanten Körperregionen (Kopf-/Halsbereich, Abdomen, Urogenitalbereich ...). Natürlich ist die Reihenfolge der Palpation nicht streng vorgegeben, sondern richtet sich immer nach der Anamnese und der klinischen Fragestellung.
- Im Anschluss erfolgt die FMD-Testung der meridianassoziierten Muskeln, um so einen ersten Einblick in den Zustand des Regulations- und Meridiansystems des Patienten/der Patientin zu erhalten.
- Bei klinischem Verdacht auf ein Herdgeschehen wird sofort mit dem Untersuchungsinstrument TL/CH jede einzelne Narbe bzw. jeder einzelne Störfeldbereich untersucht. Dabei gilt als goldene Regel, aber nicht 100 %ig, dass Störfelder auf der Seite des klinischen Befunds und des Beschwerdebilds zu suchen sind (siehe auch Kapitel 2.C.).
- Alle (oder die meisten) so identifizierten Herde wird man im Regelfall in der ersten Behandlungssitzung therapeutisch angehen (s. unten).
- Entschließt man sich zur Neuraltherapie, so sucht man jenes Neuraltherapeutikum (möglichst nahe am Herd getestet), welches TL/CH aufhebt. An

verschiedenen Lokalisationen können verschiedene Lokalanästhetika erforderlich sein.

- Die Störfeldtherapie wird klassischerweise mit Lokalanästhetika durch Injektion durchgeführt. Teilweise können Lokalanästhetikasprays oder -salben speziell bei Narben versucht werden. Grundsätzlich zeigt aber die Injektion meist eine schnellere und tiefgreifendere Wirkung. Dies erklärt sich vor allem durch den Abbau sympathischer Afferenzen sowie eine Verbesserung der vegetativen Endstrombahn.
- Nach der Neuraltherapie sollte bis ca. eine Minute zugewartet werden, bis eine gewisse Neuregulierung des Körpers erfolgt. Häufig beobachtet man während dieser Reaktionsphase ein rasches Hintereinanderwechseln von Hypo-/Hyper- bis Normoreaktion. Zur Neuorganisation sind in diesem Zusammenhang oft folgende Maßnahmen sinnvoll: kurz aufstehen und einige Schritte gehen, schlucken lassen usw.
- Anschließend werden die zuvor erhobenen Befunde nachkontrolliert, um eine Beurteilung der Fernwirkung des Herds treffen zu können. Häufig können durch die FMD-geleitete Neuraltherapie multiple Muskelschwächen oder Hyperreaktionszustände durchbrochen werden.
- Beim Ersttermin erfolgt somit meist keine eigentliche Akupunkturbehandlung. Vielmehr wird durch das oben beschriebene Procedere dafür gesorgt, dass bei den folgenden Behandlungsterminen das Gesamtregulationssystem des Patienten/der Patientin bereits von den gröbsten Störfaktoren entlastet ist.
- Sollte durch die beschriebene Vorbehandlung bereits eine weitgehende Besserung oder gar Beschwerdefreiheit eingetreten sein, erübrigt sich die Akupunktur.

Fall 44

K.B., m, 38 J, A: Kreuzschmerzen seit 2–3 Monaten und seit 4 Wochen vor allem nachts gürtelartiger Schmerz im Thorakalbereich, seit über 20 Jahren schwere Psoriasis mit Herden am ganzen Körper.

U: Beinlängenvergleich o.B., Spinetest li +, re o.B.

h Rectus re, w Rectus li, PMS li, Latissimus li, s PMS re, Latissimus re.

Aufgrund dieses Testergebnisses genaue Nachfrage nach potentiellen Zahnherden auf der linken Seite. Der Patient gibt daraufhin an, dass vom Zahnarzt bereits seit Wochen die Empfehlung besteht, den tief kariösen 38 zu extrahieren.

→ TL 38 – NC Xylocain → Neuraltherapie → danach NC aller Muskelbefunde und der positive Spinetest li jetzt o.B. Konsequenz: Dringende Empfehlung zur Extraktion 38.

Zwei Stunden nach Extraktion von 38 zeigt sich eine völlige Beschwerdefreiheit im Bereich Thorax/LWS/ISG.

Diskussion: Dieser Fall zeigt die Überlegenheit der FMD bei der Abklärung von Zusammenhängen zwischen orthopädischen Befunden und Herdbefunden. Die kurze manualmedizinische Untersuchung weist auf eine Blockierung des li SIG hin. Die Muskeltestung beginnt mit dem Rectus re, dann li und zeigt eine deutliche Seitendifferenz – passend zum SIG-Befund. Dann wegen der thorakalen Symptomatik Testung der lokal assoziierten Muskeln PMS und Latissimus. Beide sind li hyporeaktiv und und re stark. Auf die Prüfung normo- oder hyperreaktiv wird aus Zeitgründen verzichtet. Entscheidend für das weitere klinische Vorgehen ist die Probebehandlung, die in diesem Fall nicht nur die linksseitigen Schwächen, sondern auch die Hyperreaktion des Rectus re sofort aufhebt. Auf die Testung mit Nosoden oder Differenzierung der Reaktionsstärke kann bei so eindeutigen Befunden verzichtet werden.

Solche Fälle finden sich in der Praxis jede Woche, manchmal mehrfach. Jegliche Akupunktur zur Behandlung der strukturellen Beschwerden wäre hier wohl Zeit- und Geldverschwendung gewesen.

D. Tonsillen/Seitenstrangbereich – Nadelöhr der Meridiane

a. Grundlagen

- Nach der TCM sind die lymphatischen Organe grundsätzlich der Erde zugeordnet.
- Betrachtet man die Meridianverläufe am Hals, so findet man drei Meridiane, die direkt im Bereich der Tonsillen bzw. des Seitenstrangs liegen. Es sind dies von anterior nach posterior: Ma/Di/Dü.
- Gleditsch ordnet die Tonsilla palatina dem Meridianpaar Le/Gb zu. Dies leitet sich vom inneren Verlauf des Lebermeridians ab, der im Kopfbereich einen Ast mit Verbindung zum Eckzahn, zum 8er Zahnbereich, zum Tonsillenbereich sowie zu Gaumen, Keilbein mit Keilbeinhöhle und Retrobulbärraum hat, bis er schließlich am höchsten Punkt bei LG 20 endet.

- Nach Voll ist ein wichtiger Testpunkt der Tonsilla palatina auf dem Punkt Ma 8-b (Unterhalb der Mandibula am Seitenrand des M. omohyoideus). Es besteht also eine Beziehung zum Meridianpaar Ma/MP.
- Weitere Lymphorgane am Kopf (Tonsilla pharyngea, Tonsilla laryngea, Tuba auditiva usw.) testet Voll über Di-Punkte.
- Eine wichtige EAV-Testzone der Tonsillen und des Seitenstrangs liegt auch auf dem Lymphgefäß nach Voll. Der Anfang des Lymphgefäßes ist identisch mit dem Endverlauf des Lungenmeridians.
- Anatomisch betrachtet kommt der Dü-Meridianverlauf den Tonsillen vermutlich am nächsten. Im weiteren Verlauf erreicht dieser Meridian über den 8er Zahnbereich das Kiefergelenk.

Bei kritischer Betrachtung und Berücksichtigung aller genannten Autoren inkl. der Meridianverläufe mit Innen-Außen- und Oben-Unten-Regel sowie der regionalen Beeinflussung ergibt sich, dass der Tonsillen-Seitenstrang-Bereich tatsächlich alle Meridiane stören kann. Daher der Ausdruck „Nadelöhr der Meridiane".

Es gibt am ganzen Körper kaum ein weiteres Areal mit einer so großen Bandbreite an Projektionsmöglichkeiten (in beiden Körperseiten) wie Tonsillen/Seitenstrang.

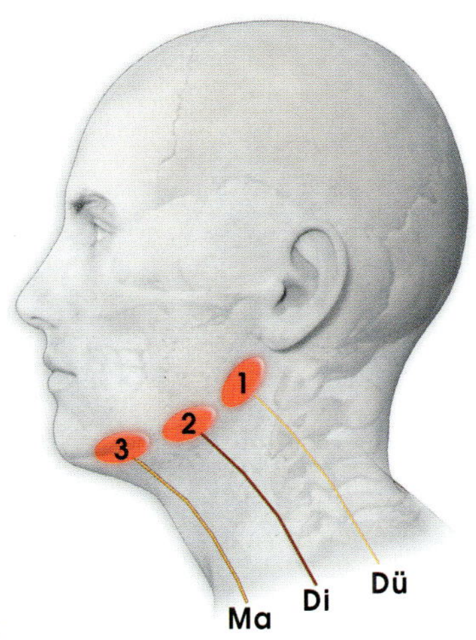

Tonsillenprojektionszonen und Meridianverläufe

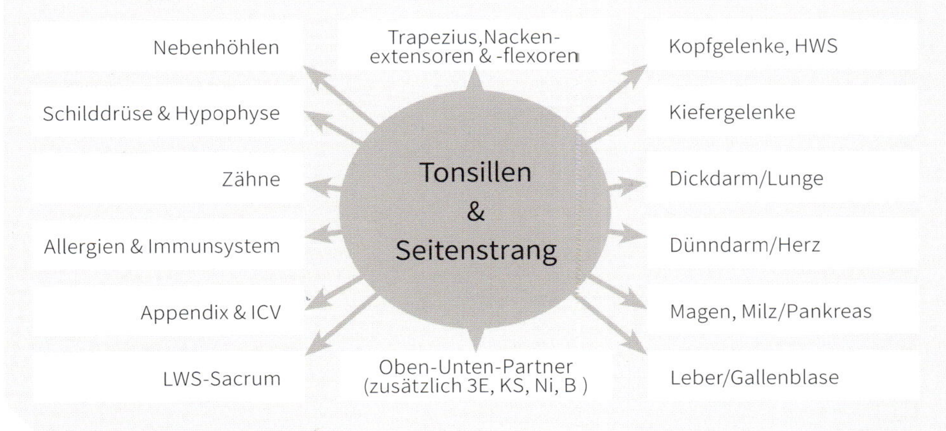

Beeinflussungsrichtungen von Tonsillen- und Seitenstrang

Entsprechend sind hier die Gesetzmäßigkeiten von Störfaktoren und Fernwirkung immer wieder zu beobachten (siehe auch Kapitel 2.D.):

- Ein Störfeld beeinflusst zuerst den im Verlauf liegenden oder zugeordneten Meridian.
- Gleichzeitig oder etwas später werden die Innen-Außen- sowie die Oben-Unten-Partner-Meridiane beeinträchtigt, sodass ein ganzes Meridianquartett betroffen ist.
- Allmählich werden auch andere Längsdrittel beeinträchtigt, sodass schließlich eine ganze Körperseite (Seitensymptomatik) betroffen ist.
- Nach längerem Einfluss und unter Einfluss vieler Adaptationsvorgänge kann die Dysregulation schließlich auch die kontralaterale Körperseite beeinträchtigen.

b. Regionale Störwirkungen und Fernwirkungen

- Nach Erkenntnissen der Regulationsmedizin befinden sich ca. 90 % der Störfelder oberhalb der Clavicula. Beim überwiegenden Teil davon sind die Tonsillen zumindest mitbetroffen.
- Entzündliche Störungen im Kopfbereich (Zähne, Nasennebenhöhlen usw.) führen immer auch zu einer lymphatischen Belastung im Tonsillen-/Seitenstrangareal, sodass regional der Kopf-Hals-Bereich labiler bzw. anfälliger wird. Deshalb sollten bei jeder Cephalea oder Cervicalgie die Tonsillen überprüft und gegebenenfalls therapiert werden.
- Tonsillen und Appendix sind funktionell eng verbunden, sodass häufig eine synergistische Begleitreaktion erfolgt: Entsprechend können akute oder chronische Beschwerden im Appendixbereich von den Tonsillen (mit)verursacht werden. Dies gilt auch für ICV-Probleme, die oft durch eine Tonsillentherapie elegant kausal mitbehandelt werden.

c. Diagnostik

Schon Bergsmann hatte in seinen Palpationskursen immer wieder auf die große Bedeutung und große Projektionszone der Tonsillen unterhalb der gesamten Länge der Mandibula hingewiesen. Dieses Areal sollte immer genau (Kibblerfalte mit Seitenvergleich) palpiert werden.

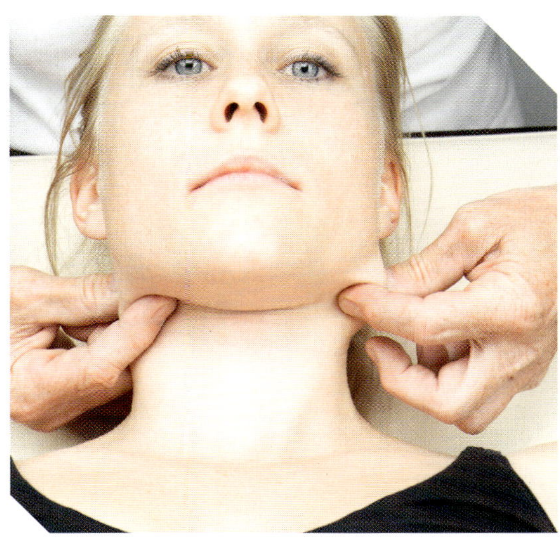

Palpation mit submandibulärer Kibblerfalte im Seitenvergleich

Wird das Projektionsareal Tonsillen/Seitenstrang nur sehr lokal bzw. nur mit einfacher TL untersucht, verpasst man vermutlich über 50 % der möglichen Befunde.

Für eine umfassende Testung von Tonsillen- und Seitenstrang hat sich folgendes Vorgehen bewährt:

- Beginnend hinter dem Angulus mandibulae wird mit zwei bis drei Fingern von dorsal nach anterior gehend eine TL/CH gesucht. Der CH erfolgt durch zusätzlichen Gewebezug nach anterior und posterior (teils auch kranial oder kaudal).
- Zur Dokumentation und Kontrolle wird zwischen Tons 1–3 (von dorsal nach anterior) unterschieden, was annähernd den Verläufen von Dü-, Di- und Ma-Meridianen entspricht. Die angeführten Fallbeispiele enthalten zum Teil schon diese Unterscheidung.
- Vor der eigentlichen Therapie sollten mittels DTL/DCH die verschiedenen Querverbindungen zum assoziierten Meridian-Organ-Zahn-Komplex überprüft werden. Konstellationen wie Tonsillen mit Nasennebenhöhlen, Zähne mit Tonsillen, Thyroidea mit Tonsillen, Thymus mit Tonsillen usw. können dabei immer wieder gefunden werden, was dann auch vom Therapieansatz eine Konsequenz haben sollte.
- Teilweise zeigt erst eine verstärkte TL/CH mit beiden Händen übereinander (XTL) an der entsprechenden submandibulären Region die Störzone.

d. Therapie

Zur Behandlung kann entweder die Neuraltherapie alleine oder in Verbindung mit getesteten Homöopathika oder Phytotherapeutika verwendet werden. Natürlich sollen diese vor der Injektion getestet werden.

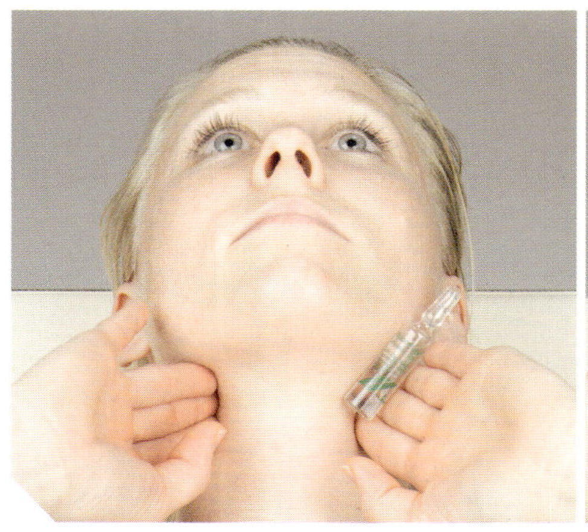

▲ TL + Lokalanästhetikum an der Tonsillenstörzone

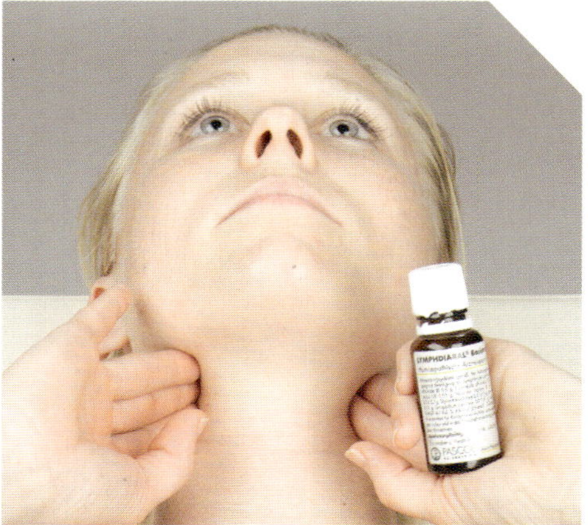

▲ TL + Homöopathikum an der Tonsillenstörzone

- Beidseits am Gaumenbogen wird am oberen und unteren Tonsillenpol ein submuköses Depot injiziiert, nach Tonsillektomie (TE) in die Narbe.
- Bis eine gewisse Neuregulierung des Körpers erfolgt ist, sollte – wie oben beschrieben – etwas zugewartet werden.
- Im Anschluss werden die zuvor erhobenen Befunde nachkontrolliert, um eine Beurteilung der Fernwirkung des Tonsillenherds treffen zu können.
- Häufig können multiple Muskeldysreaktionen damit durchbrochen bzw. normalisiert werden. Daran zu denken ist speziell bei beidseitigen Dysreaktionen wie z.B. Rectus femoris (Dü), Quadratus lumborum (Di) oder PMC (Ma), da die Fernwirkung der Tonsillen häufig auch auf beide Körperseiten erfolgen kann.

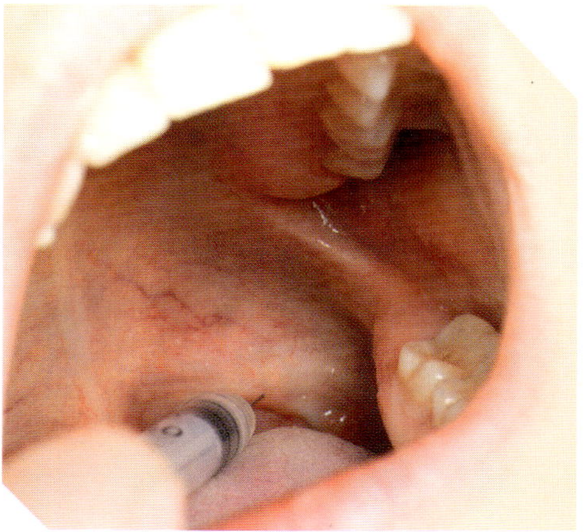

Tonsillen – neuraltherapeutische Infiltration

Fall 45

M.M, m, 16 J, A: Enteropathiesyndrom, Vertigo und Cephalgien, dadurch Schwierigkeiten beim Leistungssport (Schwimmen), erhöhte Morgentemperatur bis 38,2°C bisher unklarer Genese.

Durch eine Lege-artis-Candidabehandlung sind Bauch- und Kopfschmerzen sowie Schwindel verschwunden, allerdings ist die erhöhte Temperatur morgens unverändert.

U: GHR (Rectus und Piriformis bds).

SC: Tonsille re → NC durch Tonsillopas. Durch Gabe dieses Komplexmittels erheblich bessere Leistungsfähigkeit und Reduktion der Morgentemperatur auf 37,4–37,5°C. Folgebehandlung 3 Monate später aufgrund wieder angestiegener Temperatur morgens auf 38,6°C ohne Begleitsymptome. U: GHR (PMS, Rectus und Latissimus bds).

SC: TL Tonsille re → NC (für alle Befunde): Lidocain → damit NT der Tonsillen. Die Temperatur sank bis zum Abend auf 37,2°C und lag bei den morgendlichen Messungen für 3 Wochen bei 36,5–36,9°C. Nach erneutem Anstieg auf 37,4°C wurde nach analoger Testung – diesmal mit Mepivacin als NC → NT wiederholt. Der sich erneut einstellende Therapieerfolg hielt fast 3 Monate an, bis zu einem massiven grippalen Infekt mit Sinusitis max. Nach Abklingen desselben klagte der Patient immer noch über Schmerzen im Tonsillenbereich, re > li.

U: GHR (Rectus, Piriformis, PMS und Latissimus bds).

SC: Tonsille re → NC: Zinkcitrat, Vit. B_{12}, Folsäure → Therapie: B_{12} i.m., oral Zink und Folsäure.

Diskussion: In diesem Fall stellte die rechte Tonsille ein erhebliches Störfeld dar. Die alleinige Behandlung mit einem homöopathischen Komplexmittel war nicht ausreichend. Nach zweimaliger NT der Tonsillen mit jeweils unterschiedlichen Neuraltherapeutika und Behandlung mit orthomolekularer Substitution kam es zu einer anhaltenden Besserung. Seitdem lag die Morgentemperatur bei 36,8–37,4°C und die massiven Leistungseinbrüche blieben aus.

Fall 46

K.U., w , 46 J, A: rez. WS- und ISG-Blockierungen, CMD, Amalgambelastung, NMU bei allergischer Diathese und Candidose. Trotz Besserung der meisten Beschwerden durch COPA, Zahnsanierung und anschließende Ausleitungstherapie mit DMSA, Vitamin- und Mineralstoffsubstitution sowie Candidabehandlung weiterhin Instabilität des Allgemeinzustands, daraufhin erneute Störfeldsuche.

U: h PMS bds mit Schmerzausstrahlung obere LWS, Popliteus li, w Popliteus re → TL Tonsille re, NC (für alle Befunde) durch Tonsilla comp., Cooper, Akupunkturpunkte 3E 5 bds. sowie Gb 41 re.

Wegen der großen Empfindlichkeit der Patientin erfolgte hier keine NT. Sie erhielt das homöopathische Komplexmittel, Kupfer orthomolekular und Akupunktur (von 2 Kardinalpunkten, wovon einer auch ein Elementpunkt ist).

Folgebehandlung 2 Wochen später: U: n PMS li, Popliteus re, w Serratus anterior bds, Deltoideus li, h PMS re mit Schmerzausstrahlung bis zum ISG li, Popliteus li.

SC: TL Tonsille re → NC (für alle Befunde): Angina comp., Lymphdiaral und Copper.

Diskussion: Bei der Folgebehandlung zeigt sich eine Störung im Metall (Serratus, Deltoideus) mit Ausgleich über die Nosode Angina comp. und Lymphdiaral als Drainagemittel sowie der Substitution von Kupfer. Bereits kurz nach der zweiten Behandlung stellte sich für die Patientin wieder stabiles psychisches und physisches Wohlbefinden ein.

Fall 47

R.S., m, 47 J, A: chron. Schulter-Arm-Syndrom bei CMD, dentogener Herdbelastung und Tonsillenstörfeld. Physiotherapie, konventionelle Schienentherapie und homöopathische Behandlungen zeigten wenig Erfolg.

U: h Rectus und Deltoideus bds, SC: TL Tons 2, TL Apex 28, fester Biss.

NC: Procain → NT Tonsillen. Danach Anfertigung einer COPA. Folgebehandlung 2 Wochen später. Die Wirkung der NT hatte einige Tage lang angehalten mit positivem Einfluss auf Allgemeinbefinden und Sehleistung.

U: n Rectus re und PMS bds, h Rectus li, SC: TL Tons, NC: Tonsilla comp. und Mercurius (homöopathisch).

Therapie: Mercurius und Tonsilla comp. (als Trinkampulle) tgl. für eine Woche. Danach reduzierten sich die Schulter-Nacken-Beschwerden auf ein Schmerzareal im Trapezius li. Folgebehandlung 10 Tage später: U: h Deltoideus bds → SC: TL Tons, TP im Trapezius → NC: Mepivacain, Mercurius → NT an Tons. und TP Trapezius sowie zusätzlich Mercurius.

Diskussion: Eine einmalige Behandlung der Tonsille reichte – wie so oft – nicht aus, um das Störfeld erfolgreich zu behandeln. Es bedurfte einer Kombination aus Neuraltherapie mit unterschiedlichen Lokalanästhetika, Homöopathie und Nosoden.

E. Zahnherde

a. Zahnzuordnungen

Eine frühe Beschreibung der Zuordnung von Meridianen zu spezifischen Zähnen, Vestibulumpunkten, Parodontien, Nebenhöhlen und Lymphorganen am Kopf erfolgte im deutschsprachigen Raum durch Voll, Kramer und Gleditsch.

	R 8	7 6	5 (V) 4 (IV)	3 (III)	2 (II) 1 (I)	1 (I) 2 (II)	3 (III)	4 (IV) 5 (V)	6 7	8 L
SINNESORGANE	Innenohr	Kieferhöhle	Siebbeinzellen	Auge	Stirnhöhle	Stirnhöhle	Auge	Siebbeinzellen	Kieferhöhle	Innenohr
GELENKE	Schulter Ellbogen	Kiefer	Schulter Ellbogen	Knie hinten		Knie hinten		Schulter Ellbogen	Kiefer	Schulter Ellbogen
	Hand ulnar Fuß plantar Zehen u. 1*	Knie vorn	Hand radial Fuß Großzehe	Hüfte	Kreuzsteißbein	Kreuzsteißbein	Hüfte	Hand radial Fuß Großzehe	Knie vorn	Hand ulnar Fuß plant. Zehen u. 1*
				Fuß		Fuß				
RÜCKENMARK-SEGMENTE	Th1 C8 Th7 Th6 Th5 S3 S2 S1	Th12 Th11 L1	C7 C6 C5 Th4 Th3 Th2 L5 L4	Th8 Th9 Th10	L3 L2 Co S5 S4	L2 L3 S4 S5 Co	Th8 Th9 Th10	C5 C6 C7 Th2 Th3 Th4 L4 L5	Th11 Th12 L1	C8 Th1 Th5 Th6 Th7 S1 S2 S3
WIRBEL	B1 H7 B6 B5 S2 S1	B12 B11 L1	H7 H6 H5 B4 B3 L5 L4	B9 B10	L3 L2 Co S5 S4 S3	L2 L3 S3 S4 S5 Co	B9 B10	H5 H6 H7 B3 B4 L4 L5	B11 B12 L1	H7 B1 B5 B6 S1 S2
ORGANE	Herz rechts	Pancreas	Lunge rechts	Leber rechts	Niere rechts	Niere links	Leber links	Lunge links	Milz	Herz links
	Duodenum	Magen rechts	Dickdarm rechts	Gallenblase	Blase rechts urogenitales Gebiet	Blase links urogenitales Gebiet	Gallengänge links	Dickdarm links	Magen links	Jejunum Ileum links
Zahn	8	7 6	5 (V) 4 (IV)	3 (III)	2 (II) 1 (I)	1 (I) 2 (II)	3 (III)	4 (IV) 5 (V)	6 7	8
ORGANE	Ileum rechts	Dickdarm rechts	Magen rechts Pylorus	Gallenblase	Blase rechts urogenitales Gebiet	Blase links urogenitales Gebiet	Gallengänge links	Magen links	Dickdarm links	Jejunum Ileum links
	Ileocoecales Gebiet									
	Herz rechts	Lunge rechts	Pancreas	Leber rechts	Niere rechts	Niere links	Leber links	Milz	Lunge links	Herz links
WIRBEL	B1 H7 B6 B5 S2 S1	H7 H6 H5 B4 B3 L5 L4	B12 B11 L1	B9 B10	L3 L2 Co S5 S4 S3	L2 L3 S3 S4 S5 Co	B9 B10	B11 B12 L1	H5 H6 H7 B3 B4 L4 L5	H7 B1 B5 B6 S1 S2
RÜCKENMARK-SEGMENTE	Th1 C8 Th7 Th6 Th5 S3 S2 S1	C7 C6 C5 Th4 Th3 Th2 L5 L4	Th12 Th11 L1	Th8 Th9 Th10	L3 L2 Co S5 S4	L2 L3 S4 S5 Co	Th8 Th9 Th10	Th11 Th12 L1	C5 C6 C7 Th2 Th3 Th4 L4 L5	C8 Th1 Th5 Th6 Th7 S1 S2 S3
GELENKE	Schulter – Ellbogen		Knie vorn	Knie hinten		Knie hinten		Knie vorn	Schulter – Ellbogen	
	Hand ulnar Fuß plantar Zehen u. 1*	Hand radial Fuß Großzehe		Hüfte	Kreuzsteißbein	Kreuzsteißbein	Hüfte		Hand radial Fuß Großzehe	Hand ulnar Fuß plant Zehen u. 1*
			Kiefer	Fuß		Fuß		Kiefer		
SINNESORGANE	Ohr	Siebbeinzellen	Kieferhöhle	Auge	Stirnhöhle	Stirnhöhle	Auge	Kieferhöhle	Siebbeinzellen	Ohr

Wechselbeziehungen der Zähne zum Organismus nach Voll und Kramer

Die vorliegende Tabelle zeigt eine strenge Zuordnung der Zähne auf die gleiche Körperseite, was eine der wichtigsten Regeln der Fernwirkung für ein Störfeldgeschehen darstellt (siehe auch Kapitel 2.D.). Dies gilt sowohl für die Extremitäten als auch für die Organteile.

Das Coecum wird entsprechend den rechten Zähnen zugeordnet, während das Sigmoid mit den linken Zähnen in Verbindung steht.

Auffällig ist die Zuordnung der Innen-Außen-Partner-Organe zu denselben Zähnen – z.B. Herz und Dünndarm für den Weisheitszahn.

Die enge Beziehung der Innen-Außen-Partner zu den Oben-Unten-Partnern (in der Akupunkturlehre als Meridianumlauf bekannt) wurde mit Hilfe der Kontroll- und Unterstützungspunkte weiter oben genau beschrieben.

Entsprechend können wir die Zuordnung bzw. Zusammenhänge einzelner Zähne vereinfachen und für andere ergänzen, was in der FMD-Praxis jedenfalls mitberücksichtigt werden sollte.

Zähne	Meridianzuordnung
Schneidezähne	Ni/Bl + He/Dü
Eckzahn	Le/Gb + KS/3E
Prämolaren/Molaren	Lu/Di + MP/Ma
Weisheitszahn	He/Dü + Ni/Bl

Dies bedeutet:

- Ein störender 8er Zahn, der nach Voll und Kramer den Meridianen He/Dü zugeordnet ist, kann den Oben-Unten-Partner Ni/Bl genauso beeinträchtigen bzw. dort Symptome verursachen (z.B. Nebennierenstörung wegen einer Störung am 8er). Auch zeigen Leerkieferregionen, die wegen einer Narbe oder/und Restostitis eine positive TL verursachen, diese Querverbindungen.
- Eine Narbe im Verlauf eines Meridians (z.B. Ma) kann seinen Oben-Unten-Partner (Di) ebenfalls stören und dort eine Symptomatik provozieren.

Entsprechend der obigen Tabelle können rechtsseitige Schulterbeschwerden vorwiegend den Zähnen 14, 15, 16 oder 17 zugeordnet werden. Sollten nun mehrere dieser Zähne eine TL/CH aufweisen oder auch eine DTL zur rechten Schulter zeigen, so ist eine weiterführende Differenzierung der einzelnen Zähne sehr hilfreich. Hierzu sei speziell auf die Kapitel 4.B. und 4.C. verwiesen.

b. Praktisches Vorgehen

- Primäre Erhebung möglichst vieler Befunde je nach Beschwerdebild (z.B. schwache und schmerzhafte Schultermuskeln, Bewegungseinschränkungen usw.).
- Beachte Meridiane und Zuordnungen der Zahn- und Leerkieferbereiche.
- TL/CH zu den in Frage kommenden Zähnen (Druck axial, buccal, palatinal bzw. lingual oder Kompression der Wurzel von beiden Seiten).
- Weiterführende Diagnostik mit Nosoden (z.B. Kieferostitis, Granulom, Pulpitis usw.).
- Testung eines Neuraltherapeutikums, welches die positive TL/CH als NC aufhebt.
- Probeinjektion des gefundenen Lokalanästhetikums an dem entsprechenden Zahn (oder Leerkiefer).
- Nach ein bis zwei Minuten Wartezeit werden die vorher erhobenen Befunde überprüft.

Je nachdem, wie viele der vorher erhobenen Befunde sich auf diese Neuraltherapie hin bessern, kann auf die Fern- und Breitenwirkung des Zahnherds geschlossen werden.

Bei diesem Vorgehen sind oft viele der vorher erhobenen Befunde deutlich gebessert. Hält die Besserung über einen oder mehrere Tage an, sollte jede weitere Neuraltherapie (z.B. alle drei bis vier Wochen) die Zeitspanne der Symptomverbesserung verlängern, was für eine konservativ gute Prognose sprechen würde. Natürlich sollen die zusätzlich getesteten Heilmittel (z.B. Lymphmittel) begleitend eingesetzt werden.

Ist die Besserungszeit nur kurz (wenige Stunden), verstärken sich die Symptome oder wechseln die Beschwerden, sind andere Herde übersehen worden oder aber dieser Herd ist konservativ nicht auszuschalten.

Für eine eingehendere Befassung zum Thema Zähne und Störfeldgeschehen sei speziell auf das *Handbuch der Funktionellen Myodiagnostik* (Kapitel Dentale Strategien) verwiesen.

Fall 48

F.S., m, A: unklare rez. Tachyarrhythmien, Erschöpfungssyndrom seit Jahren, NMU, viele Therapieversuche – auch 3 Wochen stationär an einer Uniklinik – ohne Erfolg.

U: GHR; Ø: Switching, SC: fester Biss, TL 38 → NC: Xylocain. Daraufhin zahnärztliche Diagnostik: extremer Engstand OK + UK, V.a. auf Ostitisherd an der Region 38/39 (d.h. hinter dem Zahn 38). Bei vorhandener Tachyarrhythmie probatorische NT zu Regio 38/39 → nach ca. 30 sec. stabil normaler Rhythmus mit 76/min.

Nach Schichtaufnahmen operative Revision nur des Gebiets hinter dem Zahn 38 mit eindeutigem intraoperativen Herdbefund. Danach keine Tachyarrhythmien mehr. Beobachtungszeitraum 4 Monate.

Diskussion: Für Kundige der Herdzusammenhänge des Weisheitszahngebiets ist dieser Fall ein einfacher, häufig auftretender Klassiker. Hier kamen die kardiale Symptomatik, die NMU als Dünndarmzeichen und die Erschöpfung (Feuerelement) zusammen!

Fall 49

F.E., w, 37 J, A: rez. Schulter-Arm-Syndrom li. mit Ausstrahlung über Pectoralis-Axilla-Bereich bis in die Finger 4–5 li, teils Gelenksbeschwerden für Tage bis Wochen – deshalb sporadisch NSAR erforderlich –, zuletzt jedoch nicht mehr vertragen. Rö: HWS, Schulter, Lunge und NNH o.B. Zahnstatus: Seit 20 Jahren Wurzelfüllung bei Zahn 21, Wurzelfüllungen bei 23, 25, 45 nach Vereiterungen vor 2 Jahren.

U: h Rectus und Latissimus re., w Rectus, Latissimus, Deltoideus und Teres minor li.

SC: apical 21, 25, Tons 1 bds, Leerkiefer 38 → hier NC auf Bupivacain → NT Leerkiefer 38, danach keine TL zu Tons 1 und 25 mehr, weiterhin aber linksseitige Muskelschwächen → TL: 21 (nicht aufhebbar durch alle vorrätigen Neuraltherapeutika) → nach Injektion von Xyloneural (neutral im Test) für kurze Zeit Rectus li und Latissimus li normoreaktiv → Empfehlung zur Extraktion.

Vom Zahnarzt wurde leider nur eine Wurzelspitzenresektion durchgeführt → eine Woche darauf Besserung der Beschwerden für 3–4 Monate, dann aber allmählich wieder Auftauchen derselben Symptomatik → deshalb erneute Konsultation.

U: w Rectus li, h Rectus re, SC: Zahn 21, keinerlei Reaktion aller anderen Zähne, wieder kurzzeitige Stärkung des Rectus li mit Xyloneural. Wieder Empfehlung der Extraktion, danach innerhalb einer Woche völlige Beschwerdefreiheit.

Diskussion: Die einseitigen Muskelbefunde weisen fast zwingend auf ein Störfeld auf der linken Körperseite hin. Die Ausstrahlung der Beschwerden bis in die Finger 4–5 lässt über die Beziehung von Dü/He auf den 8er Zahnbereich und eventuell Tonsille schließen. Die NT zeigte hier jedoch kein optimales Ergebnis. Erst die Probebehandlung von Zahn 21 zeigt klar den Zusammenhang (Ni/Bl – aber auch Zusammenhang nach der Oben-Unten-Regel zu He/Dü). Die Besserung der Beschwerden schon kurze Zeit nach Resektion der Wurzelspitze beweist die Richtigkeit. Leider kamen die Beschwerden schon nach wenigen Monaten wieder zurück, was, wie so oft, auf die meist nur kurzfristige Entlastung durch Wurzelspitzenresektionen weist. Erst die Entfernung des Zahns brachte dauerhafte Beschwerdefreiheit.

Fall 50

W.K., w, 38 J, A: chron.-rez. Urethritis seit zwei Jahren, mindestens 10 verschiedene Antibiotika, Phytotherapie, Akupunktur und andere Naturheilverfahren ohne Erfolg.

Gynäkologisch und urologisch außer der lokalen Reizung völlig o.B.

U: n Rectus li, w Piriformis u. Iliopsoas bds, Rectus re und Tibialis ant. re, s Tibialis ant. li.

NC: TL apical 11/12, Regio 48, HC: fester Biss.

Zahnärztliche Untersuchung: Zyste am wurzelgefüllten Zahn 11 (hinüberreichend bis zur Wurzel 12 – die Wurzelfüllung hatte die Patientin völlig vergessen), verlagerter Weisheitszahn bei 48. Massiver Frontzahnkontakt mit der typischen Stufe an der Lingualseite der Zähne 12–22 und entsprechender Abrasion der Zähne 32–42 bei Deckbiss.

Beim nächsten Termin identische Testbefunde → NC durch Lidocain → NT zur Regio 48 → danach Rectus re und Piriformis bds zuerst hyperreaktiv, nach 5 Minuten normoreaktiv. Unverändert Schwäche des Tibialis ant. re → NT apical 11/12 → jetzt komplette Normoreaktion. Daraufhin kieferchirurgische Revision der Zyste unter Belassung der Wurzelfüllung, Extraktion des 48 sowie COPA-Therapie.

Nach 2 Tagen fast völlige Beschwerdefreiheit, die sich schließlich stabilisiert.

Diskussion: Die FMD-Untersuchung zeigt schnell die belasteten Regelkreise Ni/Bl, Dü und KS, wobei die vorhandenen dysreaktiven Muskelbefunde die weitere Diagnostik besonders einfach machen. Die NT bringt dann stufenweise die Aufklärung: Beide Herdbefunde müssen saniert werden. Die zusätzliche strukturelle Belastung durch den Fehlbiss ist durch die COPA gut zu beseitigen und hat durch Entlastung der Frontzahnregion sicher zum schnellen Erfolg beigetragen. Langfristig bleibt die Wurzelfüllung des Zahns 11 eine Belastung für den Regelkreis Ni/Bl, doch wird man wegen der kosmetischen und zahnärztlichen Problematik mit der Frontzahnextraktion zuwarten, solange es geht.

F. Narben

Ein ähnliches Vorgehen wie bei potentiellen Zahnherden erfolgt bei Narben.

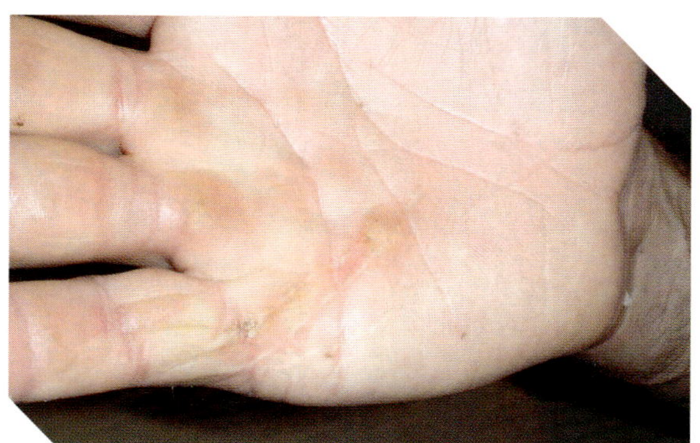

Narbenstörfeld Kleinfingerballen

Nach primärer Befunderhebung (Muskeltests, TL/CH – je nach Anamnese und Klinik) werden zuerst die Narben der betroffenen Körperseite mit TL/CH überprüft, danach aber auch alle übrigen Narben.

Wichtig ist von der Untersuchungsstrategie her, dass die gefundene(n) Narbe(n) nicht sofort therapiert werden. Zuerst sollte man sich mit Doppel-TL/CH darüber Klarheit verschaffen, mit welchen restlichen Befunden (andere TL/CH zu Narben, Organe, Alarmpunkte, Muskelbefunde, Switching…) funktionelle Zusammenhänge bestehen.

Erst danach sollte mit einem getesteten Neuraltherapeutikum die Narbentherapie erfolgen.

Die Erfahrung zeigt, dass bei einzelnen Patienten/Patientinnen in derselben Untersuchung zwei oder sogar drei verschiedene Neuraltherapeutika als NC an verschiedenen Narben gefunden werden können.

Die von einzelnen Akupunkturschulen empfohlene Therapie der Narben mit Akupunktur hat sich nach unserer Erfahrung und auch im Vergleich mit der NT als wenig effektiv erwiesen.

Fall 51

S.S., m, 53 J, A: Seit einem Jahr zunehmend Körperschwäche, thorakaler Druck mit Atemproblemen und Herzklopfen, über 10 kg Gewichtsabnahme. Diagnose: Hypertonus bei Hyperthyreose. Nach zweimaliger Radiojodtherapie vorübergehende Besserung der Beschwerden mit Rückfall nach 2 Monaten mit jetzt teils hypothyreotischen Zuständen. Die Medikation von Thyrex und ACE-Hemmer brachte keine Stabilisierung. Weiterer Leistungsabfall bis zur Arbeitsunfähigkeit.

U: h Rectus u. PMS bds; w Teres minor u. Subscapularis bds.

SC: Thyrex, TL Thyroidea, KG 14, Daumennarbe li → NC: Xyloneural; Leerkiefer 28 → NC: Novanaest; DTL-Thyroidea/Daumennarbe li.

Sekunden nach Neuraltherapie der Narbe und des Leerkieferbereichs beschreibt der Patient, dass er plötzlich wieder so tief einatmen kann, wie schon lange nicht mehr. Anschließend ist der Patient über Wochen stabil und arbeitsfähig (Thyrex abgesetzt), schließlich wieder allmähliche Verschlechterung mit Schwäche und Herzbeschwerden.

U: h Rectus bds, w Teres minor bds → TL Daumennarbe. NC: Novanaest. Nach Infiltration thorakaler Druck sofort weg und Blutdruck von primär 200/110 auf 160/90 mm Hg zurück.

Diskussion: Hier führte eine seit 20 Jahren bestehende Narbe im Daumenbereich zu einer massiven Störung von Lu/Di und 3E/He. Auch der Leerkieferbereich 28 passte dazu (He/Dü). Insgesamt wurde 6-mal eine Neuraltherapie nach FMD-Testung mit zum Teil wechselnden Neuraltherapeutika an die sehr unter Hautspannung stehende Narbe durchgeführt. Da die beschwerdefreien Intervalle zunahmen, konnte von einer Narbenrevision abgesehen werden. Seither (Beobachtungszeitraum von 3 Jahren) ist der Patient wieder voll arbeitsfähig und praktisch beschwerdefrei ohne jegliche Medikation.

Fall 52

B.A., w, 38 J, A: Seit 6 Jahren Rückenschmerzen (besonders nachts) und seit 2 Jahren zusätzlich Knieschmerzen beim Abwärtsgehen. MRI: leichte Protrusion L4/L5. TE und AE im Kindesalter, Episiotomie.

U: h Rectus re, w Rectus li, TFL re, w Gluteus max. bds → Korrektur Fixation obere HWS, SC: Tons 1 bds → NC: Scandicain, Cefalymphat → NT + Rp., nach 3 Wochen über 60 % besser. Nächster Termin:

U: n Rectus re, w Rectus li, Rectus abdominis → TL zum NL, W: Tons 1 → NC: Lymphaden und Scandicain → NT an die Tonsillennarben + Rp Lymphaden.

Therapie mit Lymphaden und häuslicher Behandlung der NL-Zonen des Rectus abd. bds.

Danach anhaltende Besserung der Rücken- und Kniebeschwerden.

Diskussion: Gerade die Kombination von Knie- und Rückenbeschwerden weist öfter auf eine Störung im Tonsillenbereich hin. Die zweimalige Neuraltherapie kombiniert mit einem homöopathischen Lymphmittel sowie in der FMD üblichen manuellen Korrekturen mit Unterstützung neurolymphatischer Zonen brachten einen anhaltenden Erfolg.

G. Nabel

Neben dem Tonsillen-/Seitenstrangareal hat der Nabel ein ähnlich breites Beeinflussungsgebiet, welches sich auf verschiedene Bereiche der Meridianregulierung auswirkt. In der Akupunkturlehre ist der Nabel ein Punkt des Sondermeridians KG mit dem Namen „Göttliche Grenze“. Ihm wird eine besondere Bedeutung als Energiezentrum zugeordnet, wobei er traditionell nicht gestochen, aber mit Moxa speziell behandelt wird. Als Indikationen werden abdominelle Beschwerden, aber auch zentrale Krämpfe bis zu Apoplexien beschrieben.

Entwicklungsgeschichtlich ist der Nabel eine (erste) Narbe des zurückgebildeten embryonalen Kreislaufs. Mit einer guten Palpation ist es oft möglich, Spannungen – speziell nach kaudal oder kranial – zu ertasten. Diese können mit entsprechendem Narbenzug (CH) teilweise auch für den Patienten/die Patientin spürbar gemacht werden. In der Regulationsmedizin wird der Nabel als eine mögliche Störzone gesehen, wenn anamnestisch spezifische Beschwerden seit der Kindheit/Jugend bestehen. Neben den naheliegenden abdominellen Indikationen sollte die segmentale Projektion zur LWS nicht vergessen werden.

Aus Sicht der Akupunktur ist die ständige Blockierung des KG gut nachvollziehbar.

Vor einer möglichen Akupunktur über die beiden Sondermeridiane KG und LG mit den Einschaltpunkten Lu 7 bzw. Dü 3 sollte immer vorab der Nabel kontrolliert werden.

Für die FMD ist der Nabel zudem ein wichtiger Switchingpunkt (Kapitel 8.).

Jedenfalls sollte der Nabel im Rahmen der FMD-Untersuchung, wie jede Narbe, mit TL/CH und DTL/DCH untersucht werden (der Nabel-Zug-CH erfolgt in alle vier Richtungen und in die Tiefe).

Die nachfolgende Grafik zeigt die Interaktionen des Nabels mit häufigen Störungen auf.

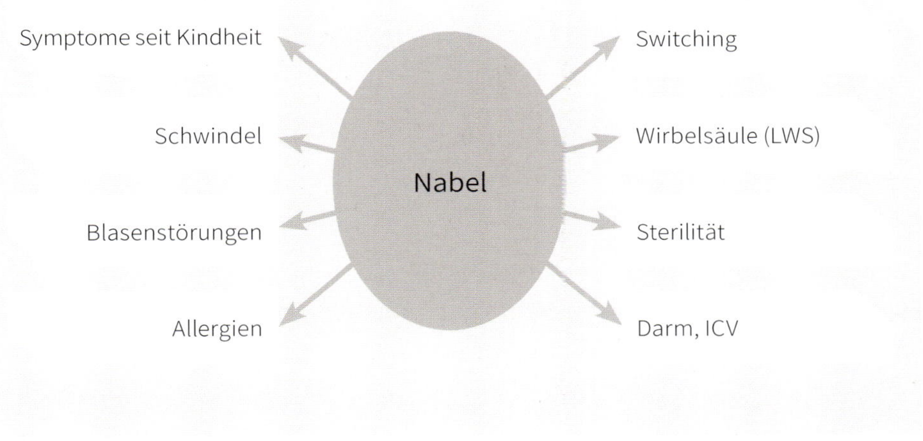

Nabelstörfeld — Beeinflussungsrichtungen

Weiterführende Information zum Herd-Störfeld-Geschehen sind dem *Handbuch der Funktionellen Myodiagnostik* – Kapitel zu Regulationsmedizin und Neuraltherapie – oder aber der Fachliteratur zur Neuraltherapie und Regulationsforschung zu entnehmen.

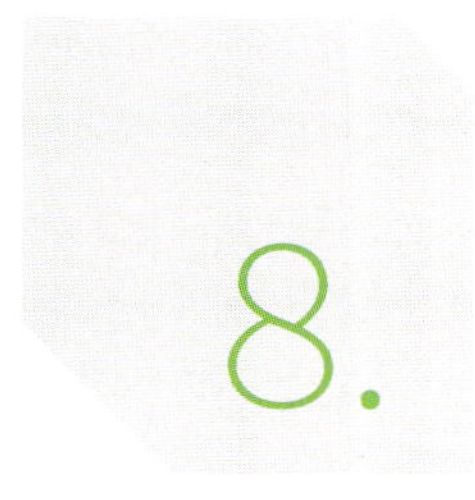

8. Switching – neurologische Organisation/Dysorganisation

Nicht nur in der FMD, sondern auch innerhalb anderer Testverfahren wie der EAV (Elektroakupunktur nach Voll) oder der RAC-Testung (Reflex auricolo-cardiale) sind seit langem Konstellationen bekannt, bei denen die jeweilige Testung – offenkundig oder versteckt – falsche Ergebnisse liefert (Lateralitätsstörung, Oszillation etc.).

In der FMD wurden diese Phänomene von Goodheart unter dem Begriff „Switching“ zusammengefasst. Für nicht so erfahrene FMDler/FMDlerinnen wird das Thema „Switching“ noch als kompliziert oder schwer integrierbar gehalten, weshalb dieses Thema in den ersten FMD-Ausbildungskursen noch ausgespart bleibt.

Mit Kenntnis der Meridiane und den bisher beschriebenen Inhalten (FMD-MT) können die Switching-Phänomene jedoch gut erklärt werden. Zur Switching-Diagnostik sind meist beide Hände erforderlich, wobei die heute klare Systematik der TL/CH, wie sie im Kapitel 1.C. beschrieben ist, sehr hilfreich ist:

- DTL (Doppel-TL),
- XTL (verstärkte TL),
- VTL (verdeckte TL).

Aus didaktischen Gründen erfolgt zuerst eine Zusammenfassung der diesbezüglichen Entwicklung, sodass im Anschluss die aktuelle Integration des Switching-Phänomens in die FMD leichter nachvollziehbar ist.

A. Geschichte

Switching wurde von Gooodheart et al. als eine übliche Abkürzung für eine nicht vorhersehbare neurologische Dysorganisation bezeichnet.

Während eine vorhersehbare neurologische Dysorganisation z.B. nach dem Genuss von zu viel Alkohol oder auch zu langer bzw. zu hoher körperlicher Belastung mit den entsprechenden Symptomen auftritt, handelt es sich bei den verschiedenen Formen von Switching um Störungen, die nicht vorhersehbar sind.

Hierbei fällt auf, dass die Muskeltestbefunde nicht mit den eindeutigen klinischen Symptomen übereinstimmen: Sie treten z.B. seitenverkehrt auf oder es kommt dazu, dass ein starker Muskel durch eine therapeutische Substanz geschwächt und durch eine toxische Substanz wieder gestärkt wird. Oft lassen sich auch überhaupt keine sinnvollen Befunde erheben.

Wie ist dies zu erklären?

Die ursprüngliche Hypothese von Goodheart war, dass es durch Störungen an wichtigen Schaltpunkten in körperlichen Regelkreisen zu falschen Botschaften kommt, die der Körper nach außen abgeben kann. Sie entspräche klassischerweise einer Muskelschwäche, die aufgrund von Reflexpunktzusammenhängen oder manualmedizinischen Befunden auf der linken Seite zu finden sein sollte, tatsächlich bei der ersten Untersuchung des Patienten/der Patientin aber rechts auftritt.

Goodheart empfahl bei Verdacht auf Switching folgende Punkte mit TL zu untersuchen und, falls positiv, durch Massage zu behandeln:

- Klassische Switching-Punkte:
  - TL Nabel,
  - VTL Nabel + Ni 27 einseitig,
  - VTL Ni 27 beidseits,
  - VTL Ni 27 cross (überkreuz).
- Selten gefundene Switching-Punkte:
  - LG 1,
  - LG 27,
  - KG 24 sowie
  - paravertebral in Höhe L1/L2 (direkt auf der anderen Körperseite des Nabels).

Später wurde noch der Befund des „Ocular Lock" dazu assoziiert, worunter man eine durch Augenbewegung entstehende neurologische Dysorganisation versteht (man lässt z.B. den Patienten/die Patientin den ca. 20–30 cm vor dem Auge kreisenden Finger oder einen Kugelschreiber verfolgen).

Relativ bald zeigte es sich, dass die ursprünglich angegebene Behandlungsmethode für Switching, nämlich die feste, kreisende Massage der gefundenen Punkte, bei den meisten Patienten/Patientinnen nur vorübergehende Erfolge brachte. Oft trat bereits eine halbe Minute nach der Behandlung erneut Switching auf.

Deshalb entwickelte sich Anfang der 1980er Jahre schon eine wesentlich elegantere Vorgehensweise: Wurde Switching diagnostiziert, so wurde mit den Methoden der Doppel-TL bzw. der TL in Verbindung mit Challenge untersucht, welche Korrekturmaßnahmen den Switching-Befund aufheben könnten. So fand man häufig für Switching folgende Ursachen: Allergien, erhebliche psychische Belastungen, Schädelfehler usw.

Leaf ging hier noch einen Schritt weiter: Er bezeichnete jeden Befund, der durch Challenge von gewissen Hirnfunktionen wie „Right/Left Brain Activity“, Lesen eines schwierigen Texts, Kopfrotation zur einen und gleichzeitig Augenrotation zur anderen Seite (z.B. Kopf nach rechts und dabei Augen nach links) o.Ä. auftritt, als Zeichen neurologischer Dysorganisation und empfahl dringend, alle gefundenen Störungen zu behandeln. Damit wies Leaf schon früh auf das große Potential der FMD hin, nämlich die erhobenen Befunde mit möglichen funktionellen Zusammenhängen mittels DTL/DCH zu verknüpfen.

Die wirklichen Ursachen für ein Switching stellen meistens die übergeordneten Probleme gemäß der Triad of Health dar:

- Störfeldgeschehen,
- Nahrungsmittelallergien, Intoxikationen, schwere Stoffwechselprobleme als Vertreter der chemischen Seite der Triad of Health,
- Schädelfehler, Subluxationen oder Fixationen oberhalb von C3 und andere übergeordnete duraassoziierte Fehler stellvertretend für die mechanisch-strukturelle Seite,
- erhebliche psychische Belastungen stellvertretend für die psychisch-mentale Seite des Dreiecks.

B. FMD und Switching

Für die FMD-Praxis bedeutet dies, dass der Befund eines Switching direkt in die Untersuchung von übergeordneten Belastungen eines Patienten/einer Patientin mündet.

Diese übergeordneten Belastungen sind häufig auch Ursache für eine totale bzw. partielle Hyper-oder Hyporeaktion der Muskulatur. Nach einem entscheidenden therapeutischen Ansatz zur Normalisierung der Muskelbefunde wird meist auch kein Switching mehr gefunden.

Mit den Erkenntnissen der FMD-MT, wie sie in den vorangegangenen Kapiteln dargelegt wurden, muss die Liste der Ursachen für ein Switching um einige wesentliche Punkte erweitert werden. Vor allem das Herd-Störfeld-Geschehen (im erweiterten Sinne), welches das System der Grundregulation nach Pischinger ständig belastet, führt häufig zum einem Switching. Wiederum wird eine gute Störfeldtherapie, neben der Auflösung der vorher bestehenden Befunde, fast immer auch ein bestehendes Switching auflösen.

Beispiele für Switching:

- Ein Patient mit akutem SIG-Schmerz rechts, orthopädischen Zeichen für eine SIG-Blockierung rechts und einem „kurzen Bein" (Zeichen für ein Ilium posterior rechts) hat einen starken Rectus femoris rechts, aber der linke Rectus femoris ist hyporeaktiv. Dies ist klinisch völlig unsinnig, da ein hyporeaktiver Rectus femoris die häufigste Ursache für ein Ilium posterior ist. Entsprechend besteht der dringende V.a. Switching, welcher durch die TL zum Nabel bestätigt wird und der Rectus femoris rechts nun hyporeaktiv, der linke aber stark testet.
- Eine Patientin mit chronischen linksseitigen Zahnproblemen zeigt im Test: Tons (= Tonsillentestregion) rechts positiv und Tons links o.B. → V.a. Switching → Nabel o.B., aber Nabel + Ni 27 links positiv → = Switching.

  Diskussion: Häufig, fast regelhaft, stimmt eine nur auf einer Seite zu findende TL zu Nabel und Ni 27 (hier links) mit einer Herdlokalisation auf der gleichen Seite überein.

  In diesem Fall wird bei gehaltener TL zu Nabel und Ni 27 links plötzlich Tons links positiv, rechts o.B.

  Nach Identifizierung des beherdeten Zahns (im Beispiel 26) durch punktuelle TL und probatorische Neuraltherapie mit einem getesteten Anästhetikum ist Tons beidseits o.B. und auch keinerlei Switching-TL mehr nachweisbar.
- Patientin mit Migräne, prämenstruellem Syndrom, Muskelkrämpfen und Obstipation.

  U: w: TFL bds, PMS rechts, Piriformis links, s: PMS links, Piriformis rechts. Ausgehend vom hyporeaktiven TFL verursachen drei verschiedene, nacheinander getestete Magnesiumpräparate einen HC. Dies ist völlig unlogisch angesichts der Symptome (die alle potentiell auf Magnesium hinweisen) → V.a. Switching.

Bei der Überprüfung von PMS und Piriformis durch Magnesiumaspartat ist die Funktion der Testmuskeln „seitenverkehrt". Jetzt s PMS rechts und w Piriformis links. Die Untersuchung der Switching-Punkte zeigt: Keine TL des Nabels (allein), aber positive VTL Nabel + Ni 27 sowie VTL Ni 27 beidseits (hier ergibt sich der Hinweis auf Vitamin B_6 als orthomolekularer Zusammenhang). Jetzt Testung von Magnesiumaspartat + Pyridoxal-5-Phophat gleichzeitig → damit NC für alle Muskelbefunde und die VTL zu Ni 27 beidseits jetzt verschwunden.

C. Meridiane und Switching

Die gesamte FMD-Testung reagiert sensibel, weil der Muskeltest unweigerlich mit einer komplexen neurologischen Aktivität zu tun hat, welche die Körpermitte überkreuzt.

Die Efferenz zur maximalen Aktivierung des rechten Rectus femoris kommt primär von der linken Hirnhälfte, und die komplexen Afferenzen und reaktiven Efferenzen, die durch die Stabilisierung der exzentrischen Reservekraft beim Muskeltest gefordert werden, involvieren sicher sowohl kontralaterale als auch ipsilaterale Bahnen und Reflexwege.

Zu diesen naheliegenden neurologischen Überlegungen sollen nun die wesentlichen Erkenntnisse der FMD-MT über die Rolle des Meridiansystems für die „Physiologie der Mitte" aufgezeigt werden. Dieser Begriff soll die Summe aller anatomischen Strukturen und physiologischen Mechanismen bezeichnen, welche die Zentralachse des Körpers darstellen und stabilisieren sowie die Vorgänge, die beidseits und überkreuz ablaufen, regulieren.

Die Meridiane 3E und KS zeigen in diesem Zusammenhang folgende Besonderheit:

KS und 3E als Teil der Wandlungsphase Feuer halten sich innerhalb des eigenen Meridians an die Regel der gleichen Körperseite. Ihre Elementpunkte jedoch beeinflussen physiologischerweise Meridiane und ihnen zugeordnete Muskeln auf der anderen Körperseite (siehe auch Kapitel 3.D.).

a. Uhren – Ringe – Schmuck (URS)

Besonders wichtig in Bezug auf KS/3E ist die Beachtung von möglichen Störeinflüssen durch Uhren, Ringe und Schmuck (URS). Wolfgang Gerz wies schon 1999 auf die Brisanz von URS und Switching hin. Vor allem bei Patienten/Patientinnen, die ihre(n) Schmuck/Uhr auch in der Nacht und das oft über viele Jahre tragen, kann diese ständige (subklinische) Irritation zu Switching führen. Nicht die Größe oder die Intensität des Störreizes ist dabei ausschlaggebend, sondern vielmehr die Dauer des Reizes, welcher schließlich die Störung der Physiologie der Mitte verursacht.

URS beeinflussen vorwiegend Punkte auf den Feuermeridianen, LG und KG sowie die Gefäße „Allergie“ und „Organdegeneration“ nach Voll (siehe Kapitel 10.):

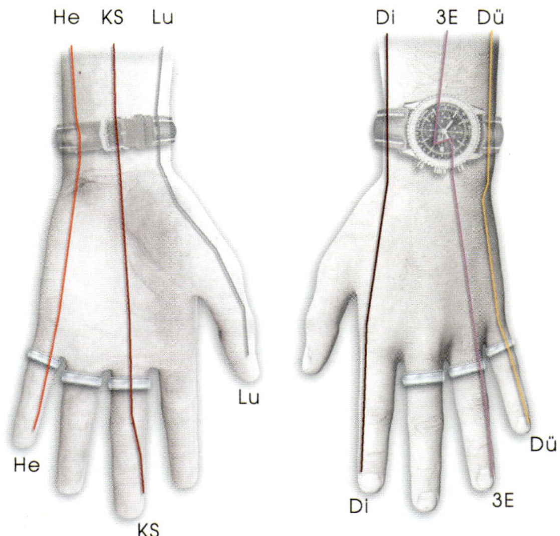

Meridiane im Hand- und Handgelenksbereich, welche durch URS im Sinne einer dauernden Stimulation beeinflusst werden

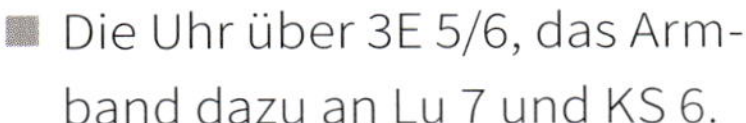

- Die Uhr über 3E 5/6, das Armband dazu an Lu 7 und KS 6.
- Die Ringe an den Fingern 3, 4, 5, was in dieser Reihenfolge KS und Allergie, 3E und Organdegeneration, Herz und Dünndarm entspricht.
- Halsketten über LG 13/14 = C 7/Th 1 sowie Schilddrüse und je nach Länge und des daran hängenden Schmucks Thymus, KG 17–22 sowie eventuell sogar über Ni 27 beidseits!
- Ohrschmuck: siehe innerer Verlauf des Dü zum Ohrläppchen sowie Ohrakupunkturtafeln.
- Nabel- und Zungenpiercings usw. (KG/LG)

Bei den Ohrring- und/oder Piercingnarben ist die Narbenbildung zu beachten. Anamnestisch berichten Patienten/Patientinnen fast regelmäßig, dass sie wegen der besseren Verträglichkeit z.B. auf ein „echtes“ Material gewechselt haben, weil vorher die Stichstelle „gesaftet“ habe, was aus medizinischer Sicht per definitionem eine p.s. Heilung widerspiegelt. Genau dort – an diese nun problematische Stelle – wird trotzdem wieder ein Fremdkörper gesetzt.

Leider tragen vor allem jüngere Patienten/Patientinnen zunehmend Piercings, die an oft sehr kritischen Stellen für die „Physiologie der Mitte“ gestochen wurden. Piercings und Narben der Körpermediane sollten standardmäßig auf eine mögliche Störung untersucht werden.

Achtung: Obwohl das Entfernen von URS kurz danach noch keine Befundänderung zeigen kann, ermöglicht diese fast als banal angesehene Entlastung schließlich eine sinnvolle FMD-Testung:

- Bei vielen Patienten/Patientinnen mit muskulärer Hyperreaktion und/oder Switching ändert sich nach Entfernung von URS im Muskeltest anfänglich wenig. Die Patienten/Patientinnen zeigen jedoch plötzlich eine TL/CH zu den Lokalisationen, an denen URS getragen wurden. Häufig kann in diesem Fall auch eine DTL zu den Switching-Punkten gefunden werden.
- Wenn nach Ablegen von URS wenige Minuten zugewartet wird, erfolgt schon häufig eine gewisse Entlastungsregulation, sodass sich keine positiven Switching-Punkte mehr zeigen. In diesem Fall kann natürlich gut weitergetestet werden.
- Bleiben die Befunde jedoch erhalten, kann mit einer entsprechenden Akupunktur rasch eine Normoreaktion erzielt werden (vor allem über Akupunkturpunkte, welche „die Mitte“ regulieren, wie Dü 3, Lu 7, KG 21v).
- Ohrring- und Piercingnarben können eine Neuraltherapie erfordern, falls die TL/CH bestehen bleibt. Falls im Anschluss die Switching-Punkte nicht mehr positiv testen, kann nun – ohne Switching – weitergetestet werden.

Entscheidend ist in diesen Fällen natürlich das Weglassen von URS und ggfs. eine zusätzliche Entlastung und Unterstützung des/der betroffenen Regelkreise(s). Natürlich kann differentialdiagnostisch auch eine Materialunverträglichkeit von Uhren und Schmuck vorliegen.

Wenn eine Belastung durch URS gefunden wurde, erfolgt die dringende Empfehlung, den Schmuck oder die Uhr weitgehend oder besser vollständig bis zum nächsten Termin wegzulassen, natürlich begleitet von zusätzlichen Therapiemaßnahmen entsprechend der FMD-Testung (Herde/Störfelder, Phytotherapie, Darmsanierung, Entgiftung, OM, MM usw.).

b. Erweiterte Definition von Switching

Switching ist ein von Goodheart geprägter Begriff für einen Zustand mehr oder weniger tiefer neuromuskulärer und ggfs. sensorieller Dysorganisation aufgrund einer Überlastung der „Physiologie der Mitte“.

Zu dieser gehören gleichberechtigt und untrennbar verbunden

- das Konzeptions- und Lenkergefäß (KG/LG) mit den wichtigen Switching-Punkten Nabel, KG 24, LG 1, LG 27,
- die Wandlungsphase Feuer (3E, KS, He, Dü) mit ihrer Beziehung zur Stressadaptation, zum Immunsystem und hormonellen System (Elementpunkte von KS und 3E wirken auf die andere Körperseite),
- die Wandlungsphase Wasser (speziell mit Ni 1 an der Fußsohle und Ni 27 als Switching-Punkt) mit ihrer Beziehung zur Wirbelsäule/Sacrum (Achsenorgan) und damit auch zum craniosacralen System,
- das Zwerchfell (Atmung) mit der FMD-Muskelzuordnung zu KG,
- die Augen (siehe oben „Ocular Lock"),
- die Gleichgewichtsorgane und das Gehör – der Niere zugeordnet,
- weitere Hirnfunktionen (siehe oben „Right/Left Brain Activity").

Heute kann Switching neben den bisher beschriebenen Dysreaktionen (Hypo- und Hyperreaktion) als eine weitere Dysreaktion bezeichnet werden, mit der der Körper auf eine Belastung des Meridian-Organ-Muskel-Komplexes reagieren kann.

c. Physiologie der Mitte und Stressoren

Die schwierigen Switching-Fälle sind im Regelfall assoziiert mit chronischen Erkrankungen, Herdbefunden und/oder erheblichen psychischen Störungen.

Insbesondere (aber nicht nur) bei Kindern kann primär auch die sensoriell/neuromuskuläre Schiene betroffen sein (Ocular Lock, akustische Verarbeitung, Gait, Homolateral/Cross Crawl usw.).

- Bei normaler neurologischer Entwicklung entsteht aus dem homolateralen Muster heraus das Cross-Crawl-Muster.
  - Wenn dieser Entwicklungsschritt erfolgt ist, wird bei normalem Gangbild ständig über Ni 1, dem einzigen Anfangspunkt eines Akupunkturmeridians an der Fußsohle, ein regulierender Input in das Meridiansystem gegeben.

- Umgekehrt ist jede schwerwiegende Dysfunktion des Gangbilds wiederum über den Nierenmeridian in der Lage, das gesamte Regulationssystem zu stören. Die Endpunkte Ni 27 sind wichtige Switching-Punkte. Sie entsprechen dem Ansatz des SCM, der für Gait und TMJ ein entscheidender Muskel ist.
- Da der SCM die wichtigste muskuläre anteriore Verbindung zwischen Cranium und Sternum darstellt, ist direkt auch das craniosacralsternale System betroffen (siehe Handbuch der FMD oder Lehrbuch Gerz).

- Das hormonelle System ist in der „westlichen" Akupunkturlehre nach Bachmann und Worsley am ehesten den Meridianen 3E und KS zuzuordnen, welche wiederum wichtig für die Physiologie der Mitte sind.
  - Das Stressadaptationssystem wird neben den zugeordneten Muskeln vorwiegend über die Organ-TL/CH zu Nebennieren, Thymus, Schilddrüse, Hypophyse und Epiphyse getestet.
  - Die wichtigsten Organe, die nach Selye mit Stress assoziiert sind, sind von oben nach unten Thymus, Magen und Nebennieren.
    - Der Thymus ist zusammen mit der Schilddrüse dem Oberen 3E zuzuordnen.
    - Der Magen ist zusammen mit dem Solarplexus dem Mittleren 3E zuzuordnen.
    - Die Nebennieren (mit den Hormondrüsen) werden dem Unteren 3E zugeordnet.
  - Neben 3E und KS gehören noch He und Dü zum Feuer. Sie korrelieren mit Selyes Stressadaptationssystem. Schon das Stichwort „Herzinfarkt als Stressfolge" verweist auf diese Verbindung, aber auch das „dünndarmassoziierte Immunsystem".

- LG und KG bilden im Meridiansystem das entscheidende stabilisierende Element in der Mittelachse der Medianlinie des Körpers.
  - Die auf dem KG liegenden Alarmpunkte (KG 4, 5, 7, 12, 17) sind mit dem Feuer und Stress verbunden – mit der Ausnahme der Bl (KG 3), die das Achsenorgan Wirbelsäule regiert.
  - Die Kardinalpunkte von LG (Dü 3) und KG (Lu 7) können entscheidend zur Stabilisierung der Mittelachse beitragen.
  - Ein weiterer wichtiger Punkt zur Stabilisierung der Mitte ist KG 21v, der auf Höhe der ersten Rippe liegt und zusätzlich zur Relaxierung der Mundbodenmuskulatur (Hyoid) eingesetzt werden kann.

- Die übergeordnete Rolle des Systems der Grundregulation (Matrixsystem nach Heine) beeinflusst direkt die neuromuskuläre Koordination. Dies erklärt die Bedeutung von Narben und sonstigen Störfeldern in Bezug auf Switching.
- Die Kiefergelenke (TMJ) haben eine spezielle Gegebenheit: Sie sind das einzige paarige Gelenk, das sich niemals einseitig alleine bewegen kann.
  - Der Endpunkt des Dünndarms (Dü 19) liegt nahe am TMJ.
  - Der größte Stressfaktor für die Kiefergelenke ist ein erhöhter Tonus der okklusalen Muskulatur (v.a. Masseter, Temporalis). Dieser wiederum kann eine direkte Stressfolge sein.
- Toxische und allergische Belastungen wirken auf die diversen Organsysteme und Regelkreise:
  - Direkt toxisch: z.B. die alkoholinduzierte Dyskoordination (Finger-Nase-Versuch, Gehen auf der weißen Linie ...).
  - Toxische Belastung des Endokriniums (vor allem Schilddrüse und Hypophyse).
  - Verdrängung physiologischer Mineralstoffe und Spurenelemente (kompetitiver Antagonismus von Hg/Zn in Thymusdrüse oder der Carboanhydrase ...) u.a.m.

So vielfältig die Ursachen für Switching sein können, so differenziert ist das entsprechende therapeutische Vorgehen. Die beschriebenen Interaktionen machen verständlich, dass Switching von einer einfachen Störung durch URS bis hin zu einem schweren oder mehrschichtigen Problem reichen kann.

Dazu ein einprägsames Erlebnis aus der Praxis: Bei einer schwer einstellbaren jungen Schmerzpatientin, die nach zwei Bandscheiben-OPs an einem Schmerzperfusor „hängt“, findet sich auf allen radiologischen Aufnahmen jeweils ein Nabelpiercing. Nach Entfernung des Piercings gibt die Patientin nach wenigen Tagen eine Reduktion der Schmerzintensität von über 30 % an.

Positive Switching-Punkte sollten daher immer in eine Untersuchung von URS und/oder der übergeordneten Belastungen des Patienten/der Patientin münden.

d. Verdecktes Switching

In Kapitel 1.C. wird die verdeckte TL/CH folgendermaßen beschrieben: positive Reaktion, wenn zwei Regionen gleichzeitig getestet werden, aber keine Reaktion, wenn jede einzeln getestet wird. Von dieser Definition aus ist das verdeckte Switching gut zu verstehen: positive Reaktion, wenn eine potentielle Störzone gleichzeitig mit einem Switching-Punkt getestet wird, aber keine Reaktion, wenn jede Lokalisation einzeln getestet wird.

Beispiel: Im Rahmen der FMD wird eine suspekte Narbe/Zahn mit TL/CH untersucht, wobei die verdächtige Lokalisation vorerst keinen positiven Befund aufweist – d.h., es erfolgt also keine Muskeldysreaktion. Nun wird gleichzeitig eine zusätzliche TL/CH zu den Switching-Punkten gesucht, wobei sich nun die Muskelfunktion ändert. Dies entspricht einer verdeckten TL/CH – hier eben mit Beteiligung von Switching-Punkten.

Erklärung: Das Regulationssystem wird durch TL/CH an diese Störzone primär nur in der „Physiologie der Mitte" irritiert, so dass die diagnostische Erfassung nur im Zusammenhang mit den Switching-Punkten auftaucht.

Das verdeckte Switching ist in der Praxis nicht die Regel. Entscheidend ist, dass bei anamnestisch (oder klinisch, radiologisch usw.) dringendem Verdacht daran zu denken ist und dann neben TL/CH zusätzlich eine verdeckte TL/CH zu den Switching-Punkten versucht wird.

Die häufigste Variante ist dabei die VTL von Störzone + Nabel. Seltener ist die Konstellation mit Störzone + Ni 27 und sehr selten ist eine quasi dreifache TL mit Störzone + Nabel + Ni 27.

e. Therapeutisches Switching

Therapeutisches Switching kann als eine Variante der verdeckten TL/CH bezeichnet werden: Nach einem scheinbar richtigen Therapieansatz mit Normoreaktion tauchen plötzlich positive Switching-Punkte auf, die vorab noch negativ waren.

Beispiel: Im Rahmen einer Krampfneigung der Muskulatur wird Magnesium getestet. Während einzelne dysreaktive Muskeln jetzt normoreaktiv testen und sogar eine mögliche Organ-TL damit aufgehoben ist, taucht plötzlich eine TL zum Nabel auf, welche vorher nicht da war.

Erklärung: Das Regulationssystem wird durch dieses Therapeutikum in der Physiologie der Mitte irritiert, so dass nun ein Switching auftaucht. Wiederum sind hier die Anamnese und Vortestung sehr wichtig.

Mögliche Lösungen:

- Eine andere orthomolekulare Zubereitung ist erforderlich (z.B. anderes Mg).
- Ein zusätzlicher Cofaktor ist erforderlich (z.B. Kombination von Mg + Ca).
- Es passt beim Nosodentest die Potenz nicht.
- Ein weiterer Stör- bzw. Stressfaktor ist übersehen worden.
- Es ist ein anderes Antibiotikum erforderlich.

D. Praktisches Vorgehen bei Switching

a. Häufige Ursachen für Switching

Zu nennen sind

- URS,
- Narben, Piercings – vor allem jene, die die Körpermitte betreffen –,
- Allergien, Intoleranzen, Intoxikationen und schwere Stoffwechselstörungen,
- chronische Entzündungen (Tonsillen, Zähne, Nasennebenhöhlen, Darm usw.),
- erhebliche psychische Belastungen,
- Legasthenie, Teilleistungsstörungen u.a.

b. Klinische Hinweise auf Switching

Folgende Hinweise sollten bei der FMD-Untersuchung an Switching denken lassen:

- offenkundig unsinnige oder widersprüchliche und kaum nachvollziehbare Testbefunde in Bezug auf Herdzusammenhänge und/oder Heilmittel jeglicher Art (Cave auch verdeckte Switching-Formen),
- Seitenverkehrtheit oder Verwechslung von links/rechts, oben/unten, vorne/hinten usw.,
- beliebiger Wechsel von hyper- und hyporeaktiven Muskeln zwischen den entsprechenden Ergebnissen,
- GHR, die anscheinend auf nichts reagiert,
- Therapieresistenz oder Verschlimmerung trotz offenkundig sinnvoller FMD-Testung,
- URS – besonders, wenn immer getragen.

8.

c. Sonderstellung von LG und KG

Bei der Untersuchung von Narben auf LG und KG stellt man sich am besten ein verbundenes „Zentralgefäß in der Körpermittellinie“ vor.

Dies bedeutet: Bei jedem Switching-Fall muss jedes Narbenstörfeld in der Medianlinie mit den verschiedenen TL/CH-Formen untersucht und – falls positiv – möglichst als Erstes behandelt werden.

Die häufigsten Narbenstörfelder stammen von

- Unterleibsoperationen inklusive Sectio,
- Episiotomien,
- Magen- und anderen Bauchoperationen (Nabel als häufiger endoskopischer Zugang),
- Herzoperationen,
- Strumaresektionen,
- intraoralen Operationen v.a. im Weisheitszahn- und Frontzahnbereich, evtl. auch von festsitzenden Retainern,
- Narben am Kopf,
- Narben nach Nukleotomien und sonstigen Eingriffen im Bereich von Wirbelsäule (evtl. auch Stichkanal nach Lumbalpunktion) und Sacrum/Coccygeum.

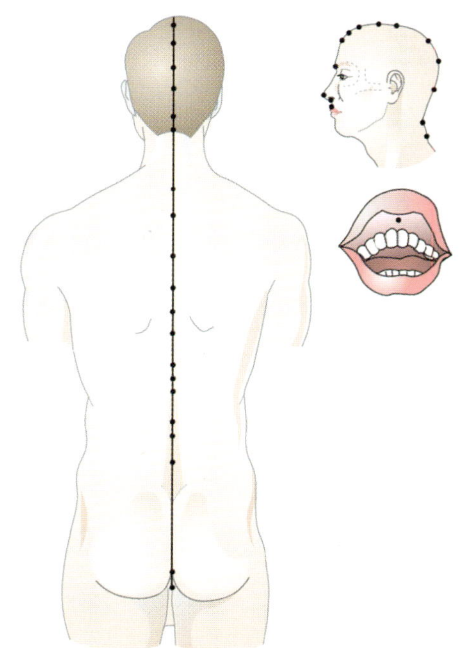

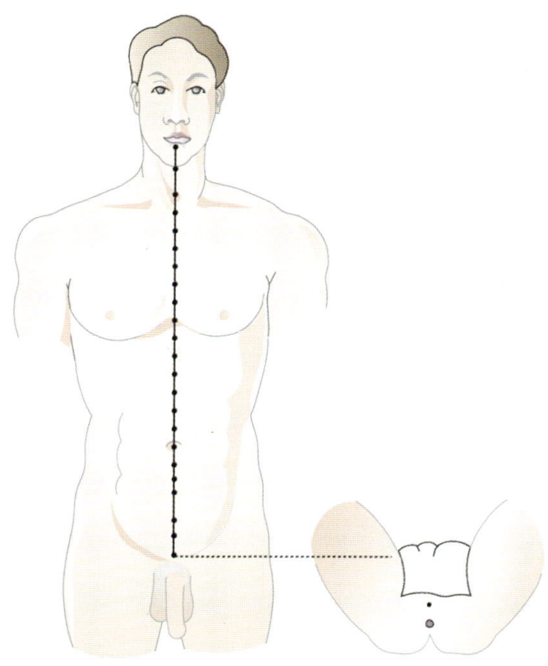

Körpermedianlinie mit LG und KG als besonders sensible Zone für Switching bzw. für die Physiologie der Mitte

d. Überblick bei Verdacht auf Switching

Werden in der Praxis auffällige bzw. widersprüchliche Testbefunde erhoben, sollte an ein Switching gedacht werden. Eventuell kann auch bei einer unerklärbaren Verschlechterungsreaktion oder Therapieresistenz ein Switching nicht bemerkt worden sein. Die nachfolgende Grafik zeigt die prinzipiell möglichen Zugänge.

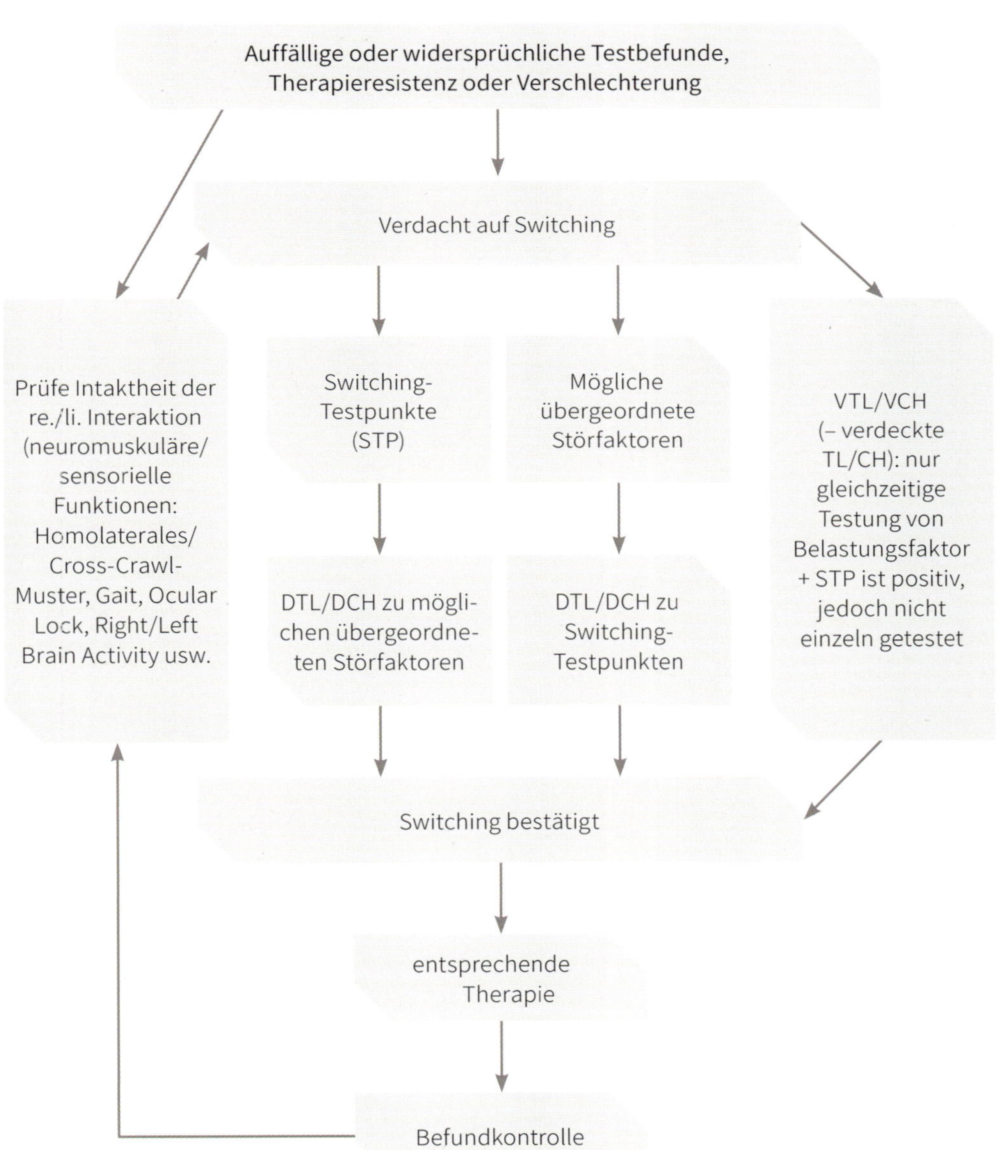

e. Switching Flow-Charts

Aus didaktischen Gründen ist im nachfolgenden Diagramm nur die Interaktion des Nabels als Switching-Punkt angeführt.

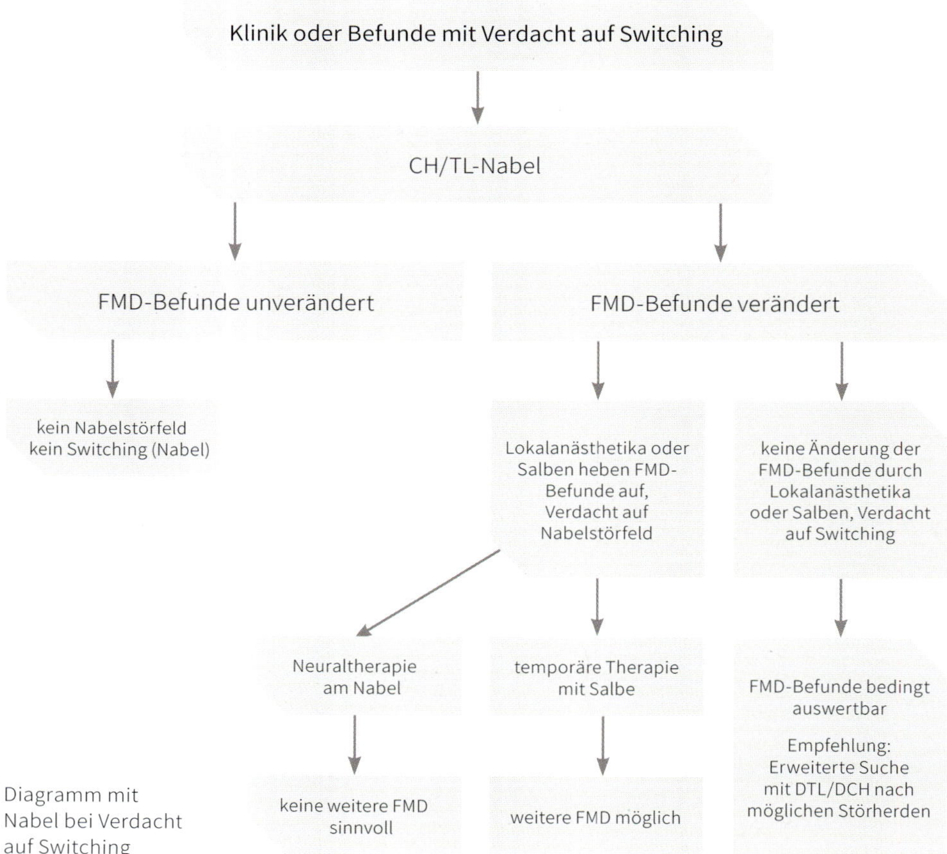

Diagramm mit Nabel bei Verdacht auf Switching

Anmerkung:

Wird eine Neuraltherapie am Nabel durchgeführt, kann eine deutliche vegetative oder auch psychovegetative Umstellung auftreten mit teils rasch wechselnden Muskelbefunden, sodass eine sinnvolle FMD-Testung danach sehr erschwert sein kann.

Im nachfolgenden Diagramm ist nun die Vorgehensweise für ein Switching von Nabel und Ni 27 angeführt, was einer verdeckten TL (VTL) entspricht.

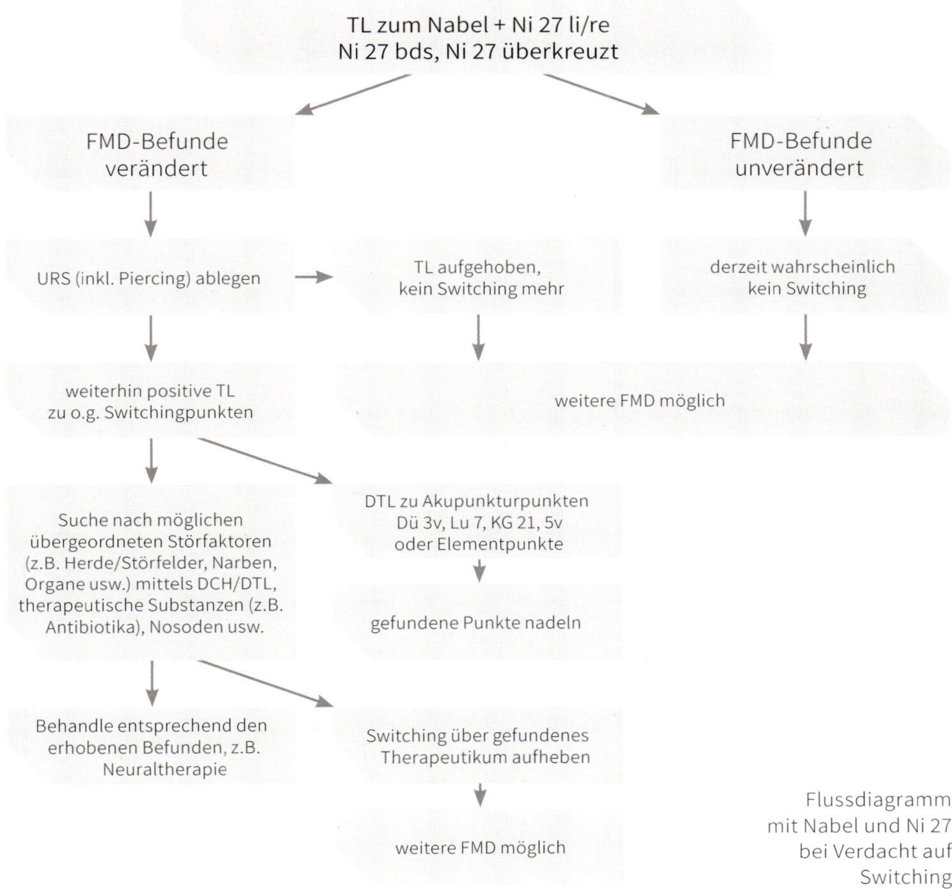

Flussdiagramm mit Nabel und Ni 27 bei Verdacht auf Switching

Grundsätzliche Überlegungen:

- Störfaktoren, die therapeutisch leicht zugänglich bzw. rasch therapierbar sind, sollten primär behandelt werden. Entsprechend ist es naheliegend, dass z.B. das Weglassen von URS oder eine Narbenbehandlung vor einer eventuellen Zahnextraktion oder gar Amalgamsanierung erfolgen soll.
- Sollte für wichtige diagnostische Aussagen (z.B. Zahnersatzmaterialtest) ein neutraler Ausgangstest ohne Switching erforderlich sein, bieten sich von Seiten der Akupunktur vor allem folgende Punkte an:
  - Kardinalpunkte Dü 3v, Lu 7,
  - KG 21v,
  - Elementpunkte.

8.

Die schwierigen Switching-Fälle erfordern häufig das ganze Arsenal der FMD-MT. Neben der Suche nach den überlasteten Regelkreisen mit einer möglichst kausalen Entlastung gemäß der „Triad of Health“ ist häufig eine Änderung der Lebensführung erforderlich. Miteinzuschließen ist die „gesunde“ Beziehung zum Körper mit der richtigen Rhythmik für die einzelnen Aktivitäten (Arbeit, Freizeit, Ernährung, Regeneration, Sport, soziales Umfeld usw.).

E. Fallbeispiele für Switching und URS

Im Zuge der Entwicklung der FMD-MT mit der Entdeckung von URS und den Zusammenhängen insbesondere mit dem Feuerelement und Switching konnten viele primär unklare Konstellationen geklärt werden. Die URS-Problematik zeigt die sensible Interaktion einiger Akupunkturpunkte und Körperareale, die mit dem Feuerelement und der „Physiologie der Mitte“ zu tun haben.

Die nachfolgenden Fallbeispiele sollen aufzeigen, wie eng Switching in der Praxis mit Narbenstörfeldern, URS, Allergien und anderen übergeordneten Störfaktoren zusammenhängt, vorausgesetzt, man sucht danach. Immer wieder wird man feststellen, dass v.a. durch Entfernen von URS, durch Narbenentstörung oder die Akupunktur von Dü 3/Lu 7 eine große Stabilisierung erreicht werden kann.

In den Fallbeispielen wird auch die ganze Bandbreite der idealen wechselseitigen Ergänzung der verschiedenen Diagnose- und Therapieansätze der FMD-MT sichtbar, wobei immer ein sehr individuelles Vorgehen notwendig ist.

Fall 53

J.M., w, 54 J, A: akute Bronchitis seit 2 Tagen.

U: GHR, SC: TL Nabel (Switching) → NC durch Akupunktur von Dü 3v re und Lu 7 li.

Bereits unter der Akupunktur Besserung des Hustens und der thorakalen Schmerzen, 3 Tage später völlige Beschwerdefreiheit, sogar sprunghafter Rückgang der lateralen Zahneindrücke.

Diskussion: Durch Einschalten von LG und KG über ihre Kardinalpunkte konnte hier sowohl die GHR aufgelöst als auch das Switching beseitigt werden. Eine einmalige Akupunktur reichte aus, um eine akute Bronchitis ohne weitere Medikation, ausschließlich unterstützt von Wasserdampfinhalationen (hilft gegen Trockenheit – als pathologischer Faktor des Metalls), innerhalb weniger Tage zur Ausheilung zu bringen.

Fall 54

R.E., w, 53 J, A: seit 3 Wochen Ekzem an Händen, Unterarmen, Hals und Gesicht, schlimmer durch Weißwein, zeitlicher Zusammenhang mit Benutzung von Arbeitshandschuhen einer neuen Marke, bekannte allergische Diathese mit Weizenunverträglichkeit seit Jahren.

U: n Rectus re, s Nackenflexoren und SCM bds, h Piriformis bds und Rectus li.

Ø: Entfernung der Armbanduhr li, des Armreifes re und der Ringe am Dig. IV li.

SC: TL Ringstelle des Dig. IV re (URS).

NC: Dü 3v re und Lu 7 li → Acupatch auf beide Punkte zur Vorbereitung der Allergietestung mehrerer Sorten von Arbeitshandschuhen.

Jetzt: W mit den neuen Arbeitshandschuhen! Ø: alle anderen Sorten. Die Acupatches wurden belassen und fielen erst beim abendlichen Duschen ab. Im Verlauf des Behandlungstags zunehmendes Abklingen des Ekzems, am folgenden Tag nach der Morgentoilette wieder schlechter.

U: h Rectus und Piriformis bds, kein Switching, aber NC KG 21v (Ø: Dü 3v re und Lu 7 li).

→ Akupunktur von KG 21v, damit anschließend Testung von Kosmetika, neben vielen verträglichen Präparaten HC durch eine Tagescreme, welche die Patientin erst seit einem Monat benutzte.

Diskussion: Bei der ersten Untersuchung Stabilisierung durch Dü 3v/Lu 7, bei der zweiten Untersuchung Stabilisierung über KG 21v. Beide Male konnte also über LG/KG eine Normoreaktion erreicht werden. Nach Akupunktur und Karenz kam es in den folgenden 2 Tagen zum völligen Abklingen der akuten Symptomatik. Dieser Fall zeigt beispielhaft den Einsatz der FMD-MT in Verbindung mit der Testung von Allergenen und unverträglichen Substanzen. Natürlich war in diesem Fall dauerhafte Allergenkarenz notwendig.

Solche Fälle finden sich in der Praxis wöchentlich und sind fast sicher Switching-Fälle – auch wenn man aus Zeit- und Effizienzgründen oft die TL zu den klassischen STP gar nicht mehr durchführt!

Fall 55

R.S., m, 33 J, A: seit Jahren allergische Rhinitis und NMU. Nach Mayr-Kur und Eigenbluttherapie zufriedenstellende Besserung über ein Jahr. Nun nach Verzehr von Esskastanien massiver Juckreiz am Oberkörper sowie Schwellung der Fingergrundgelenke Dig. II und III bds. Bisher war eine solche Unverträglichkeit unbekannt.

U: h Rectus, Latissimus und PMS bds → SC: Nabel – TL → NC (für alle Befunde): Gb 41 re, KS 8 li und Di 1 re.

Diskussion: Über Elementpunkte von Holz, Feuer und Metall konnten hier GHR und Switching aufgehoben und durch einmalige Akupunktur ein wesentlicher therapeutischer Effekt erzielt werden.

Fall 56

H.L., w, 51 J, A: Colon irritabile seit 4 Jahren; intermittierend generalisierter Pruritus, v.a. an den Oberarmen, CMD. Schlechte Compliance, obwohl mit entsprechender Diät die Symptome zurückgehen.

U: GHR (PMC, Piriformis, Rectus, SCM, Nackenflexoren und Teres minor).

SC: Nabel/Ni 27 re → NC für alles nach Entfernung der Uhr. Danach durch festen Biss erneutes Switching sowie jetzt positiver Spine-Test bds → aufhebbar durch Tragen einer korrigierten COPA, Akupunktur der Elementpunkte Ni 10 li, KS 8 re sowie Kardinalpunkt Lu 7 li.

Diskussion: Die GHR- und Switching-Auflösung allein durch Entfernung der Uhr zeigt die große Bedeutung von URS. Das erneute Switching durch festen Biss widerspiegelt die immense Auswirkung der CMD auf den Gesamtzustand der Patientin. Optimale Therapie mit COPA, einer stabilisierenden Akupunktur und Weglassen der Uhr.

Fall 57

G.B., w, 59 J, A: multiple NMU und leichte Hepatopathie seit vielen Jahren, hormonelle Dysregulation und Mineralstoffdysbalance. Mit Allergenkarenz, orthomolekularer Substitution, homöopathischer Lebertherapie und mit natürlichem Progesteron relativ stabiler Allgemeinzustand. Aktuell durch Kuhmilch in diversen Soßen massiver Meteorismus, krampfartige Bauchschmerzen und generalisierter Pruritus.

U: GHR, SC: Nabel (auch Ni 27 cross).

Aufhebung des Switchings durch URS (Entfernen der Uhr und Ringe an Dig IV bds), danach positive TL an 3E 5/6 li, KS 6 li und den Ringlokalisationen.

NC (für alle Befunde): Nelken. Durch Gabe von Nelkenpulverkapseln und völlige Meidung von URS vollständige Besserung der aktuellen Symptomatik innerhalb von 2 Tagen.

Diskussion: GHR und Switching sind nach Entfernung von URS aufgelöst und es kann – wie meist – an diesen Stellen eine TL gefunden werden. Eine Nadelung der getesteten Punkte 3E 5/6 und KS 6 li wäre nicht zielführend, entscheidend ist der Wegfall der Dauerstimulation durch URS. Die Anamnese in Verbindung mit der Reaktion auf ein antiparasitäres Phytotherapeutikum weist auf den Zusammenhang der Störung im Bereich 3E/KS/Le und Parasiten hin.

Fall 58

R.S., m, 35 J, A: Enteropathiesyndrom seit mehreren Jahren, Hypotonie, mehrere Zähne mit Wurzelfüllung, u.a. Folgen von Traumata (Eishockeyspieler), CMD, Allergie auf Birkenpollen und Hausstaubmilben. Besserung durch Mayr-Kur und Candidatherapie, aber kein anhaltend stabiles Ergebnis.

U: GHR → SC: Nabel/Ni 27 re und Ni 27 cross, Akupunktur der positiv gefundenen Akupunkturpunkte Lu 7 li und KG 21v – danach 2 Monate beschwerdefrei, später rez. BWS-Blockierungen und erneut auftretende Heißhungerattacken, deshalb nächster Termin.

U: GHR → SC über multiplen Schmerzpunkten im BWS-Bereich und TP im Trapezius bds → NC: Histamin D12, Basenpulver sowie Dü 3v re → Acupatch Dü 3v.

Damit NMT: Unverträglichkeit von Weizen, Kuhmilch und Buchweizen.

Diskussion: Beim Ersttermin aus der GHR erfolgte eine Normoreaktion durch Akupunktur von Lu 7 und KG 21v mit sehr gutem Therapieerfolg.

Beim zweiten Termin dann umfassendere Ursachensuche und polypragmatische Therapie, wobei die für den NMT erforderliche Normoreaktion entweder durch Histamin D12 oder in diesem Fall elegant mit einem Acupatch auf Dü 3v re hergestellt wurde.

Therapieerfolg ohne weitere Behandlung, aber mit Karenz und Basenpulver, Beobachtungszeitraum ein Jahr.

Fall 59

W.S., m, 49 J, A: akute Lumbalgie bei chron. LWS-Syndrom, rez. Gastritis bei großem psychosozialen Stress seit Jahren. Nach manueller Therapie der LWS und Akupunktur über Antike Punkte Besserung um etwa 30 %, jedoch plötzlich Schmerzen im mittleren Oberbauch und frontale Kopfschmerzen.

U: GHR (Rectus, PMS, PMC und Piriformis bds) → Positive Nabel TL und DTL zu Tons 1; auch DTL/CH mit Procain und Tonsilla comp. → NT der Tonsillen mit Mischung.

2 Tage später völliges Verschwinden der Magen-, Kopf- und LWS-Beschwerden.

Diskussion: Hier konnten ein Switching und das maßgebliche Tonsillenstörfeld sowie die entsprechende Therapie mit dem Instrument der DTL/DCH identifiziert werden.

Fall 60

E.K., 32 J, A: Infektanfälligkeit, Mineralstoffdysbalance, Narbenstörfelder, Z.n. Zöliakie im Kindesalter, Verspannungen der Mundboden- und Halsmuskulatur nach Schilddrüsen-OP.

U: GHR (Rectus, Piriformis, Deltoideus bds), Ø: Tons 1–3, Narbe Schilddrüse, aber SC: Nabel und damit DTL zu Dü 3v re → Akupunktur → jetzt mit NC weitere Testung: positive TL zu Tons 1, Schilddrüsennarbe → NC: Tonsillopas, Lidocain → NT der Narbe und Tonsillen. Deutliche Besserung mit Beschwerdefreiheit für ca. 6 Monate.

Diskussion: Zunächst findet sich aus der GHR, außer dem SC zum Nabel, keine weitere TL. Erst nach Aufhebung des Switchings über Dü 3v zeigten sich die Tonsillen- und Schilddrüsennarben. Danach durchschlagender Erfolg mit Neuraltherapie (Lidocain) der Strumanarbe und Mischinjektion (Tonsillopas mit Lidocain) der Tonsillen.

Fallbeispiele mit auffälligen Befunden in Bezug auf Switching:

Fall 61

B.M., w, 45 J, A: Chron. hormonelle Dysbalance. Mit Progesteronsalbe und 5-HTP sind die Hitzewallungen fast weg, die Blutung ist noch schmerzhaft, aber ohne Medikamente erträglich. Zuletzt nach Stressphase verzögerte Mens und Dysmenorrhoe. Befund der Gynäkologin: V.a. Endometriose.

U: GHR, außer Piriformis li: n.

Kommentar: Allein dieser Befund weist bereits auf Switching hin.

Lösung: Entfernung URS → danach auch Piriformis li h. SC: TL-Nabel → NC: Virgamelis-Creme → danach alles n → W: TL li Unterbauch → NC: Frauenmantel, aber HC: 5-HTP.

Therapie: Weglassen von URS, Progesteroncreme weiter, Frauenmantel.

Fall 62

H.U., w, 44 J, A: akuter grippaler Infekt mit Nackenverspannungen, Halsschmerzen, Schnupfen, frontalen Kopfschmerzen und Bauchkrämpfen seit 4 Tagen.

U: n Rectus bds, Deltoideus re und Infraspinatus li, h Infraspinatus re und Deltoideus li.

Kommentar: schon V.a. Switching, weil gekreuzte Reaktion der assoziierten Muskeln Infraspinatus und Deltoideus auffällig und v.a. auch der angebliche Normotonus des Rectus bds – immerhin ist dieser Muskel mit dem Dünndarm assoziiert (vgl. die Bauchkrämpfe).

Lösung: Switching Nabel und Ni 27 bds, auch DTL zu KG 24 und LG 19 (Testpunkt Epiphyse).

NC (für alle Befunde außer der TL zu KG 24): Dü 3v re und Lu 7 li: NC bei KG 24 mit Magnesium und Vitamin C → Infusion neben Akupunktur mit den 2 Punkten.

Völliges Verschwinden aller akuten Symptome innerhalb von wenigen Stunden.

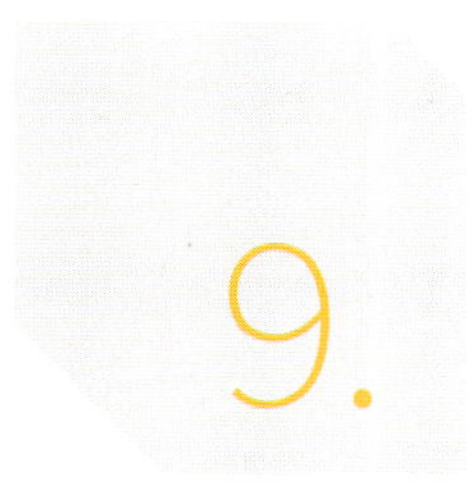

9. FMD-MT-Spezialitäten

A. Grundlagen

Das große Therapiepotential der Meridiantherapie erfordert, dass die wesentlichen Hemmfaktoren vorab therapiert werden (Störfelder und Physiologie der Mitte mit Switching). Die damit erreichte Entlastung der persistierenden sympathischen Afferenzen gehört mit zur entscheidenden Vorarbeit für eine erfolgreiche Therapie.

a. Der optimale Challenge

Ein optimaler Challenge ist jener, welcher die Beschwerden, wegen denen der Patient/die Patientin die Praxis aufsucht, möglichst gut an die Oberfläche bringt. Bei einer Intoleranz wäre dies der CH mit dem entsprechenden Antigen bzw. Nahrungsmittel, bei einem Kopfschmerzpatienten/einer Kopfschmerzpatientin wäre der CH z.B. eine Sphenoidkompression, bei einer Angststörung wäre dies die gedankliche Fokussierung, beim Asthmapatienten/bei der Asthmapatientin eine Thoraxkompression, bei einem Stoffwechselpatienten/einer Stoffwechselpatientin ein Stauungs- oder (chemischer) Belastungs-CH, bei einem Schmerzpatienten/einer Schmerzpatientin ein entsprechender CH an die Schmerzregion.

Manchmal kann ergänzend zum Challenge ein Zusatzreiz durch eine belastende Körperposition erforderlich sein. Dies wird in der FMD-Literatur als „body into distorsion" bezeichnet. Ein weiterer Zusatzreiz kann über „eyes into distorsion" erfolgen. Hier wird der Kopf in eine Richtung gedreht, während der Blick in die entgegengesetzte Richtung erfolgt.

b. Meridiantherapie mit „belastendem" Challenge

Das Therapieergebnis der Akupunktur mit Antiken Punkten wird deutlich gesteigert, wenn während der Nadelung der gefundene CH aufrechterhalten bleibt.

- Werden z.B. bei einer Nahrungsmittelintoleranz mit positivem CH auf Weizen therapeutische Antike Punkte dagegen gefunden, sollte der Patient/die Patientin während der Akupunktur ein Stück von einem Weizenbrot kauen.
- Kann nach einem Trauma oder im Rahmen einer Angststörung durch die Aktivierung (z.B. daran denken) der belastenden Situation ein positiver CH erreicht werden und finden sich therapeutische Antike Punkte, die den CH auflösen, so sollte während der Akupunktur genau dieser CH (Gedankensituation) erhalten bleiben.
- Werden bei einem Rückenschmerzpatienten/einer Rückenschmerzpatientin, welche/r sich kaum aus der Liegeposition aufrichten kann, therapeutische Antike Punkte gefunden, die das Erreichen der Sitzposition erleichtern, sollte der Patient/die Patientin während der Nadelung versuchen, mehrmals von der Liege- in die Sitzposition zu wechseln, um die verbesserte neurologische Bahnung zu festigen.

c. Meridiantherapie mit „entlastendem“ Challenge

Teilweise kann die Provokation einer Belastungssituation oder die „Verstärkung einer Läsion“ zur Verwendung für eine Therapie zu intensiv oder zu akut sein. Der Versuch einer „therapeutischen Exposition“ verursacht hier eine überstarke Sympathikusreaktion, welche nicht mehr zielführend oder sogar kontraproduktiv sein kann.

In diesem Fall ist eine erleichternde Position oder entlastende Situation während der Akupunktur erforderlich. Die nachfolgenden Beispiele sollen dies veranschaulichen:

- Bei einer akuten Ischialgie ist fast immer eine schmerzerleichternde Lagerung während der Akupunktur zielführend.
- Eine Mobilisierung von Gelenken oder Wirbel erfolgt hier entgegen der Läsionsrichtung (schmerzreduzierende Richtung).
- Bei Angststörungen und Traumatherapie wird in diesem Fall während der Akupunktur eine positive Zielvorstellung visualisiert (z.B. bestandene Prüfung).

Anmerkung: Bei instabiler Konstitution oder auch Reaktionsstarre sollte die Suche nach vorbelastenden Störfaktoren auf die verschiedenen Regelkreise (vegetatives Nervensystem, Grundsystem, Immunsystem, Akupunktursystem …) vorher erfolgen. Eine entsprechende Adaptierung des therapeutischen Reizes ist hier jedenfalls erforderlich.

d. Referenzzonen

Neben dem beschriebenen Challenge können weitere zusätzliche afferente Reize während der Akupunktur der Antiken Punkte eingesetzt werden. Hier kommen in erster Linie die Alarmpunkte, Zustimmungspunkte, NL und NV in Frage.

B. Meridiantherapie bei Angststörungen

Als Ausgangspunkt wird idealerweise ein gut testender Indikatormuskel gewählt, von dem aus ein entsprechender emotionaler CH – z.B. in Bezug auf die Angst oder auch auf ein Trauma – gesucht wird. Nun werden die möglichen therapeutischen Element- und Kardinalpunkte getestet, die den emotionalen Challenge aufheben.

Muskelbefunde und Anamnese helfen bei der Auswahl der in Frage kommenden Elementpunkte.

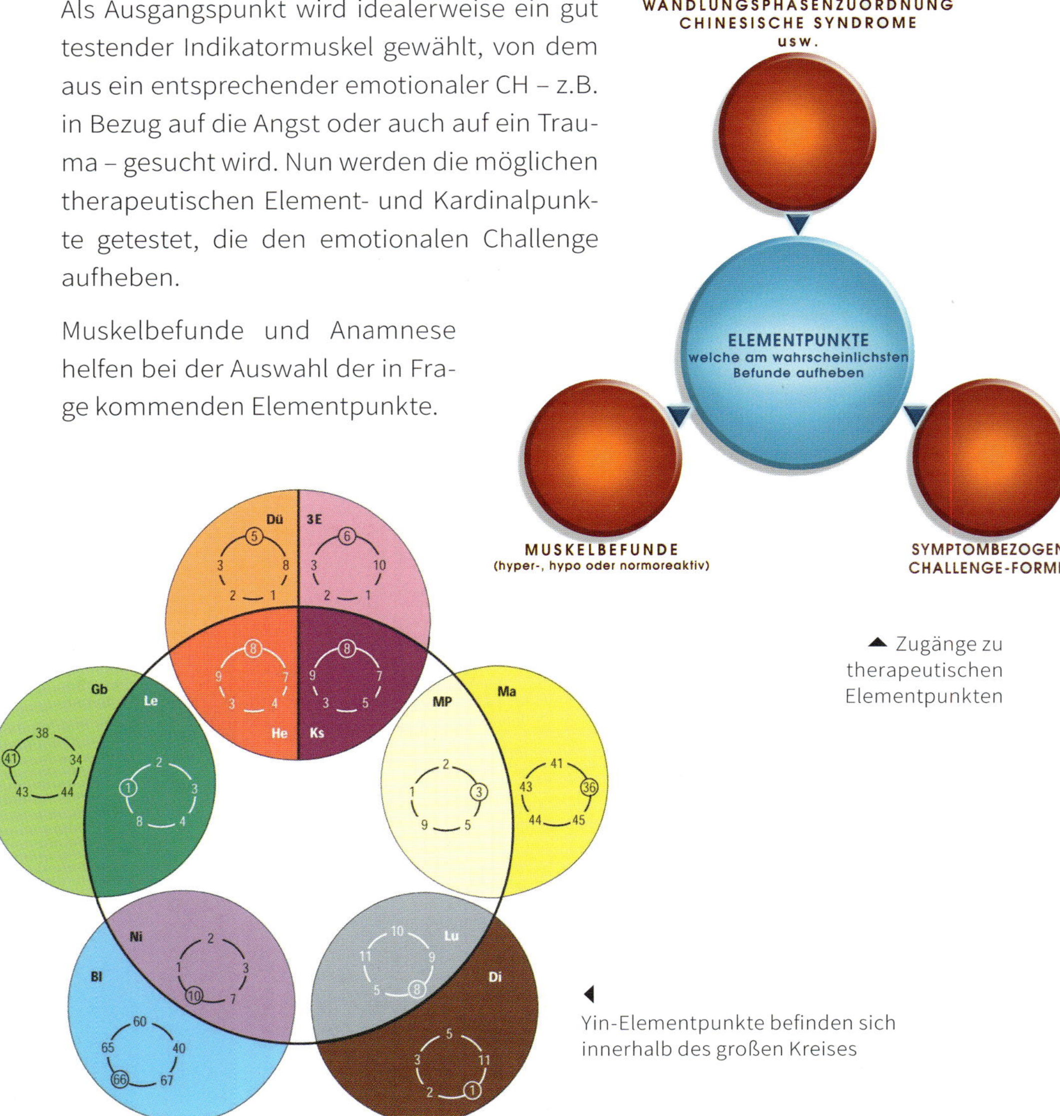

▲ Zugänge zu therapeutischen Elementpunkten

◀ Yin-Elementpunkte befinden sich innerhalb des großen Kreises

a. Elementpunkte im Yin

Die therapeutischen Punkte bei Angststörungen befinden sich vorwiegend auf den Yin-Meridianen (siehe Abbildung Seite 210 unten).

b. Kardinalpunkte im Yin

Der Einsatz von Kardinalpunkten ist als Öffnung von Zusatzschleusen bzw. von Querschleusen zwischen den Meridianen zu verstehen. Auf psychischer Ebene ist ebenfalls die Testung speziell der Yin-Kardinalpunkte vorrangig.

- Lu 7: verbindet die Yin-Meridiane.
- MP 4: verbindet Wasser und Erde.
- KS 6: reguliert Yin.
- Ni 6: bewahrt Yin.

Durchführung:

- Während der Akupunktur wird, entsprechend dem Eingangs-CH, an die Angstsituation gedacht.
- TL/CH an die gefundene Referenzzone erfolgt gegebenenfalls während der Akupunktur durch den Patienten/die Patientin.

C. B/E-Punkte

Die Geschichte der Akupunktur zeigt, dass die Nadelung von Akupunkturpunkten im Vergleich zur manuellen Stimulation bessere Ergebnisse liefert und entsprechend nicht ersetzbar ist. Dies trifft speziell auch auf die Antiken Punkte zu.

Da sich die FMD aus der manuellen Schiene herausentwickelt hat, wurden von Anfang an manuelle Möglichkeiten der Beeinflussung von positiv getesteten Akupunkturpunkten gesucht. Speziell für die Anfangs- und Endpunkte der Meridiane am Kopf, die als „B/E-Punkte" (beginning and ending points) bezeichnet werden, haben sich manuelle Stimulationstechniken entwickelt.

Im Gegensatz zu den Akupunkturpunkten an den Extremitäten kann durch eine manuelle Stimulation der B/E-Punkte am Kopf eine gute therapeutische Wirkung erzielt werden. Die Erklärung liegt vor allem in der guten lokalreflektorischen Wirkung.

Bei Heuschnupfen können die positiv gefundenen Punkte am Kopf (z.B. Di 20, Bl 2) mit ähnlichem Ergebnis sowohl genadelt als auch manuell stimuliert werden, während die Punkte an den Extremitäten (Antike Punkte) erst mit der Nadelung ihr therapeutisches Potential entfalten.

a. Grundlagen und Geschichte

Schon Goodheart hat die manuelle Stimulation der B/E-Punkte am Kopf gegen spezifische Beschwerden eingesetzt. Grundlage dieser Techniken ist die Beobachtung, dass jedes Außen-Innen-Meridianpaar pro Seite einen Anfangs- oder Endpunkt am Kopf hat, über dessen Stimulation man einen gewissen Einfluss auf körperliche Regelkreise erreichen kann. Aufgrund einer gewissen „Sollwertveränderung" in verschiedenen Regelkreisen wurde der Einsatz bei folgenden Beschwerden beschrieben:

- vegetative Parameter (axilläre Temperatur, oraler pH-Wert usw.),
- rezidivierende Subluxationen, Fixationen oder andere knöcherne Läsionen,
- Schmerzzustände,
- Nahrungsmittelunverträglichkeiten,
- Phobien (nach Callahan) und andere emotionale Beschwerdebilder.

Nach der Hypothese von Goodheart soll über die B/E-Punkte u.a. die Verschaltung für somatische Verarbeitung psychischer Reize erfolgen, wobei der Nachweis für diese These naturgemäß schwierig ist. Die klinische Praxis spricht dafür, dass ein Zusammenhang im Einfluss der B/E-Punkte zu psychosomatischen Krankheitsbildern besteht.

Historisch wurde die erste B/E-Technik von Goodheart ursprünglich als „Melzack-Wall-Technik" bezeichnet. Diese auch unter der Bezeichnung „Gate-Control-Theorie" von Ronald Melzack und Patrick David Wall bekannte Technik wurde sowohl in der Akupunktur als auch in der Neuraltherapie als Erklärungsmodell für deren Wirksamkeit beschrieben.

b. Untersuchung mit B/E-Punkten

Der Untersuchungsvorgang beginnt entweder vom dysreaktiven Muskel aus oder es werden ausgehend vom normoreaktiven Muskel folgende Maßnahmen durchgeführt:

- TL/CH zum Schmerzgebiet,

- TL/CH zum rezidivierend-blockierenden WS-Segment,
- CH mit einem Nahrungsmittel,
- CH mit möglichem Allergen oder potentieller Noxe (z.B. Kosmetika),
- emotionaler CH (z.B. Vergegenwärtigung einer Höhenangst oder Autofahrt durch Tunnel).

Nun wird überprüft, welche B/E-Punkte diese durch TL/CH verursachte Reaktionsveränderung aufheben, egal, ob es sich um eine ursprüngliche Muskeldysreaktion oder um eine provozierte Dysreaktion handelt.

Erstaunlicherweise finden sich häufig ein oder zwei Punkte.

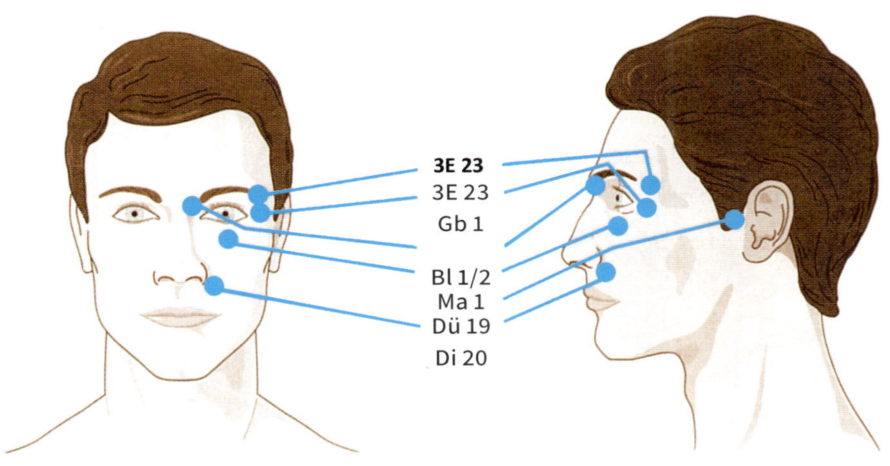

B/E-Punkte am Kopf

Lokalisation der B/E-Punkte:

- Gb 1: 5 fen (ca. 1 cm) lateral vom lateren Orbitalwinkel,
- 3E 23: in einer Vertiefung am lateralen Rand der Augenbrauen,
- Bl 2: in einer Vertiefung am medialen Ende der Augenbrauen,
- Dü 19: zwischen Tragusmitte und Kiefergelenk in einer Vertiefung,
- Di 20: 5 fen seitlich vom Mittelpunkt des Nasenflügels in der Nasolabialfalte,
- Ma 1: auf dem unteren Orbitalrand, unterhalb der Pupille bei Blick geradeaus.

Beim Blasenmerdian liegt der Anfangspunkt Bl 1 in der Nähe des medialen Augenwinkels, der für eine Stimulation eine ungünstige Stelle ist. Stattdessen kann meist Bl 2 mit einer ähnlich guten reflektorischen Wirkung verwendet werden.

c. Therapie mit B/E-Punkten

Die manuelle Behandlung der gefundenen B/E-Punkte wird wie folgt durchgeführt:

Der gefundene Punkt wird mit einer Fingerkuppe mit einem „relativ intensiven Klopfimpuls" manuell stimuliert, ca. 50- bis 60-mal mit einer Frequenz von ungefähr einmal pro Sekunde.

- Als **B/E-Technik** wird die Stimulation der Punkte mit und ohne gleichzeitiger TL/CH zur Schmerzzone, Exposition mit Antigen usw. bezeichnet.
- Als **Setpoint-Technik** wird die zusätzliche Stimulation von peripheren Referenzpunkten (Alarmpunkte, NL, NV) bezeichnet.

d. Toleranzsteigerung mit B/E-Punkten

Hier erfolgt als Challenge die Exposition mit einer potentiell intoleranten Substanz wie z.B. Weizen, Hefe oder Milcheiweiß.

Während eine kleine Menge des Allergens auf der Zunge liegt und so eine Dysreaktion des Indikatormuskels erzeugt, sucht man mit TL jene B/E-Punkte, welche wieder eine Normoreaktion herbeiführen. Diese Punkte werden wie oben angegeben stimuliert, danach sollte keine Dysreaktion mehr auf das Allergen nachweisbar sein. So kann die Karenzzeit von unverträglichen Nahrungsmitteln (z.B. Hefe) verkürzt werden.

Eine tiefergreifende Therapie ist aber nicht zu erwarten. Im Fall von Candida kann diese Toleranzsteigerung keinesfalls eine notwendige antimykotische Therapie mit allen Begleitmaßnahmen ersetzen.

e. Angststörungen – Phobien

Hierzu wird speziell auf die Bücher von Fred P. Gallo oder Roger J. Callahan verwiesen. Callahan fand heraus, dass sich die Grundlage vieler Angststörungen nicht in einer „tiefen Persönlichkeitsstörung" widerspiegelt und deshalb nicht zwingend ein psychotherapeutischer Behandlungsbedarf besteht. Er sah eher einen Zusammenhang mit einer psychosomatischen Störung, welche über das Meridiansystem behandelbar ist.

f. Verletzungsmuster mit zentraler Sensitivierung

Von Walther Schmitt stammt die „Injury-Recall-Technik“ (IRT), welche zur Behandlung von persistierenden Verletzungsmustern eingesetzt wird. In Deutschland haben Dieter Becker und Martin Brunk die IRT weiterentwickelt und speziell einen differenzierten Stufenplan erarbeitet, wobei die manuelle Stimulation von B/E-Punkten mit verschiedenen manuellen Techniken kombiniert wird.

Störzonen, die eine zentrale Fernwirkung induzieren, können mit dem Begriff „Verletzungsmuster mit zentraler Sensitivierung“ beschrieben werden. Dieser Begriff ersetzt in diesem Buch den Begriff „Injury-Region“.

Grundsätzlich können lokale Störzonen bzw. Störfelder regionale oder zentrale Modulierungen verursachen, was sich im neuen Begriff „Neuromodulativer Trigger“ für Störfelder widerspiegelt. Entsprechend sollte eine lokale Therapie mit einer segmentalen Therapie (Zustimmungszonen) ergänzt werden.

Hat sich aus der persistierenden afferenten Fehlsteuerung schließlich eine zentrale Sensitivierung etabliert, ist eine Kombination aus mehreren afferenten Inputs erforderlich, um eine Unterbrechung und Neuausrichtung des neuronalen Fehlprogramms zu erreichen.

D. Kombinierte Meridiantherapie

Diese Akupunktur konzentriert sich vorrangig auf die Therapie eines Meridianlängsdrittels.

Der Zugang zur therapeutischen Punkteauswahl erfolgt hier über den gefundenen B/E-Punkt und die erhobenen Muskelbefunde.

a. B/E-Punkt

Der positiv gefundene B/E-Punkt weist auf das primär betroffene und gestörte Längsdrittel hin (siehe Kapitel 2.D.).

b. Kontroll-, Unterstützungs- und Kardinalpunkte

Gesucht werden nur die Kontroll- oder Unterstützungspunkte sowie die Kardinalpunkte in diesem Längsdrittel, wobei nur auf der gleichen Körperseite des positiven B/E-Punkts gesucht wird.

Anmerkung:
In diesem Zusammenhang können wirksame Elementpunkte kaum gefunden werden, da sich diese außerhalb der betroffenen Meridiane befinden.

Muskelbefunde:

- Bei hyporeaktiven Muskeln werden primär die Unterstützungspunkte im betroffenen Meridian oder im Oben-Unten-Partner (= synergistische Wirkung) oder/und die Kontrollpunkte im Innen-Außen-Partner (= antagonistische Wirkung) gesucht.
- Bei hyperreaktiven Muskeln werden primär die Kontrollpunkte im betroffenen Meridian oder im Oben-Unten-Partner (= synergistische Wirkung) oder/und die Unterstützungspunkte im Innen-Außen-Partner (= antagonistische Wirkung) gesucht.

Kontroll-, Unterstützungs- und Kardinalpunkte – Längsdrittelaufteilung			
	Vorderes Längsdrittel **Lu – Di – Ma – MP**	Mittleres Längsdrittel **KS – 3E – Gb – Le**	Hinteres Längsdrittel **He – Dü – Bl – Ni**
B/E-Punkte	Di 20, Ma 1	3E 23, Gb 1	Dü 19, Bl 2
Unterstützungspunkte	Lu 11, Di 3 Ma 44, MP 9	KS 5, 3E 1 Gb 34, Le 3	He 4, Dü 1 Bl 60, Ni 2
Kontrollpunkte	Lu 10, Di 5 Ma 43, MP 1	KS 3, 3E 2 Gb 44, Le 4	He 3, Dü 2 Bl 40, Ni 3
Kardinalpunkte	Lu 7, MP 4	KS 6, 3E 5, Gb 41	Dü 3, Bl 62, Ni 6

Während der Akupunktur hält der Patient/die Patientin eine/n TL/CH zum Referenzpunkt und denkt an die Angst/das Trauma. Zusätzlich erfolgt dabei die manuelle B/E-Punktstimulation.

c. Einsatzmöglichkeiten der kombinierten Meridiantherapie

- Toleranzsteigerung,
- psychische Krankheitsbilder (Angststörungen, posttraumatische Belastungsstörungen, …),
- vegetative und psychosomatische Beschwerden,
- rezidivierende Krankheitsbilder ohne weiteren ersichtlichen Grund.

Fall 63

E.S., w., 46 J, A: Angststörung (Tunnelangst).

U: GHR, SC: Patientin denkt an ihre Angstsituation → DTL zu Gb 1 re. Jetzt Suche im entsprechenden Längsdrittel, welche therapeutischen Punkte den psychischen Challenge aufheben: Gb 41 re. (Kardinalpunkt), Le 3 re. (Unterstützungspunkt) → Nadelung der Punkte und manuelle Stimulation von Gb 1, während die Patientin an die Angst denkt.

Seitdem kann die Patientin ohne Schwierigkeiten durch jeden Tunnel fahren.

Zu beachten ist, dass sich im Therapieverlauf fast typischerweise der wirksame Therapiezugang ändert. Entsprechend kann z.B. beim Folgetermin der Therapiezugang über die Elementpunkte gefunden werden, oder aber es wird ein Therapieansatz außerhalb des Meridiansystems zielführend (siehe Grafik).

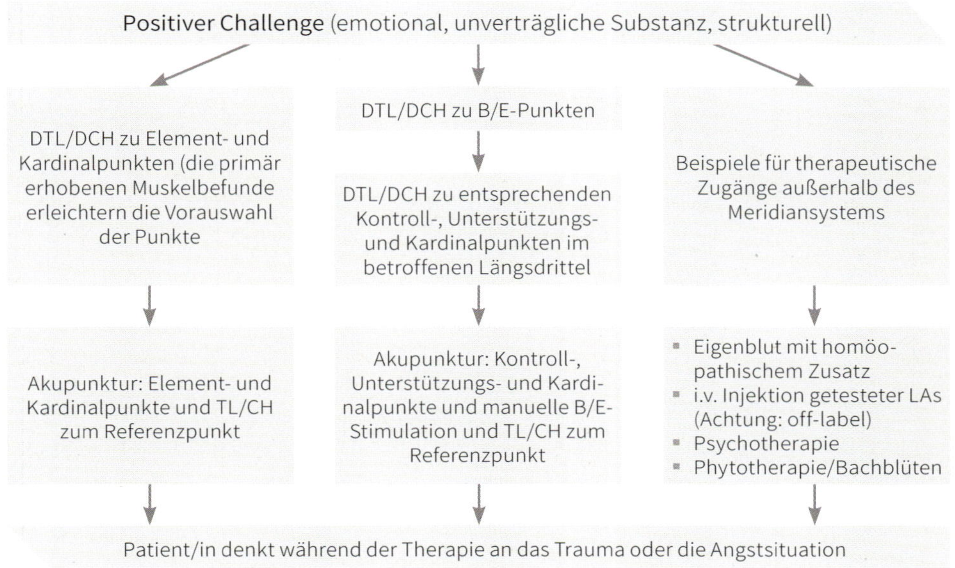

E. Kombinierte Meridiantherapie und Toleranzsteigerung

Ausgang: Eine kleine Menge des Allergens (z.B. Weizen, Hefe, Milcheiweiß usw.) verursacht auf der Zunge eine Dysreaktion des Indikatormuskels.

Nun erfolgt entweder der Zugang über die Beeinflussung der Wandlungsphasen mit Elementpunkten oder der Zugang über die Beeinflussung eines Meridianlängsdrittels mit Stimulation des B/E-Punkts.

Zusätzlich wird ein möglicher Referenzpunkt (Alarmpunkt, NL, NV) gesucht, welcher den CH ebenfalls aufhebt.

Die Therapie setzt sich im Anschluss wie folgt zusammen:

- Exposition mit belastender Substanz.
- Akupunktur der gefundenen Punkte (Kontroll-, Unterstützungs-, Kardinalpunkte).
- Patient/Patientin hält die TL zum gefundenen Referenzpunkt (z.B. Alarmpunkt Magen).
- Manuelle Stimulation des gefundenen B/E-Punkts.

Im Laufe der Therapie zur Toleranzsteigerung ist ein Wechsel des Therapieansatzes häufig (z.B. kombinierte Meridiantherapie, Injektion an die Tonsillen, Elementpunktakupunktur, Eigenbluttherapie (mit homöopathischem Zusatz), Injektion eines gut testenden Lokalanästhetikums …).

F. Kombinierte Meridiantherapie bei Verletzungsmustern mit zentraler Sensitivierung

a. Diagnostik: Verletzungsmuster mit zentraler Sensitivierung

Zu Beginn steht die Diagnostik, ob eine Region eine zentrale Sensitivierung auslöst.

Das heißt: Die Verletzungsstellen per se zeigen keine positive TL/CH, jedoch werden diese mit einem zusätzlichen Co-Stressor positiv: Bei allen Verletzungen unterhalb der Clavicula (Ausnahme Coccyx) wird ein Kompressions-Challenge des oberen Sprunggelenks, bei allen Verletzungen oberhalb der Clavicula eine Reklination des Kopfs herangezogen. Die alleinige Reklination des Kopfs oder der

Kompressions-Challenge des oberen Sprunggelenks dürfen keinen positiven CH machen.

b. Diagnostik: B/E-Punkte und Antike Punkte

Während die TL/CH zur Verletzungszone gehalten wird, erfolgt zusätzlich eine TL/CH zu den B/E-Punkten. Dies entspricht wiederum einer/einem verdeckten TL/CH (= VTL/VCH) zwischen Verletzungsregion und B/E-Punkt.

Wird ein B/E-Punkt gefunden, so werden nun im betroffenen Längsdrittel auf derselben Körperseite die therapeutischen Punkte (Kontroll-, Unterstützungs- und Kardinalpunkte) gesucht. Am einfachsten erfolgt dies jeweils mit einem gezielten Druck-Challenge.

c. Kombinierte Meridiantherapie

Zuerst erfolgt das Nadeln der Akupunkturpunkte, dann wird der gefundene B/E-Punkt stimuliert.

Die manuelle Stimulation des B/E-Punkts kann auch mit einem magnetischen Akupressurstift durchgeführt werden, wobei die Stimulation eine Minute lang durchgeführt wird. Dieses Vorgehen verbessert die Punktgenauigkeit.

Während der Stimulation bzw. Akupunktur soll der Patient/die Patientin an das Trauma denken, sofern er/sie sich erinnern kann. Ist das nicht der Fall, so denkt er/sie an die Beschwerde, die ihn/sie am meisten belastet.

Nach der B/E-Stimulation wird der Kopf des Patienten/der Patientin langsam in alle Richtungen bewegt. Anschließend fixiert der Patient/die Patientin visuell einen Punkt an der Zimmerdecke, während der Kopf nochmals bewegt wird.

Zuletzt erfolgt eine mehrmalige Traktion des Talus mit anschließender Dorsalflexion.

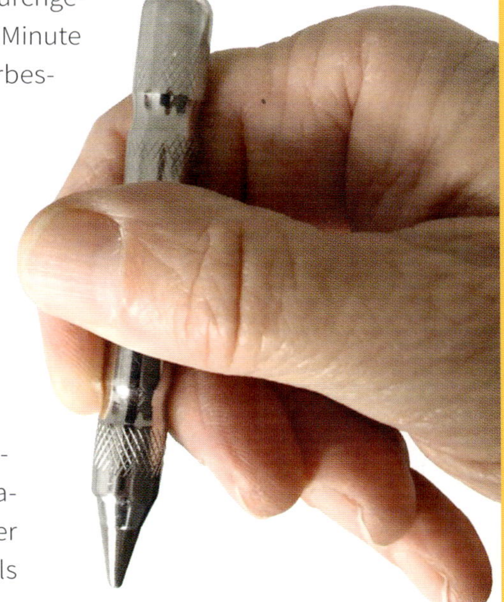

Magnetischer Akupressurstift

Die so durchgeführte kombinierte Therapie vereinigt mehrere regulierende Afferenzen, was den umfassenden therapeutischen Einfluss auf das autonome Nervensystem mit einer umfassenden Neuregulierung erklärt.

Am Ende der Nadelung besteht meist eine deutlich veränderte Situation mit tiefer Relaxation und Reduzierung des Sympathikotonus.

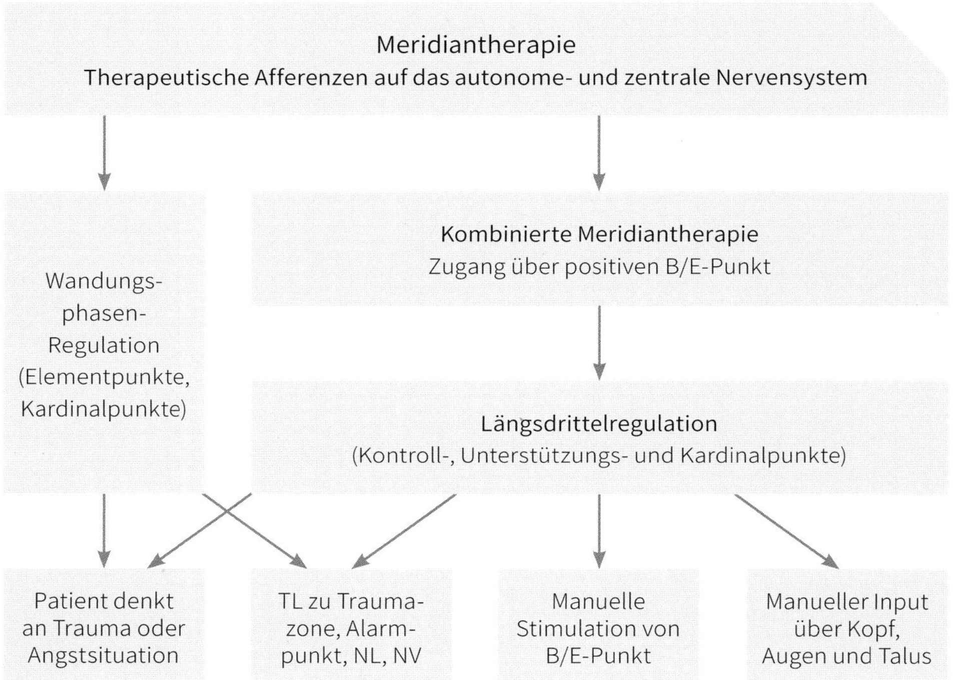

Fall 64

C.M., w, 51 J, A: seit dem 14. Lebensjahr Migräne, Fahrradsturz vor Auftreten des ersten Migräneanfalls. Eine Verletzungsregion am Kinn verursachte einen SC bei gleichzeitiger Reklination des Kopfs. Zum positiven B/E-Punkt Dü 19 auf der rechten Seite wurden die therapeutischen Punkte im hinteren Längsdrittel Bl 40 re (Kontrollpunkt) und Ni 6 re (Kardinalpunkt) gefunden. Während der Akupunktur dieser 2 Punkte erfolgt die manuelle Stimulation von Dü 19, die Patientin hält die TL zum Kinn und denkt an den Fahrradunfall. Abschließend wurde der Kopf in alle möglichen Richtungen bewegt sowie eine mehrmalige Traktion des Talus mit anschließender Dorsalflexion durchgeführt, um die störenden afferenten Reize durch neue propriozeptiven Reize zu „überschreiben".

Die Patientin war danach völlig beschwerdefrei und hatte nach einer Beobachtungszeit von einem Jahr nie mehr einen Migräneanfall.

Anmerkung: Auf der Seite des positiven B/E-Punktes werden meist auch die therapeutischen „Längsdrittelpunkte" gefunden, im Gegensatz zu den therapeutischen Elementpunkten, wo normalerweise nur ein Punkt pro Extremität gefunden werden kann.

Fall 65

K.E., w, 24 J, A: stark juckende Neurodermitis seit Beginn der zweiten Schwangerschaft in Ellenbeugen, Händen und Halsbereich. Anamnestisch wurde die Geburt des ersten Kindes traumatisch erlebt.

U: SC beim Denken an die erste Geburt → DTL zu B/E-Punkt Bl 2 li sowie Ni 2 li (Unterstützungspunkt), Dü 3 li (Kardinalpunkt) → Akupunktur: Dü 3 und Ni 2 sowie Stimulation von Bl 2 li, während die Patientin an die erste Geburt denkt. Schließlich Bewegung des Kopfes in alle Richtungen und Talustraktion und Dorsalflexion beidseits.

Bei der Kontrolluntersuchung war die Patientin beschwerdefrei und verspürt seither nur einen leichten Juckreiz an der Haut, wenn sie zu viel Süßigkeiten isst.

G. FMD-MT und Nadelstimulation

Dieses Kapitel setzt eine Akupunkturausbildung mit praktischer Erfahrung in verschiedenen Nadelstimulationstechniken voraus.

In China wird zum Teil einer differenzierten Technik der Nadelstimulation fast die gleiche Bedeutung zugeordnet wie der Punkteauswahl. Im chinesischen Klassiker *Nei Jing* sind allein über 20 Sticharten beschrieben (weiteres siehe spezifische Literatur).

Als De-Qi wird in der klassischen Akupunktur die energetische Sensation beschrieben, die beim Treffen der Nadel auf die entscheidende Gewebsstelle erfolgt. Diese kann sowohl vom Patienten/von der Patientin als auch vom erfahrenen Akupunkteur/von der erfahrenen Akupunkteurin gespürt werden.

Das De-Qi kann in der Epidermis seltener ausgelöst werden, aber regelmäßig in der Subcutis oder Muskulatur.

Akupunkturpunkte gelten für Heine als „Organe der Grundregulation“ und für Bergsmann als „Zugang zum Grundsystem“.

a. Elektrische Nadelstimulation

Die elektrische Stimulation war eine moderne Ergänzung der Akupunktur, insbesondere für die Analgesie (siehe Akupunkturgeschichte in Kapitel 2.A.). Mit FMD kann die optimale Stimulation problemlos gefunden werden: Suche jene Frequenz und Stärke, die einen NC hervorruft.

b. Manuelle Rotationsnadelstimulation

Der Reiz der gestochenen Nadel kann zusätzlich durch bestimmte Bewegungen so verändert werden, dass je nach Erfordernis des Krankheitsbilds eine Tonisierung oder Sedierung, Förderung oder Hemmung von Reaktionsabläufen bewirkt wird.

Bei einzelnen Akupunkturschulen ist die Nadeldrehung im Uhrzeigersinn mit einer Tonisierung und die Drehung gegen den Uhrzeigersinn mit einer Sedierung verbunden, unabhängig davon, auf welchem Meridian sich der Punkt befindet.

Bei Giovanni Maciocia ist eine komplexe Unterscheidung der Drehrichtung je nach Körperseite und Meridian beschrieben:

Tonisierende Wirkung

- Rotation der liegenden Nadel im Uhrzeigersinn:
  - 3 Yang-Meridiane der rechten Hand,
  - 3 Yin-Meridiane der linken Hand,
  - 3 Yin-Meridiane des rechten Fußes,
  - 3 Yang-Meridiane des linken Fußes.
- Rotation der liegenden Nadel gegen den Uhrzeigersinn:
  - 3 Yin-Meridiane der rechten Hand,
  - 3 Yang-Meridiane der linken Hand,
  - 3 Yang-Meridiane des rechten Fußes,
  - 3 Yin-Meridiane des linken Fußes.

Sedierende Wirkung

- Rotation der liegenden Nadel gegen den Uhrzeigersinn:
  - 3 Yang-Meridiane der rechten Hand,
  - 3 Yin-Meridiane der linken Hand,
  - 3 Yin-Meridiane des rechten Fußes,
  - 3 Yang-Meridiane des linken Fußes.
- Rotation der liegenden Nadel im Uhrzeigersinn:
  - 3 Yin-Meridiane der rechten Hand,
  - 3 Yang-Meridiane der linken Hand,
  - 3 Yang-Meridiane des rechten Fußes,
  - 3 Yin-Meridiane des linken Fußes.

Hier lässt sich erahnen, mit welchen diagnostischen Schwierigkeiten ein Akupunkteur/eine Akupunkteurin ohne FMD-MT konfrontiert ist, um herauszufinden, welcher Akupunkturpunkt wie zu stimulieren ist.

c. FMD-getestete Nadelstimulation

Nach dem Setzen der Akupunkturnadeln ist es möglich, mit Hilfe von Challenges die korrekte Stimulationsrichtung einer Nadel zu finden.

Praktisches Vorgehen: Als dynamischer Challenge wird die gestochene Nadel in Richtung Uhrzeigersinn oder gegenläufig rotiert und sofort danach ein starker Indikatormuskel getestet (idealerweise sollten die Muskeln während der Akupunktur normoreaktiv testen).

Jene Rotationsrichtung, die den starken Muskel in eine Hyporeaktion bringt, ist die Therapie- bzw. Stimulationsrichtung. Die verschiedenen therapeutischen Akupunkturpunkte erfordern verschiedene Stimulationsrichtungen.

Jede Nadel wird in die gefundene Challenge-Richtung ca. ein bis zwei Minuten lang stimuliert und anschließend erneut getestet.

Ist der Rotations-Challenge jetzt negativ, ist die therapeutische Reizung dieses Akupunkturpunkts erschöpft und diese Nadel kann entfernt werden.

Ist der Challenge bei einzelnen Nadeln weiterhin positiv, so wird der Vorgang wiederholt.

Diese Art der Nadelstimulation kann die Liegedauer der Nadeln auf wenige Minuten reduzieren, wenn gleichzeitig auch entsprechende Hinweise beachtet werden:

- Bei sensiblen Patienten/Patientinnen ist diese Stimulation nur mit Vorbehalt anzuwenden.
- Gelegentlich gibt es Fälle ohne irgendeinen positiven Rotations-Challenge (z.B. Gruppen-Luo-Punkte) – dann empfiehlt sich die normale Nadelung ohne Stimulation.
- Eine zu intensive oder zu lange Stimulation erkennt man daran, dass ohne erneuten Challenge der primär starke Indikatormuskel schon hyporeaktiv testet oder die ursprünglichen Befunde wieder auftreten. Spätestens dann sollten die Nadeln rasch entfernt werden.

Fallbeispiele

Fall 66

P.F., m, 38 J, A: Erythema migrans am Oberarm nach Zeckenbiss mit positiver Borrelienserologie, nach Antibiose berichtete der Patient über bereits 2 Wochen andauerndes brennendes Gefühl im Hals, begleitet von Rhinitis, das Erythem am Oberarm war abgeklungen. Psoriasis bei allergischer Diathese.

U: GHR (Rectus, Latissimus und PMS bds) → SC: TL von KG 3, 4 Thymus und der schmerzhaften Halsregion → NC durch Akupunktur von KS 8 li, Dü 5 re und 3E 5 re.

Nach Nadelung wurde mit FMD der Rotations-CH an den Akupunkturpunkten ermittelt. Für alle 3 Punkte handelte es sich um eine Rotation gegen den Uhrzeigersinn. Während nach 2 Minuten der KS 8 im FMD-Test keine Reaktion auf einen Rotations-CH mehr zeigte, dauerte es bei den beiden anderen Punkten 4 bis 5 Minuten. Resultate waren die stabile Normoreaktion aller Muskelbefunde und eine rasche Besserung aller akuten Beschwerden.

Fall 67

R.R., w, 33 J, A: akute Angina tonsillaris seit einer Woche, Teilbesserung auf Zink und Vitamin C, jetzt noch Wundgefühl, gelbliches Nasensekret und Kopfschmerz temporal bds.

U: h Rectus, Piriformis, PMS bds, w Iliopsoas bds → NC: He 8 li, Ni 10 re, Lu 8 li, Le 3 re.

Nach Nadelung erfolgte jeweils ein Rotations-CH: Während sich bei He 8 und Lu 8 ein positiver Rotations-CH gegen den Uhrzeigersinn und bei Ni 10 im Uhrzeigersinn ergab, zeigte sich am Le 3 keinerlei Reaktion (selten). Die Dauer der Stimulation betrug 2 Minuten, die Akupunkturnadel an Le 3 re verblieb für 20 Minuten. Die Patientin berichtete danach über Reduktion des Wundgefühls im Hals sowie Verschwinden der Kopfschmerzen.

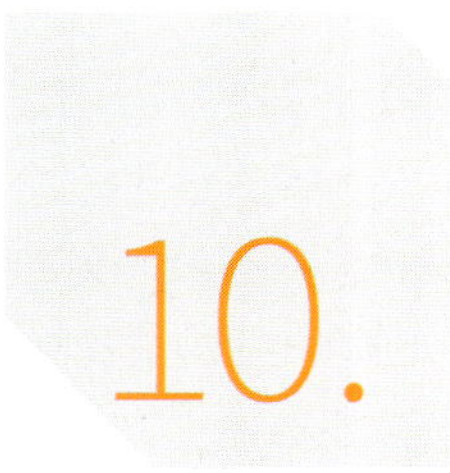

10. Somatotopien, Mikrosysteme u.a.

Allgemein bekannte Somatotopien oder Mikrosysteme wie z.B. am Ohr oder die Zonen am Schädel nach Toshikatsu Yamamoto haben sich in der Praxis sehr gut bewährt. Zu den Punkten der Körperakupunktur (z.B. mit ein bis zwei Antiken Punkten und einem Kardinalpunkt) werden zusätzlich Punkte der Mikrosysteme gesucht.

Die FMD kann prinzipiell zur Testung von verschiedenen Akupunktur- und Therapiesystemen verwendet werden, wie z.B.

- Ohrakupunktur,
- Schädelakupunktur nach Yamamoto,
- Mundakupunktur nach Gleditsch,
- EAV-Punkte.

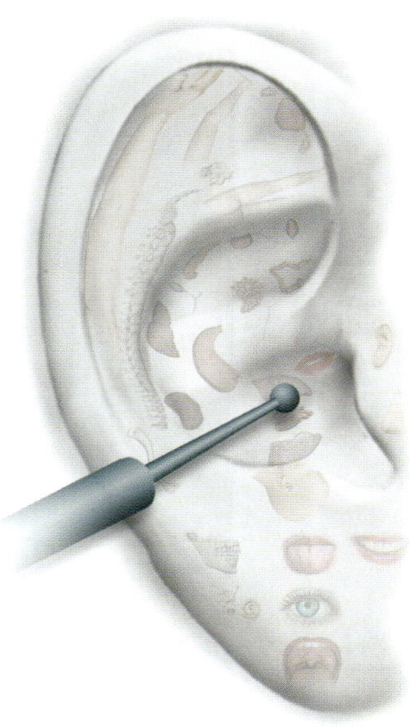

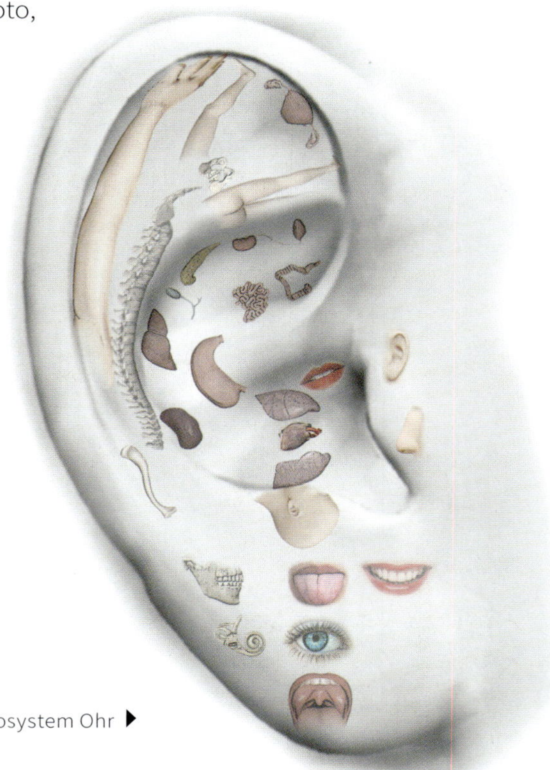

◀ Mikrosystem Ohr ▶

A. Ohrakupunktur

Hierbei ist es aufgrund der hohen Punktedichte sinnvoll, die in Frage kommenden Areale (Punkte) mit einem stumpfen Instrument (Kugelstopfer, Kugelschreiber mit zurückgezogener Mine …) zu testen. Prinzipiell kann der Patient/die Patientin selbst versuchen, das Palpationsinstrument am Ohr an der zu testenden Stelle zu halten, allerdings bedarf es einer präzisen Überprüfung durch den Therapeuten/die Therapeutin während des Muskeltests. Kleinste Abweichungen führen schnell zu unsauberen und unsicheren Befunden.

B. Schädelakupunktur nach Yamamoto

Die Punktsuche kann mit TL durch den Patienten/die Patientin selbst erfolgen, während der Therapeut/die Therapeutin den Muskeltest durchführt. Alternativ kann auch ein CH durch den Therapeuten/die Therapeutin durchgeführt werden. Wir verwenden Schädelakupunkturpunkte v.a. bei Schmerzzuständen und posttraumatischen Bewegungseinschränkungen. Auch durch Challenge des richtigen Yamamoto-Punkts kann schon eine Besserung der orthopädischen Befunde beobachtet werden.

Beispiel Schulter: Abduktion aktiv nur bis 45° möglich, AR/IR 70/O/10 → gehaltener Challenge mit stumpfer Spitze zum Yamamoto-Schulterpunkt → Abduktion aktiv jetzt 80° und AR/IR 80/0/30 → Akupunktur dieses Punktes ist indiziert.

C. Akupunkturtechniken nach Gleditsch

Auf Jochen Gleditsch gehen u.a. folgende spezifische Methoden zurück:

- die Zonen von Dü 3v und KG 21,5v („v" steht hier für variabel),
- die „Very Point-Methode",
- die Mundakupunktur.

Dü 3v

Das Dü-3-Areal wird von Gleditsch als Dü 3v bezeichnet. Diese Mikrozone erstreckt sich etwa von Dü 2 bis in die Mitte des Metakarpalbereichs V sowie palmar bis zum He-Meridian. Die Indikation ist hier speziell die HWS mit Kiefergelenk (neben der des Kardinalpunkts Dü 3). Primär wird mit zwei Fingern an dieser Region eine positive TL gesucht. Die exakte Position erfolgt im Anschluss mit einer Sonde. Wer die „Very Point-Methode" beherrscht, kann diese ebenfalls zur exakten Positionierung verwenden.

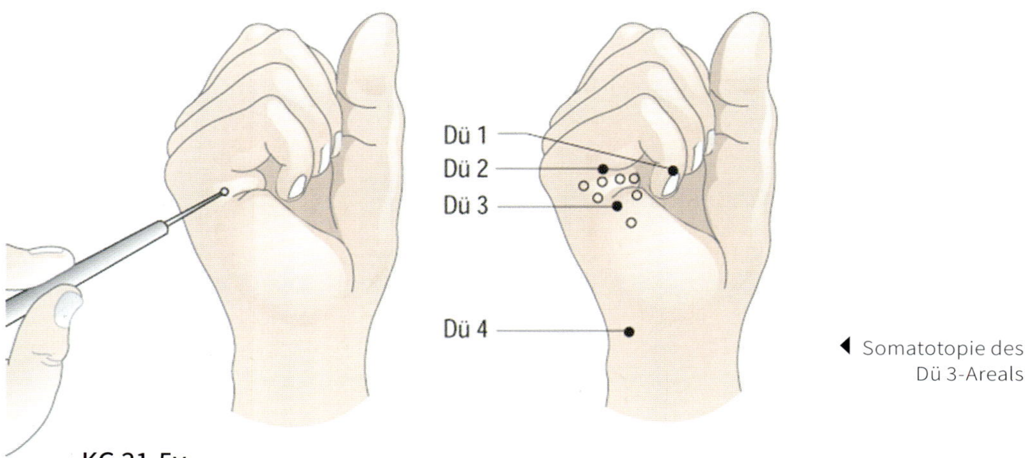

Somatotopie des Dü 3-Areals

KG 21,5v

Die Zone KG 21,5v und deren Indikation wurde schon im Rahmen des Konzeptionsgefäßes in Kapitel 5.K. beschrieben. In der Praxis wird zuerst mit zwei bis drei Fingern eine Übersichts-TL gesucht. Im Anschluss erfolgt die exakte Position mit einer Sonde.

Fall 68

D.E., w, 26 J, A: seit vielen Jahren Heuschnupfen – speziell Gräser, bisher gutes Ansprechen auf Eigenbluttherapie mit einem homöopathischen Komplexmittel. Zuletzt plötzlich keine Besserung mehr. Klinik: Beschwerden in Augen, Nase, Gaumen und teils bellende Husten-Nies-Anfälle.

U: s Rectus bds, Delt. bds, w PMS bds, TFL bds → TL Di 20 bds → DTL zu Di 3 re, Ma 44 re, KG 21v → Akupunktur – danach PMC und TFL stark und keine TL an Di 20 mehr.

Schon eine Woche später gibt die Patientin eine deutliche Besserung der Symptomatik an.

Diskussion: Schon die hyporeaktiven Muskelbefunde von Ma und Di weisen auf die entsprechenden Unterstützungspunkte. Der Punkt KG 21v erklärt sich gut über die Beteiligung der Bronchien.

Die Mundakupunktur und FMD sind bezüglich der technischen Handhabung nicht einfach, da neben der Testung für die exakte Palpation und Lokalisation meist eine Hilfsperson erforderlich ist. Andererseits ist die Mundakupunktur aber für Geübte so schnell und effizient durchführbar, dass sie bei entsprechender Klinik auch ohne Testung gut einsetzbar ist. Was aber der FMD-Therapeut/die FMD-Therapeutin immer testen wird, ist das wirksame Neuraltherapeutikum für die Mundakupunktur.

D. EAV-Punkte

Die von Reinhold Voll angegebenen EAV-Punkte (Elektroakupunktur nach Voll) können auch mit der FMD diagnostisch eingesetzt werden. Darüber hinaus verweisen wir auf die entsprechende Literatur.

Eine positive TL zu diesen Punkten weist – analog zur Bedeutung in der EAV – auf eine Belastung des gefundenen Systems hin.

Die weitere Diagnostik (DTL/DCH) und Therapie erfolgen z.B. über Nosodentestung (ergänzende Diagnostik) oder potentielle Therapeutika bzw. therapeutische Akupunkturpunkte.

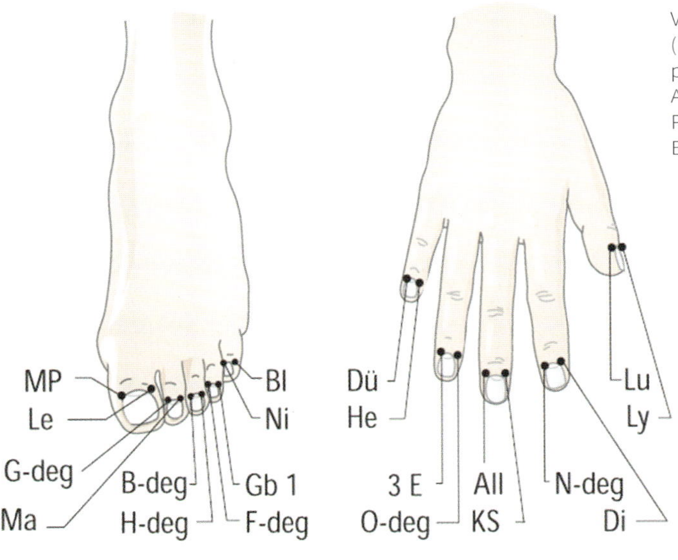

Voll ergänzte bei der Messung (EAV-Messung) neben den Endpunkten der Akupunktur an den Akren weitere diagnostisch wichtige Punkte mit folgendem funktionellen Bezug (von li. nach re.):

G-deg	=	Gelenksdegenerationsgefäß
B-deg	=	Bindegewebsdegenerationsgefäß
H-deg	=	Hautedegenerationsgefäß
F-deg	=	Fettiges Degenerationsgefäß
O-deg	=	Organdegenerationsgefäß
All	=	Allergiegefäß
N-deg	=	Nervendegenerationsgefäß
Ly	=	Lymphgefäß

Fall 69

M.D., m, 43 J, A: allergisches Asthma bronchiale, saisonale Pollinosis.

U: n PMS li, h Rectus bds und PMS re, kein Switching.

SC: TL All 1 bds → NC (für alle Befunde): MP 6 li, Ma 36 re und Lu 7 li. → Akupunktur.

Diskussion: Zur Diagnostik bediente man sich hier der EAV-Punkte All 1. Die eigentliche Akupunktur erfolgte über je einen Kardinal-, Element- und Gruppenpassagepunkt. Nach nur einer Folgebehandlung über die Unterstützungspunkte Ma 44 und KS 5 sowie wieder Lu 7 berichtete der Patient eine Woche später über das Verschwinden jeglicher allergischer und asthmatischer Symptomatik.

Fall 70

E.E., w, 46 J, A: MS, Dysästhesien und extremes Schweregefühl in beiden Beinen, wodurch längeres Gehen oder Laufen (> 5 min) unmöglich wurde. Im Tunesienurlaub ausgesprochen gut, nach Rückkehr frontale und vertebragene Kopfschmerzen sowie massive Verschlechterung des Schweregefühls in beiden Beinen.

U: h Rectus, Piriformis, Latissimus und PMS bds.

SC: TL EAV-Punkte N-deg bds (keine Reaktion über EAV-Punkte G-deg bds).

NC: KG 21v, MP 3 li, Bl 66 re und Gb 41 re → Akupunktur.

Diskussion: Therapeutisch war eine einzige Akupunktur über KG 21v und die Elementpunkte von MP, Bl und Gb ausreichend. Die Kopfschmerzen verschwanden bis zum Abend völlig und in wenigen Tagen Reduktion des Schweregefühls in den Beinen auf das ursprüngliche Maß.

E. Bekannte Akupunkturpunkte aus dem Blickwinkel der Fünf Elemente

a. Elementpunkte

- Ma 36 ist aus dem Chinesischen als „Drei-Meilen"-Punkt bekannt. Dies bedeutet, dass die Behandlung dieses Punkts die Gehstrecke um drei Meilen erweitert. Der Beiname „Göttliche Gleichmut" weist auf die psychische Bedeutung hin.

  Ma 36 als Elementpunkt des Magenmeridians ist nach der Enkel-Großmutter-Regel die Unterstützung für den Gallenblasenmeridian. Das heißt: Ma 36 ist der am stärksten tonisierende Punkt für die Gallenblase. Damit wird der aktive Teil des Holzes (bewegende Muskulatur) maximal gefördert.

- **Di 1** gilt als ein bedeutender Analgesiepunkt – besonders für die obere Körperhälfte.

  Di 1 als Elementpunkt des Dickdarmmeridians steht zur Gallenblase in der Position der Kontrolle und ist damit der Akupunkturpunkt mit der stärksten Sedierung des Gallenblasenmeridians. Die meisten Kopfschmerzen und andere wechselhafte Schmerzen am Körper werden der Wandlungsphase Holz zugeordnet – der überwiegende Teil davon betrifft den Yang-Meridian.

b. Unterstützungspunkte

- **Le 3** ist bekannt als wirksamer Akupunkturpunkt bei Verdauungsbeschwerden mit krampfartigen Zuständen, bei Spasmen der Muskulatur usw.

  Le 3 unterstützt nicht nur die Leber, sondern auch den Oben-Partner KS bei gleichzeitiger Kontrolle des Gallenblasenmeridians. Dies erklärt die Beeinflussung der obigen Beschwerden in einem neuen Licht. Gerade beim Gallenblasenmeridian beobachtet man häufig ein überschießendes Yang, welches wiederum häufig mit einem Yin-Zustand der Leber verbunden ist. Der Punkt Le 3 löst diesen Zustand am besten mit gleichzeitiger Unterstützung des KS.

- **Gb 34** gilt als Meisterpunkt von Sehnen und Muskulatur.

  Gb 34 als Unterstützungspunkt tonisiert stark den Gallenblasenmeridian und den 3E bei gleichzeitiger Kontrolle der Leber. Dies erklärt die starke Wirkung auf die Muskulatur und Sehnen. Patienten/Patientinnen mit Muskel- und Sehnenaffektionen können durch diesen Punkt eine gute Unterstützung erfahren.

- **Bl 60** ist als wichtiger Schmerzpunkt besonders im Meridianverlauf bekannt.

  Bl 60 unterstützt die Meridiane Blase und Dünndarm bei gleichzeitiger Sedierung des Nierenmeridians. Die starke Tonisierung des Blasenmeridians ist sehr hilfreich bei chronischen Schmerzen mit Yin-Charakter.

- **MP 9** gilt in der Akupunktur als der wichtigste Punkt zur Schleimlösung.

  MP 9 unterstützt die Meridiane MP und Lunge bei gleichzeitiger Kontrolle des Magenmeridians. Patienten/Patientinnen mit Verdauungsschwäche zeigen oft eine Schwäche bzw. Erschöpfung des MP bei gleichzeitigem Yang-Zustand des Magens. MP 9 löst diesen Zustand am besten mit gleichzeitiger Unterstützung der Lunge.

c. Kontrollpunkte

- **Bl 40** hat Indikationen für Schmerzen der unteren Extremität und Wirbelsäule.

  Bl 40 kontrolliert den Blasenmeridian. Bei vielen akuten Lumboischialgien findet sich eine massive Stauung im Meridiansystem Blase. Bl 40 löst diesen Zustand sehr effizient bei gleichzeitiger Unterstützung der Niere.

- **He 3** gilt als regionaler Punkt für Epicondylopathien und psychische Affektionen.

  He 3 kontrolliert die Meridiane Herz und Niere bei gleichzeitiger Unterstützung des Dünndarmmeridians. Der erfolgversprechende Einsatz bei funktionellen Herzbeschwerden und psychischen Zuständen mit Yang-Kriterien wird so offensichtlich.

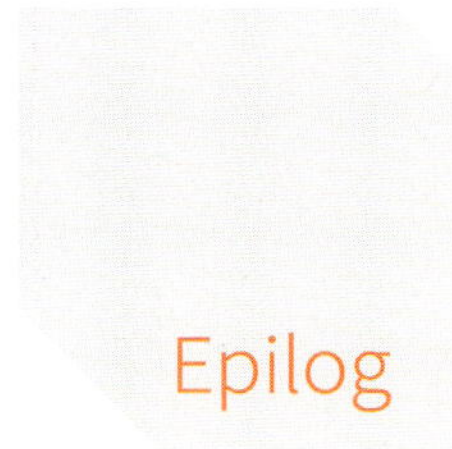

Epilog

Abschließend sollte die Beleuchtung einiger gut bekannter Akupunkturpunkte aus dem Blickwinkel der Fünf Elemente zeigen, dass sich ihre Wirkung und Funktion sehr gut über die Fünf Wandlungsphasen herleiten lassen. Wir hoffen, dass dieses Buch einen Beitrag zur Auflösung der zum Teil mystisch anmutenden Regeln und Zusammenhänge der Akupunkturlehre bietet.

Schlussendlich hat sich für uns ein relativ einfaches und logisches System gezeigt.

Die Antiken Punkte sind für uns ein geniales System, welches heute noch seine volle Berechtigung und Wirkungsweise hat.

Mit der manuellen Untersuchungsmethode der FMD konnten wir einige wichtige Zusammenhänge des Akupunktursystems neu erklären und beschreiben. Zudem ermöglicht die Identifizierung der hochwirksamen Akupunkturpunkte den Einsatz der Akupunktur in einer neuen Dimension.

Für die Autoren war die Überprüfung der klassischen Akupunkturlehre mit Hilfe der FMD wie ein Geschenkpaket, welches mit vielen Überraschungen allmählich geöffnet werden konnte.

Je länger die Beschäftigung dauerte, umso faszinierender und zugleich einfacher waren die Zusammenhänge, die sich daraus ergaben.

Wir wünschen allen Leserinnen und Lesern bei der praktischen Umsetzung dieser Materie jene Faszination und Freude, die wir dabei erleben konnten.

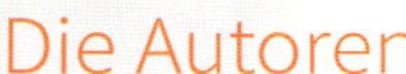

Die Autoren

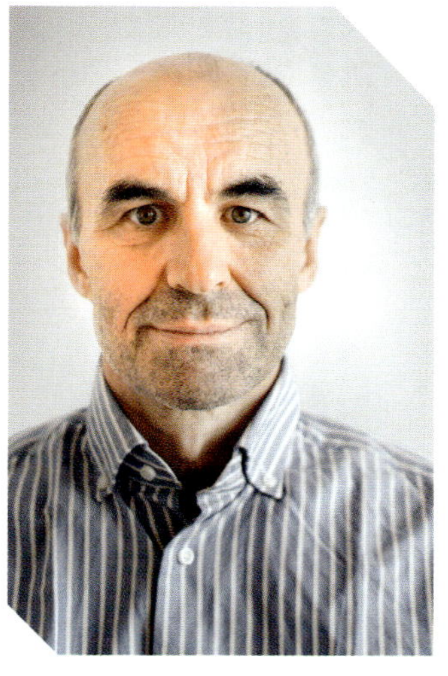

Dr. med. Eugen Burtscher

Arzt für Allgemeinmedizin in Dornbirn mit den ÖÄK-Diplomen Akupunktur, Neuraltherapie und Funktionelle Myodiagnostik. Diplomate der ICAK, Ausbildungen in Orthomolekularer Medizin und Phytotherapie.

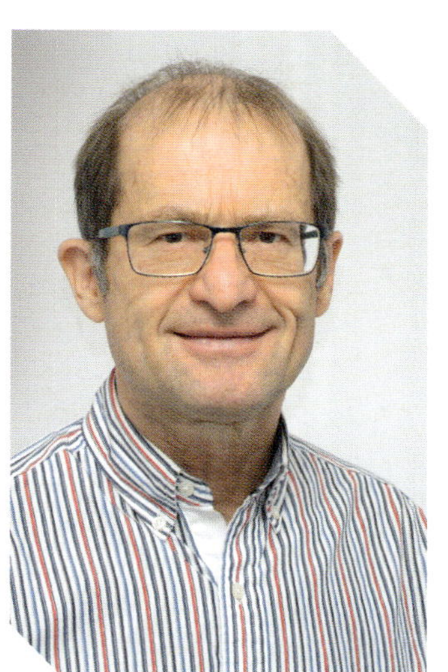

Dr. med. Anton Suntinger

Arzt für Allgemeinmedizin in St. Veit an der Glan mit den ÖÄK-Diplomen Akupunktur, Neuraltherapie, Therapie nach F.X. Mayr, Funktionelle Myodiagnostik und Arbeitsmedizin. Diplomate der ICAK, Ausbildung in Phytotherapie.

Literatur

Adler E.: Störfeld und Herd im Trigeminusbereich. 2004

Bachmann G.: Die Akupunktur eine Ordnungstherapie. 1959

Bader B., Henrich U.: Westliche Kräuter in der chinesischen Medizin. 2019

Barop H.: Lehrbuch und Atlas Neuraltherapie nach Huneke. 1996

Bedrik K.: Westliche Heilpflanzen in der TCM. 2000

Bergsmann O., Bergsmann R.: Projektionssyndrome. 1990

Bergsmann O., Perger F.: Risikofaktor Herdgeschehen. Klinische und sozialökonomische Aspekte, Schriftreihe Ganzheitsmedizin. 1993

Bischko J.: Einführung in die Akupunktur. 1983

Bischko J.: Akupunktur für Fortgeschrittene. 1986

Burtscher E.: Effizienz verschiedener Neuraltherapeutika, Ganzheitsmedizin 2, Jahrgang 20, 2007

Burtscher E., Eppler-Tschiedl M., Gerz W., Suntinger A.: AK-Meridiantherapie (AKMT) 2001

Callahan R., Callahan J.: Das Trauma heilen: Klopfakupressur bei posttraumatischem Stress (Energy Psychology). 2008

Clavey St.: Die Körperflüssigkeiten in der chinesischen Medizin. 2004

Connelly D.M.: Traditionelle Akupunktur, Das Gesetz der fünf Elemente. 1995

Dosch P.: Lehrbuch der Neuraltherapie nach Huneke. 1986

de la Fuye F.: Traité d`Acupuncture, Librairie Le Francois. 1956

Flaws B., Wolfe H.L.: Das Yin und Yang der Ernährung. 1992

Gallo F., Beeck K.: Handbuch der energetischen Psychotherapie. 2008

Garten H.: Lehrbuch der Applied Kinesiology. 2004

Garten H., Weiss G.: Systemische Störungen – Problemfälle lösen mit Applied Kinesiology. 2007

Gerz W.: Lehrbuch der Applied Kinesiology (AK) in der naturheilkundlichen Praxis. 2001

Gleditsch J.: Reflexzonen und Somatotopien. 1994

Gleditsch J.M.: Mikroakupunktursysteme. 2002

Gleditsch J.M.: Mundakupunktur. 1994

Goodheart G.J.: You´ll be better – The Story of Applied Kinesiology. 2000

Kellner G.: Grundsystem und Regulationsstörungen (Gedenkband hrsgg. Bergsmann O., Bergsmann R., Kellner M.). 1984

Hammer L.: Psychologie und Chinesische Medizin. 2002

Hecker H.U.: Lehrbuch und Repetitorium Akupunktur. 2001

Heine H.: Lehrbuch der Biologischen Medizin. 2015

Hempen C.H.: Taschenatlas Akupunktur. 1998

Kaptchuk T.J.: Das große Buch der chinesischen Medizin. 1990

Kendall F., Kendall E.: Muscle-Testing and Function. 1983

König G., Wancura I.: Neue chinesische Akupunktur – Lehrbuch und Atlas der Akupunkturpunkte. 1996

König G., Wancura I.: Praxis und Theorie der Neuen Chinesischen Akupunktur, Band 1 und 2. 1989

Kubiena G., Meng A., Petricek E., Petricek U.: Handbuch der Akupunktur. 1991

Kubiena G.: Kleine Klassik für die Akupunktur. 1989

Maciocia G.: Grundlagen der chinesischen Medizin. 2016

Maciocia, G.: Praxis der Chinesischen Medizin. 2010

Mann F.: Treatment of Disease by Acupuncture. 1967

Mann F.: Reinventing Acupuncture – A New Concept of Ancient Medicine. 2000

Nguyên thi C., Behrendt F.: Kategorisierung von Nahrungsmitteln entsprechend der Traditionell Chinesischen Medizin. 2008

Nogier P.F.M.: Lehrbuch der Aurikulotherapie. 1973

Perschke O.: Akupunktur und Manuelle Medizin in Praxis und Theorie. 1996

Pischinger A.: Das System der Grundregulation – Grundlagen einer ganzheitsbiologischen Medizin. 1998

Ross J.: Combining Western Herbs and Chinese Medicine. 2003

Ross J.: ZANG FU Die Organsysteme der traditionellen chinesischen Medizin.1984

Pollmann A.: Fünf Wandlungsphasen in fünf Streichen. 1991

Ramšak I.: Funktionelle Myodiagnostik – Handbuch der Muskeltests. 2016

Travell J.G., Travell D.G.: Handbuch der Muskel-Triggerpunkte (Band I und II). 1998

Temelie B.: Ernährung nach den fünf Elementen. 2001

Voll R.: Die Messpunkte der Elektroakupunktur nach Voll (EAV) an Händen und Füßen. 1983

Walter M. (Hg.): Handbuch der Funktionellen Myodiagnostik. 2018

Walther D.S.: Applied Kinesiology – Synopsis, Systems. 1998

Wang J.-Y.: Applied Channel Theory in Chinese Medicine. 2008

Weiss R.F., Fintelmann V.: Lehrbuch der Phytotherapie. 2002

Worsley J.R.: Was ist Akupunktur – Gesundheit für den ganzen Menschen. 2011

Register